医学学科专业体系建设与人才培养
——现状与发展

总顾问　林蕙青

顾　问　詹启敏　王　辰　徐安龙
　　　　沈洪兵　金　力

主　编　段丽萍

北京大学医学出版社

YIXUE XUEKE ZHUANYE TIXI JIANSHE YU RENCAI PEIYANG
——XIANZHUANG YU FAZHAN

图书在版编目（CIP）数据

医学学科专业体系建设与人才培养：现状与发展 / 段丽萍主编. —北京：北京大学医学出版社，2022.10
ISBN 978-7-5659-2751-5

Ⅰ. ①医… Ⅱ. ①段… Ⅲ. ①高等学校 - 医学 - 学科建设 - 研究 - 中国②高等学校 - 医学 - 人才培养 - 研究 - 中国 Ⅳ. ① R2-4

中国版本图书馆 CIP 数据核字（2022）第 176057 号

医学学科专业体系建设与人才培养——现状与发展

主　　编：段丽萍
出版发行：北京大学医学出版社
地　　址：（100191）北京市海淀区学院路 38 号　北京大学医学部院内
电　　话：发行部 010-82802230；图书邮购 010-82802495
网　　址：http：//www.pumpress.com.cn
E-mail：booksale@bjmu.edu.cn
印　　刷：中煤（北京）印务有限公司
经　　销：新华书店
责任编辑：陈　奋　　**责任校对：**靳新强　　**责任印制：**李　啸
开　　本：787 mm × 1092 mm　1/16　　**印张：**14.75　　**插页：**1　　**字数：**377 千字
版　　次：2022 年 10 月第 1 版　2022 年 10 月第 1 次印刷
书　　号：ISBN 978-7-5659-2751-5
定　　价：65.00 元

编审委员会

编者名单

主　编　段丽萍

编　者　（按姓名汉语拼音排序）

边　专（武汉大学）
曹建平（苏州大学）
曹　鹏（南京中医药大学）
常耀明（空军军医大学）
陈吉华（空军军医大学）
陈京立（北京协和医学院）
陈　琦（北京大学）
陈　翔（中南大学）
陈永进（空军军医大学）
陈跃来（上海中医药大学）
陈　智（武汉大学）
程　斌（中山大学）
程方骁（北京大学）
程建明（南京中医药大学）
程训佳（复旦大学）
程　瑜（中山大学）
丛　斌（河北医科大学）
丛鲁红（中日友好医院）
崔　爽（北京大学）
崔　焱（南京医科大学）
丁锦希（中国药科大学）
董竞成（复旦大学）
董　艳（上海交通大学）
范先群（上海交通大学）
范骁辉（浙江大学）
方以群（海军军医大学）
高　福（海军军医大学）
高建平（上海中医药大学）
高　嵩（北京大学）
高　颖（北京中医药大学）
高钰琪（陆军军医大学）
高　振（复旦大学）
葛芳芳（上海中医药大学）
顾　洁（中国药科大学）
郭传瑸（北京大学）
韩　波（成都中医药大学）
韩　峰（南京医科大学）
韩鸿宾（北京大学）
韩晶岩（北京大学）
郝元涛（中山大学）
何　纳（复旦大学）
何　勤（四川大学）
侯淑肖（北京大学）
侯一平（四川大学）
胡国清（中南大学）
胡立宏（南京中医药大学）
胡庆华（中国药科大学）
胡秀英（四川大学）
胡　雁（复旦大学）
胡翊群（上海交通大学）
黄　榕（北京协和医学院）
季　晶（南京医科大学）
贾金忠（北京大学）
江　泳（北京大学）
蒋　晨（复旦大学）
蒋春雷（海军军医大学）
蒋欣泉（上海交通大学）
金　力（复旦大学）
靳光付（南京医科大学）
孔令义（中国药科大学）
匡海学（黑龙江中医药大学）
匡　铭（中山大学）
雷海民（北京中医药大学）
李晨曦（北京大学）
李　聪（复旦大学）
李　飞（北京协和医学院）
李立明（北京大学）
李　群（海军军医大学）
李小妹（西安交通大学）
李志裕（中国药科大学）
厉　萍（山东大学）
林芳冰（北京中医药大学）
林蕙青（教育部）
刘保延（中国中医科学院）
刘存志（北京中医药大学）
刘　虹（南京医科大学）
刘洪涛（军事科学院军事医学研究院）
刘华平（北京协和医学院）
刘　胜（上海中医药大学）
刘新泳（山东大学）

陆　虹（北京大学）
陆　慧（南京医科大学）
陆　涛（中国药科大学）
罗凤鸣（四川大学）
罗会明（中国疾病预防控制中心）
马　超（北京协和医学院）
马　骏（中山大学）
茅以诚（复旦大学）
孟庆跃（北京大学）
米文丽（复旦大学）
倪梁红（上海中医药大学）
倪培华（上海交通大学）
聂克珍（北京大学）
潘卫庆（海军军医大学）
彭　耕（北京大学）
皮红英（解放军医学院）
戚建平（复旦大学）
邱　峰（天津中医药大学）
瞿　筝（四川大学）
尚　东（大连医科大学）
尚少梅（北京大学）
沈国芳（上海交通大学）
沈洪兵（南京医科大学）
史　薇（复旦大学）
舒　静（上海中医药大学）
孙长颢（哈尔滨医科大学）
谭红专（中南大学）
谭宁华（中国药科大学）
谭学莲（四川大学）
唐　琳（北京协和医学院）
唐四元（中南大学）
王　辰（中国医学科学院北京协和医学院）
王建明（南京医科大学）
王健伟（北京协和医学院）
王锦帆（南京医科大学）
王　军（四川大学）
王克芳（山东大学）
王　青（北京大学）
王松灵（首都医科大学）
王　维（中南大学）
王伟忠（海军军医大学）
王　兴（北京大学）
王彦青（复旦大学）
王拥军（上海中医药大学）
王　岳（北京大学）
王志锋（北京大学）
尉锐楠（北京大学）
魏雪涛（北京大学）
魏征新（北京大学）
邬堂春（华中科技大学）
吴根诚（复旦大学）
吴司南（国家呼吸医学中心）
吴　瑛（首都医科大学）
夏晓波（中南大学）
夏彦恺（南京医科大学）
肖海鹏（中山大学）
徐安龙（北京中医药大学）
徐宏喜（上海中医药大学）
徐　明（北京大学）
徐卫东（海军军医大学）
徐伟刚（海军军医大学）
徐月萌（四川大学）
许能贵（广州中医药大学）
杨　波（黑龙江中医药大学）
杨永红（四川大学）
姚　斐（上海中医药大学）
叶　玲（四川大学）
叶　敏（北京大学）
尹　梅（哈尔滨医科大学）
尤黎明（中山大学）
袁长蓉（复旦大学）
袁　满（上海中医药大学）
袁正宏（复旦大学）
翟　鑫（沈阳药科大学）
詹启敏（北京大学）
詹若挺（广州中医药大学）
张　斌（哈尔滨医科大学）
张　霁（四川大学）
张立平（北京中医药大学）
张　彤（上海中医药大学）
张新庆（北京协和医学院）
张雪梅（复旦大学）
张艺宝（北京大学）
张永太（上海中医药大学）
赵妍双（南京医科大学）
赵　岳（天津医科大学）
郑昌武（上海中医药大学）
郑利敏（中国药科大学）
郑　敏（上海中医药大学）
周　程（北京大学）
周德敏（北京大学）
周兰姝（海军军医大学）
周学东（四川大学）
周永胜（北京大学）
朱泉熔（北京大学）
朱占洲（海军军医大学）
庄贵华（西安交通大学）
邹　晶（北京大学）

序

学科专业体系建设是人才培养的基础工程。研究生教育作为国民教育的最高端，是新时代我国在教育领域步入世界一流水平的核心追求。2020 年 7 月，习近平总书记就研究生教育工作作出重要指示，明确指出推动研究生教育，适应党和国家事业发展需要，坚持“四为”方针，瞄准科技前沿和关键领域，深入推进学科专业调整。从 1981 年我国学位条例正式实施以来，历经 40 余年发展，我国研究生教育已经步入宏观控制和微观自治有机结合的多层次控制模式，体现了我国学位体系的逐步成熟和教育自信的建立。

高层次医学人才是卫生与健康事业发展的重要保障。新冠肺炎疫情给我们敲响了警钟，我们必须充分认识到科技创新和学科建设要坚持“四个面向”，大力推进医学教育综合改革，加快高质量医药卫生人才培养。在建设教育强国的背景下，系统梳理医学学科专业体系发展脉络，深入分析高层次医学人才培养现状，出版这样一本《医学学科专业体系建设与人才培养——现状与发展》，可谓恰逢其时。

在教育部的领导下，北京大学牵头并协同 13 所医学院校共同完成了新版医学学科专业目录修订工作，并将研究成果编写成立足于现阶段医学高层次人才培养现状的《医学学科专业体系建设与人才培养——现状与发展》。书籍内容主要包括国内外医学学科专业体系概况和医学门类下各学科的发展情况，前者主要聚焦于国内外医学学科体系的整体发展，后者则是细化分析医学门类下各学科的发展情况。从整体到局部层层深入，让读者全面准确地把握医学学科专业体系和医学人才培养的时代特点。希望本书籍的出版能为医学学科的分类、特色、高质量发展提供重要参考，也期待能为推进有中国特色的研究生教育体系的形成和医学高层次人才培养做出贡献。

最后，希望在各医学研究生培养单位、医学教育工作者的共同努力和积极探索下，我国研究生教育能由大到强，真正建成有中国特色、世界一流的研究生教育强国。

是为序。

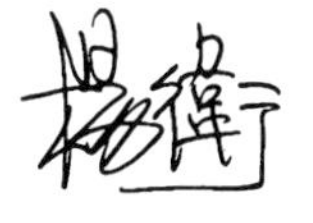

中国科学院院士、中国学位与研究生教育学会会长

2022 年初秋于杭州西湖区求是园

编写说明

2020年7月29日，习近平总书记对全国研究生教育工作作出重要指示，瞄准科技前沿和关键领域，深入推进学科专业调整，进一步调整优化高等学校区域布局、学科结构、专业设置，建立健全学科专业动态调整机制，大力推进中国特色社会主义学科专业体系建设。“十四五”期间，分类建设一流大学和一流学科，加快培养理工农医类专业紧缺人才，是增强高等教育质量、提升人民福祉和社会建设水平的重要举措。

自1978年以来，我国研究生教育经历了全面恢复、全面发展及转型期三个阶段，招生规模不断扩大，从1978年的1.07万发展到2020年的超过120万，达到在校研究生总人数突破300万的规模，中国已成为研究生教育大国。2019年，我国高等教育毛入学率达到51.6%，标志着我国高等教育进入普及化阶段，因此，建立健全中国特色社会主义学科专业体系具有必要性与迫切性。

为落实党中央、国务院关于学科专业体系改革的要求，完善新时代中国特色学科专业体系，国务院学位委员会办公室于2021年启动学科专业目录修订工作，按照学科门类成立专家论证组和工作组，遵循学科专业发展规律、人才成长规律、教育教学规律和社会需求规律，采用自上而下的方式，循序渐进地推进论证工作。北京大学作为医学门类学科及相关专业类别修订工作的牵头单位，组织本校及北京协和医学院、北京中医药大学、复旦大学、上海交通大学、南京医科大学、山东大学、华中科技大学、中南大学、中山大学、四川大学、海军军医大学、中国药科大学、上海中医药大学等高校专家开展了医学学科专业体系建设与人才培养的研究工作，并将研究成果编撰成书。

《医学学科专业体系建设与人才培养——现状与发展》共分十四章：第一章“我国医学学科专业体系发展历程”，系统梳理了我国医学学科体系的历史沿革、基本现状以及发展方向；第二章“国外医学学科专业体系概况”，选取英国、美国分别作为英联邦体系与北美体系的代表性国家，重点介绍了英美医学教育简况、现行的学科专业目录，尤其是医学专业学科目录的特点；第三至十四章具体介绍了基础医学、临床医学、口腔医学、公共卫生与预防医学、中医学、中西医结合、药学、中药学、特种医学、医学技术、护理学以及医学人文各学科的发展概况、学科设置与人才培养的现状与问题、国外典型模式与经验，以及学科发展与人才培养展望等内容。

教育部原副部长林蕙青同志对本次研究工作非常重视，并对本书编写提出了重要意见。北京大学原常务副校长、北京大学医学部原主任詹启敏院士，北京协和医学院院长王辰院士，北京中医药大学校长徐安龙教授，南京医科大学原校长沈洪兵院士，复旦大学校长、上海医学院院长金力院士对本研究给予了重要指导和支持。中国科学院院士、中国学位与研究生教育学会会长杨卫为本书撰写了序。

本书可为建立健全具有中国特色的医学学科专业体系及人才培养模式提供重要的参考依据，为医学教育实践者、管理者和研究者开展相关工作提供宝贵资料。

由于编写时间较短，书中如有疏漏，敬请读者批评指正。

编者

2022 年 9 月 29 日

目　　录

第一章　我国医学学科专业体系发展历程

第一节　我国医学学科专业体系历史沿革

一、尝试探索阶段

1949 年，中华人民共和国成立后，我国研究生教育事业在意识形态上发生转变，在如何更好地服务社会主义国家建设，如何培养出有利于新中国建设的科学研究人才，如何建设出一支有志于投身教育事业的师资队伍等方面不断探索，在研究生教育的各环节和学科建设等方面开展工作。

（一）研究生教育的尝试与探索

中华人民共和国成立初期，政府通过对私立学校的接办、改造，教会学校的取缔和院系、学科调整等重大措施，以加强对新中国研究生教育的管理[1]。据统计，1949 年当年，中共中央政府接管已毕业研究生 107 名，招收研究生 242 名，涉及工科、农林、医药、师范、文科、理科、政法等学科。1950 年起，在苏联专家帮助下，开始有目的地培养一、二年制研究生[2]。1951 年 6 月 7 日，教育部与中国科学院、人事部成立招收研究生委员会，负责审查和招录研究生，此次按照学科设置小组的做法，是为我国研究生培养学科、专业划分的初步探索[3]。1951 年 6 月 11 日，教育部与中国科学院联合发布《一九五一年暑假招收研究实习员、研究生办法》，在全国招收研究实习员、研究生 500 名。其中，中科院研究实习员 100 名，中国人民大学研究生 200 名，北京大学、清华大学、浙江大学等 14 所高校研究生 200 名[4]。由此，新中国研究生教育工作进入新的历史时期。

彼时，我国研究生教育体系从学习欧美经验转为向苏联模式看齐。1950—1951 年，国家先后颁布《高等学校暂行规程》《关于实施高等学校课程改革的决定》及《关于改革学制的决定》等文件，对新中国研究生教育人才培养目标、课程体系建设、学制调整等研究生教育工作的基本问题做出明确规定。从研究生教育体系、教学模式、管理方式和教材选用等各方面可以看出，充分借鉴了苏联经验。一方面，苏联派出很多专家来到我国直接指导，另一方面，我国也陆续选拔派出赴苏联留学预备研究生学习经验并作为师资储备。当时，在教学模式、教学方法以及教学内容上都向苏联学习，大量教材从苏联引进。在研究生管理方面，由教研室具体负责研究生的培养和教学工作，学校设立专门管理机构对研究生教学工作进行统筹规划。

随着研究生招生规模的不断扩大，形成了以理工科为主导的研究生招生结构。1953 年，高等教育部颁布《高等学校培养研究生暂行办法（草案）》，明确培养研究生的目的是培养高等学校师资和科学研究人才[5]。国家“一五”计划确定了实行优先发展重工业的国家战略，体现在研究生培养的分科情况上（图 1-1），理工科的研究生规模不断扩大，医药科紧随其后。

由于特殊的历史原因，研究生教育学位制度在这一历史时期虽然几经讨论，但并未正式执行。因此，从 1949 年到 1965 年这一阶段的研究生教育没有硕士、博士的层次划分，统称研究生，不授予学位，只颁发毕业证书。

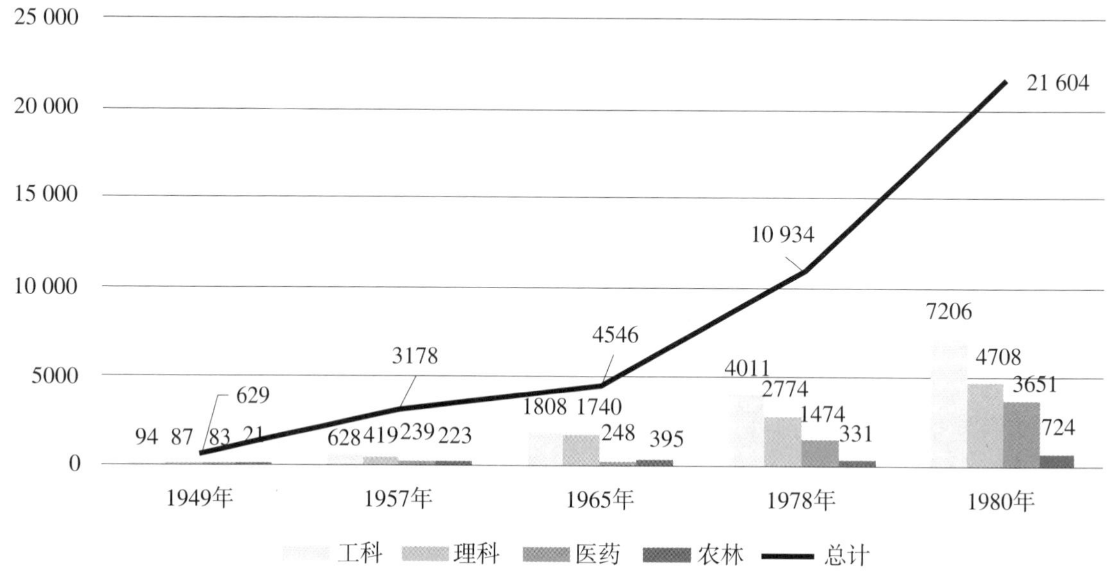

图 1-1　1949—1980 年全国研究生规模及部分分科情况

数据来源：《中国高等学校简介》编审委员会. 中国高等学校简介［M］. 北京：教育科学出版社，1982.

（二）医学学科建设的尝试与探索

1949 年，新中国成立之时，卫生人力资源极度匮乏。全国仅有高等医学院校 44 所，其中 22 所隶属于综合大学。普通中等卫生学校 181 所，主要为护士学校和助产学校。存在设备简陋、师资短缺、招生数量少等问题，难以满足卫生人才培养的需要。为了解决上述问题，政府先后接管了各类医学院校，大力发展医学教育。1952 年开始，政府对医学院校、院系进行调整，教学设备与师资队伍得到改善，招生人数与学校规模均有所扩大。新中国成立到 1978 年改革开放之前，我国医学学科建设与研究生教育深受苏联的影响，采用集中指导型管理体制。

医药科研究生规模从 1957 年的 239 人扩大至 1980 年的 3651 人，占全国研究生总数的比例相应地从 7.52% 提高至 16.90%（图 1-1）。“文化大革命”期间，我国教育事业遭到重创，医学研究生教育受损严重，从 1966 年起，高等、中等医药院校 5 年没有招生，12 年没有招收研究生，6 年没有选派出国留学生，7 年没有接收外国来华留学生。

二、重建恢复阶段

1977 年 8 月，中国共产党十一大召开，正式结束了“文化大革命”。高校、科研院所的招生、教学以及科研工作逐步恢复。随后，我国学位制度的建立为学位授予和研究生培养工作奠定了制度基础，推动了我国研究生教育事业朝着探索中国特色的高层次人才培养模式的道路不断前进。

（一）医学研究生教育重建与恢复

1977 年，国家发布《关于高等学校招收研究生的意见》，指出“高等学校特别是重点高等学校，凡是教师条件和科学研究基础比较好的，应从 1977 年起，在办好本科的同时，积极招收研究生”[1]。随后，中国科学院与教育部发布《关于一九七七年招收研究生具体办法的通知》，明确了我国恢复研究生招生工作的具体办法。1978 年，教育部发布《关于高等学校 1978 年研究生招生工作安排意见》，将 1977 年和 1978 年招生计划合并，于 1978 年开始恢复招收研究生。

1980 年，《中华人民共和国学位条例》通过，于 1981 年 1 月 1 日正式实施，标志着我国研究生学位制度的建立，我国医学研究生教育也逐步调整并恢复。1986 年，《培养医学博士（临床医学）研究生的试行办法》[（86）学位字 22 号] 颁布，开始探索临床医学应用型博士研究生的培养模式。《中共中央关于教育体制改革的决定》（1985 年 5 月 27 日）指出，“改革高等学校的招生计划和毕业生分配制度，扩大高等学校办学自主权”“尊重教育工作规律，坚持一切从实际出发，深入推进教育体制改革”。据此，1988 年卫生部发布《关于改革和发展高等医学教育的意见》，要求实行多形式的办学模式，增强了医学院校的办学自主权，有利于培养符合社会需要的专门人才。1998 年，国务院学位委员会印发《关于调整医学学位类型和设置医学专业学位的几点意见》（学位〔1998〕5 号），提出加大应用型医学研究生的培养，硕士、博士两级学位针对不同学科和不同职业背景对人才的要求不同，采取分类培养，一类是“医学科学学位”，一类是“医学专业学位”。医学专业学位侧重于实际工作能力的培养，而医学科学学位侧重于学术理论水平和科研能力的培养[6]。医学研究生分轨培养体制逐步形成。

（二）医学学科建设的重建与恢复

自 1977 年研究生招生工作恢复以来，研究生学科专业目录制定工作也逐步展开。1983 年，经国务院学位委员会第四次会议审议通过并公布试行《高等学校和科研机构授予博士和硕士学位的学科专业目录（试行草案）》，设置包括医学在内的 10 个学科门类，64 个一级学科，638 个二级学科（专业）。其中，医学门类下设置一级学科 6 个，二级学科（专业）88 个。1990 年，国务院学位委员会第九次会议审议通过，并经国家教育委员会批准的《授予博士、硕士学位和培养研究生的学科、专业目录》，设置 11 个学科门类，72 个一级学科，620 个二级学科（专业）。其中，医学门类下设置一级学科 6 个，二级学科（专业）78 个。6 个一级学科分别为基础医学（1001）、临床医学（1002）、公共卫生与预防医学（1003）、中医学（1004）、中西医结合（1005）、药学（1006）。

各高校、科研机构根据学科专业目录，进行学科的恢复与重建工作，并按此目录招收和培养研究生，学科建设和人才培养工作步入正轨，研究生教育规模不断扩大，学科发展有序开展。

三、深化改革阶段

1992 年，中国共产党十四大召开，明确了我国经济体制改革的目标。随着国家改革目标的转变，服务国家战略和社会需求的研究生教育事业也进入到了深化改革阶段，包括办学自主权扩大、专业学位研究生教育模式的探索以及研究生学科专业目录调整等，在此阶段我国研究生教育工作在深化改革过程中不断完善。

（一）医学研究生教育的深化改革

1. 设立医学专业学位

1992 年，《关于国家教委直属高校深化改革，扩大办学自主权的若干意见》提出医学高等院校应适应社会发展需要，可以适当调整学校招生、学位审核以及办学的其他方面。1996 年，国务院学位委员会通过了《关于专业学位设置审批暂行办法》，为设置临床医学专业学位提供了重要依据。1997 年，国务院学位委员会第十五次会议审议通过的《关于调整医学学位类型和设置医学专业学位的几点意见》中明确提出设置医学专业学位，“以培养高级临床医师、口腔医师、卫生防疫和新药研制与开发的应用型人才为目标”。1998 年《中华人民共和国高等教育法》出台，标志着我国高等教育制度的逐步完善。

2. 医学研究生教育结构优化

2007 年，国务院学位委员会第 23 次会议提出，要适应经济社会发展需要，宏观设计，总体规划，积极发展专业学位教育，积极探索和建立中国特色的专业学位教育制度。为了更好地服务于国家发展战略需求，从 2009 年起，我国大力推动研究生教育结构的调整工作，将发展专业学位研究生教育的要求作为国家的一项重大政策，同时纳入到《国家中长期人才发展规划纲要（2010—2020 年）》和《国家中长期教育改革和发展规划纲要（2010—2020 年）》，标志着我国专业学位研究生教育进入到制度创新、总体推进、加快发展、全面提高的新的发展阶段。在宏观政策的指导下，医药卫生领域增设硕士专业学位类别，改革硕士专业学位研究生的招生、培养以及管理模式，促进我国医学专业学位研究生教育的快速发展。2010 年，国务院学位委员会印发《硕士、博士专业学位研究生教育总体方案》《硕士、博士专业学位设置与授权审核办法》，中国特色的专业学位研究生教育制度初步形成。

（二）医学学科建设的深化改革

自 1995 年起我国研究生学科专业目录进入到第三次调整阶段，本次修订工作调整大、历时长，1997 年国务院学位委员会、国家教育委员会联合发布《授予博士、硕士学位和培养研究生的学科、专业目录》，设置了 12 个学科门类，88 个一级学科，381 个二级学科（专业）。医学门类下设 8 个一级学科，53 个二级学科（专业）。8 个一级学科分别为基础医学（1001）、临床医学（1002）、口腔医学（1003）、公共卫生与预防医学（1004）、中医学（1005）、中西医结合（1006）、药学（1007）、中药学（1008）。其中，3 个一级学科可跨门类授予学位，分别是基础医学（1001）（可授医学、理学学位）、公共卫生与预防医学（1004）（可授医学、理学学位）、药学（1007）（可授医学、理学学位）。

四、内涵式发展阶段

21 世纪第二个 10 年是我国研究生教育质量提升与内涵式发展的重要阶段[1]。2010 年，《国家中长期教育改革和发展规划纲要（2010—2020 年）》指出，“高等教育承担着培养高级专门人才、发展科学技术文化、促进社会主义现代化建设的重大任务。提高质量是高等教育发展的核心任务，是建设高等教育强国的基本要求”。为此，围绕“服务需求，提高质量”这一发展主线，我国研究生教育事业朝着创建世界一流大学和学科，培养一批拔尖创新人才的方向努力。

（一）医学研究生教育快速发展

1. 医教协同深化临床医学人才培养改革

2011 年，教育部、卫生部组织召开全国医学教育改革工作会议，深入推进医学教育综合改革，积极开展人才培养模式改革试点工作。为此，2012 年，教育部、卫生部颁布《关于实施卓越医生教育培养计划的意见》（教高〔2012〕7 号），旨在培养适应我国医药卫生事业发展的高水平医学人才，提升我国医疗卫生服务能力、水平和国际竞争力。2013 年，教育部、国家卫生和计划生育委员会发布《关于批准第一批临床医学硕十专业学位研究生培养模式改革试点高校的通知》（教研函〔2013〕2 号），通知指出决定批准北京大学等 64 所高校为第一批临床医学硕士专业学位研究生培养模式改革试点高校，以加快推进临床医学专业学位研究生教育改革。2013 年，国务院学位委员会、教育部、国家卫生和计划生育委员会、人力资源社会保障部、国家中医药管理局联合发文《关于做好临床医学（全科）硕士专业学位授予和人才培养工作的意见（试行）》（学位〔2013〕8 号），要求适应医药卫生体制改革需要，不断完善我国医学人才培养体系，积极推进临床医学专业学位研究生教育改革，做好临床医学（全科）硕士专业学位授予和人才培养工作。2014 年，教育部等六部门颁布《关于医教协同深化临床医学人才培养改革的意见》（教研〔2014〕2 号），为加快构建中国特色的标准化、规范化临床医学人才培养体系奠定了坚实基础。

2015 年，教育部印发《关于推进临床医学、口腔医学及中医专业学位硕士研究生考试招生改革的实施意见》（教学〔2015〕5 号），针对临床医学类专业学位研究生培养要求和临床医生职业特点，全面改革考试内容，促进科学选才。2016 年，教育部办公厅、国家卫生计生委办公厅、国家中医药管理局办公室联合发文《关于加强医教协同做好临床医学硕士专业学位研究生培养与住院医师规范化培训衔接工作的通知》（教研厅〔2016〕1 号），要求高度重视临床医学（含口腔、中医）硕士专业学位研究生培养与住院医师规范化培训衔接工作，切实履行主体责任，提升我国临床（含口腔、中医）医师队伍的整体素质和水平。2017 年，国务院办公厅出台《关于深化医教协同 进一步推进医学教育改革与发展的意见》（国办发〔2017〕63 号），进一步明确医教协同的总体要求与主要目标，重点强调在构建标准化、规范化医学人才培养体系，全面优化人才培养结构，创新体制机制以及完善人才使用激励政策等方面进行改革。

2. 临床医学博士专业学位研究生培养模式改革试点

目前，医学领域存在着高层次应用型人才规模不合理、结构性短缺和分布不均衡等问题，这是现阶段我国医学研究生教育工作面临的较大挑战[7]。2016 年，教育部在《关于同意开展临床医学博士专业学位研究生教育综合改革试点的函》（教研司〔2016〕1 号）中明确指出，同意北京市教委和上海市教委探索建立符合我国国情、可操作、可推广的临床医学博士专业学位研究生培养新模式。时任副总理刘延东在国务院学位委员会第三十二次会议上强调，要稳步发展专业学位博士研究生教育，积极发展专业学位硕士研究生教育，加快完善专业学位授权体系。

在国家一系列政策指导下，医学研究生教育事业得到快速发展，从 2015—2019 年医学门类研究生招生规模来看，医学研究生招生规模不断扩大，相比较于 2015 年，2019 年医学研究生招生规模增长率为 17.69%。从层次和类别上看，博士研究生的招生规模增长速度较快，与 2015 年相比，2019 年专业学位博士招生规模是 2015 年的 2.91 倍，2019 年学术学位博士研究生招生规模是 2015 年的 1.28 倍。

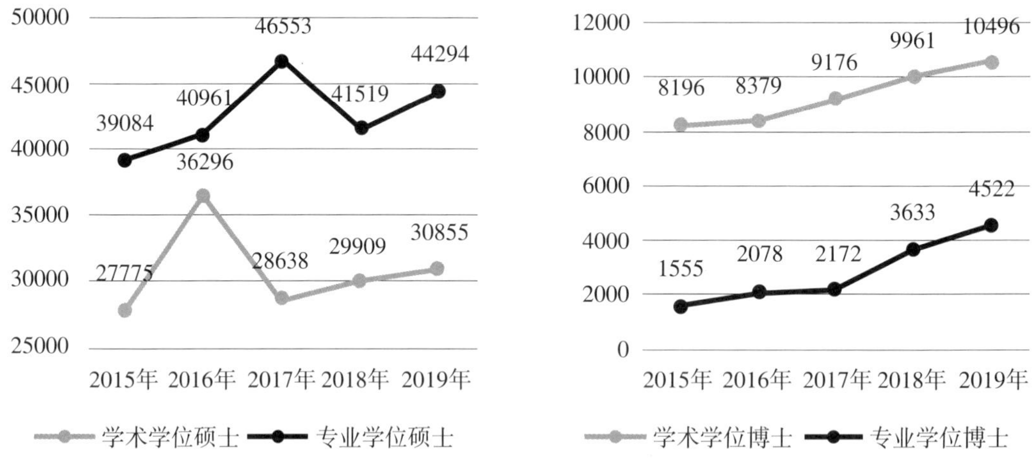

图 1-2　2015—2019 年医学门类研究生招生规模情况

注：数据来源于中国学位与研究生教育发展年度报告课题组．中国学位与研究生教育发展年度报告 2017、2018、2019［M］．北京：清华大学出版社，2020.

（二）医学学科建设快速发展

2011 年，国务院学位委员会第二十八次会议审议批准《学位授予和人才培养学科目录》，设置 13 个学科门类，110 个一级学科，二级学科（专业）未公布，《专业学位授予和人才培养目录》以附录形式纳入专业目录中，是为第四版的学科目录。医学门类下设 11 个一级学科，其中，6 个一级学科可跨门类授予学位，分别是基础医学（1001）（可授医学、理学学位）、公共卫生与预防医学（1004）（可授医学、理学学位）、药学（1007）（可授医学、理学学位）、中药学（1008）（可授医学、理学学位）、医学技术（1010）（可授医学、理学学位）和护理学（1011）（可授医学、理学学位）。

2015 年，国务院印发《统筹推进世界一流大学和一流学科建设总体方案》，明确指出建设世界一流大学和一流学科，是党中央、国务院做出的重大战略决策，对于提升我国教育发展水平、增强国家核心竞争力、奠定长远发展基础，实现我国从高等教育大国到高等教育强国的历史性跨越，具有十分重要的意义。2017 年，教育部、财政部、国家发展改革委发布《统筹推进世界一流大学和一流学科建设实施办法（暂行）》，明确双一流的遴选条件、遴选程序、支持方式、动态管理以及组织实施的具体要求，强调加强总体规划，坚持扶优、扶需、扶特、扶新，按照“一流大学”和“一流学科”两类布局建设高校，引导和支持具备较强实力的高校合理定位、办出特色、差别化发展，努力形成支撑国家长远发展的一流大学和一流学科体系。2018 年，教育部、财政部、国家发展改革委印发《关于高等学校加快“双一流”建设的指导意见》，要求以“坚持特色一流、坚持内涵发展、坚持改革驱动以及坚持高校主体”为基本原则，重点从落实根本任务，全面深化改革，强化内涵建设以及加强协同等方面提出改革要求。

2017 年，教育部、财政部、国家发展改革委印发的《关于公布世界一流大学和一流学科建设高校及建设学科名单的通知》（教研函〔2017〕2 号），共有 21 所高校有医学类学科入选，学科涵盖临床医学、基础医学、口腔医学、公共卫生与预防医学、中医学、中西医结合、药学、中药学以及护理学等（表 1-1）。

表 1-1　医学类一流学科建设高校（21 所）（按高等学校代码排序）

高校	数量	入选学科
北京大学	6	基础医学、临床医学、口腔医学、公共卫生与预防医学、药学、护理学
北京协和医学院	2	临床医学、药学
北京中医药大学	3	中医学、中西医结合、中药学
天津医科大学	1	临床医学（自定）
天津中医药大学	1	中药学
复旦大学	4	基础医学、临床医学、中西医结合、药学
上海交通大学	4	基础医学、临床医学、口腔医学、药学
上海中医药大学	2	中医学、中药学
南京中医药大学	1	中药学
中国药科大学	1	中药学
浙江大学	2	基础医学、药学
郑州大学	1	临床医学（自定）
武汉大学	1	口腔医学
华中科技大学	2	基础医学、公共卫生与预防医学
中山大学	3	基础医学、临床医学、药学
暨南大学	1	药学（自定）
广州中医药大学	1	中医学
四川大学	3	基础医学、口腔医学、护理学
成都中医药大学	1	中药学
海军军医大学	1	基础医学
空军军医大学	1	临床医学（自定）

2022 年，教育部、财政部、国家发展改革委发布《关于公布第二轮“双一流”建设高校及建设学科名单的通知》（教研函〔2022〕1 号），北京大学、清华大学的建设学科自主确定并自行公布。除北京大学、清华大学外，本轮医学类一流学科建设高校具体情况如表 1-2 所示，新增一流建设高校有南京医科大学、广州医科大学。浙江大学、山东大学、华中科技大学以及广州医科大学 4 所高校新增临床医学建设学科；北京协和医学院、复旦大学、南京医科大学 3 所高校新增公共卫生与预防医学建设学科。综上所述，在国家政策的指引下，医学学科以及研究生教育的发展不断推进，迎来崭新局面。

表 1-2　第二轮医学类一流学科建设高校（25 所）（按高等学校代码排序）

高校	数量	入选学科
北京大学	–	（自主确定建设学科并自行公布）
清华大学	–	（自主确定建设学科并自行公布）
北京协和医学院	3	临床医学、公共卫生与预防医学、药学
北京中医药大学	3	中医学、中西医结合、中药学
天津医科大学	1	临床医学
天津中医药大学	1	中药学
复旦大学	5	基础医学、临床医学、公共卫生与预防医学、中西医结合、药学
上海交通大学	4	基础医学、临床医学、口腔医学、药学
上海中医药大学	2	中医学、中药学
南京医科大学	1	公共卫生与预防医学
南京中医药大学	1	中药学
中国药科大学	1	中药学
浙江大学	3	基础医学、临床医学、药学
山东大学	1	临床医学
郑州大学	1	临床医学
武汉大学	1	口腔医学
华中科技大学	3	基础医学、临床医学、公共卫生与预防医学
中山大学	3	基础医学、临床医学、药学
暨南大学	1	药学
广州医科大学	1	临床医学
广州中医药大学	1	中医学
四川大学	3	基础医学、口腔医学、护理学
成都中医药大学	1	中药学
海军军医大学	1	基础医学
空军军医大学	1	临床医学

注：“–”指北京大学、清华大学可自主确定建设学科并自行公布

第二节　我国医学学科专业体系基本现状

一、我国现行医学学科专业体系概述

2011 年 3 月，国务院学位委员会、教育部发布 2011 年版《学位授予和人才培养学科目

录》(2018 年 4 月更新)，本目录“适用于硕士、博士的学位授予、招生和培养，并用于学科建设和教育统计分类等工作。学士学位按本目录的学科门类授予”。按照此版目录，医学门类下设 11 个一级学科，分别是基础医学（1001）、临床医学（1002）、口腔医学（1003）、公共卫生与预防医学（1004）、中医学（1005）、中西医结合（1006）、药学（1007）、中药学（1008）、特种医学（1009）、医学技术（1010）和护理学（1011）。其中，基础医学、公共卫生与预防医学、药学、中药学、医学技术以及护理学一级学科可授医学、理学学位，其他一级学科授予医学学位。

《专业学位授予和人才培养目录》(2018 年 4 月更新）中，设置临床医学（1051）、口腔医学（1052）、公共卫生（1053）、护理（1054）、药学（1055）、中药学（1056）、中医（1057）7 个医学专业学位类别，其中，临床医学、口腔医学、中医可授予硕士、博士专业学位，其他授予硕士专业学位。

二、我国现行学科专业体系特点分析

（一）一级学科设置基本符合医学学科发展要求

总体上，医学门类下设的一级学科目录比较科学，基本涵盖了医学学科高层次人才培养和学位授予的需求，尤其是在 1997 年版的基础上，现行版本增设特种医学、医学技术和护理学一级学科后，为我国医学相关领域培养社会急需紧缺高层次人才奠定基础。

（二）医学专业学位类别设置亟待完善

从社会需求和行业发展来看，现行《专业学位授予和人才培养目录》亟待进一步完善。一方面，医学技术、中西医结合、特种医学等应用型、实践性强的学科，没有相关专业学位类别设置，导致相关专业高层次应用型人才培养渠道不畅；另一方面，公共卫生、药学、护理等专业学位类别，只设置到硕士层次，无法满足社会对更高层次专业化人才的需求。随着健康中国战略的实施，特别是新冠肺炎疫情的全球暴发和蔓延，面向人民生命健康已成为科技创新发展的重要方向之一，高层次健康专业领域人才是实现全民健康的重要保障，社会需求强烈，医学专业学位授予和人才培养领域亟待拓展并与时俱进。

（三）为医学交叉学科建设和人才培养提供发展空间

近年来，医学领域学科交叉愈加深入，交叉学科发展和交叉领域高层次人才培养的需求不断增强，部分交叉学科经过不断发展已日臻成熟，例如医学人文等，交叉学科的设置将促进新兴学科和交叉学科的可持续发展，以培养更多复合型高层次创新人才。

第三节　我国医学学科专业体系发展方向

一、背景

（一）大力推进中国特色社会主义学科专业体系建设

2020年7月29日，习近平总书记在对全国研究生教育工作的重要指示中强调，要瞄准科技前沿和关键领域，深入推进学科专业调整，进一步调整优化高等学校区域布局、学科结构、专业设置，建立健全学科专业动态调整机制，大力推进中国特色社会主义学科专业体系建设。李克强总理在重要批示中指出，深化研究生培养模式改革，进一步优化考试招生制度、学科课程设置，促进科教融合和产教融合。孙春兰副总理在全国研究生教育大会上强调，要优化学科专业布局，注重分类培养、开放合作，培养具有研究和创新能力的高层次人才，引导研究生教育高质量发展。

（二）“四个面向”战略部署推动医学学科发展

新冠肺炎疫情暴发以来，全球人民的生命健康和正常生活受到重大影响，给医疗卫生行业带来巨大考验。习近平总书记提出了“四个面向”的战略部署，即面向世界科技前沿、面向经济主战场、面向国家重大需求、面向人民生命健康。对于医疗卫生行业来说重任在肩，疾病防控、新药研发、精准医学、转化医学以及高精尖医疗设备国产化等问题都需要尽快攻关，因此，需要加快推进医学学科建设，加快培养一批急需紧缺的高层次医学人才。

我国为了改革和完善疾病预防控制体系，应对社会对公共卫生人才的大量需求，2020年12月，教育部办公厅、国家卫生健康委办公厅印发《关于批准高层次应用型公共卫生人才培养创新项目立项单位的通知》（教研厅函〔2020〕6号），批准北京大学、吉林大学、哈尔滨医科大学、复旦大学、南京医科大学、华中科技大学、中南大学、中山大学、四川大学、西安交通大学和中国疾病预防控制中心共11家单位立项，探索具有中国特色，符合公共卫生人才培养规律的人才培养模式，发挥医学研究生教育对国家卫生健康事业的支撑作用。

（三）医学学科专业体系改革工作逐步深化

近年来，国家陆续颁布一系列政策文件，推进医学研究生教育改革和医学学科专业体系建设工作。2014年，国务院学位委员会印发《关于开展博士、硕士学位授权学科和专业学位授权类别动态调整试点工作的意见》（学位〔2014〕1号），对开展主动撤销博士、硕士学位授权学科和专业学位授权类别，或撤销现有学位授权点并增列相同层次的其他学位授权点的动态调整试点工作的主要原则、调整方式及要求、学位授权点的批准与复核以及组织实施等方面做出规定。2020年，国务院学位委员会修订印发《博士、硕士学位授权学科和专业学位授权类别动态调整办法》（学位〔2020〕29号），进一步明确了在合格评估过程中的学位授权点参加动态调整的范围，引导学位授予单位强化责任担当，坚持质量导向，优化本单位学位授权点结构。

2020年，教育部、国家发展改革委、财政部印发《关于加快新时代研究生教育改革发展的意见》（教研〔2020〕9号），指出稳步发展学术学位研究生教育，以国家重大战略、关键领域和社会重大需求为重点，增设一批硕士、博士专业学位类别。新增硕士学位授予单位原则上只开展专业学位研究生教育，新增硕士学位授权点以专业学位授权点为主。同年，国务院学位委员会、教育部印发《专业学位研究生教育发展方案（2020—2025）》（学位〔2020〕20号），对硕士专业学位、博士专业学位类别设置提出明确要求。

2020年，国务院办公厅印发《关于加快医学教育创新发展的指导意见》（国办发〔2020〕34号），强调“着力加强医学学科建设。2020年临床医学博士专业学位授权单位均须设置麻醉、感染、重症、儿科学科，大幅度扩大麻醉、感染、重症、儿科研究生招生规模。优化学科结构，2021年完成医学二级学科目录编制调整，将麻醉、感染、重症学科纳入临床医学指导性二级学科目录并加大建设力度。统筹研究医学相关一级学科设置”。

二、新时代对医学高层次人才需求

（一）以立德树人为根本，面向社会需求，培养高层次医学应用型人才

2020年9月，习近平总书记指示，坚持社会主义办学方向，要把立德树人作为教育的根本任务。尤其是在培养扎根中国大地的高层次医学应用型人才队伍过程中，应强化职业素养教育，培养仁心仁术、救死扶伤精神。在推进健康中国战略的进程中发现，社会急需的高层次应用型人才结构性短缺问题凸显，高层次公共卫生、全科医学、麻醉、感染、重症以及儿科等学科领域人才供给严重不足。因此，新时代下，应面向社会需求，加快培养国家急需紧缺医学高层次应用型人才，坚持以需定招，形成“类别齐全、梯度合理、能力精湛、素质过硬”的医学人才队伍十分迫切[8]。

（二）加强基础学科发展，探索前沿领域，大力培养拔尖创新医学人才

夯实医学领域的基础学科，是推动医学科学研究不断发展，攻关我国医学领域“卡脖子”课题的重要基础。而基础学科建设，除了需要更加宽松包容的研究环境，搭建基础学科的研究平台以外，建设一支心怀“国之大者”，致力于从事基础研究、科学技术水平过硬的高层次人才队伍，可以为我国的医学基础学科发展提供有力支撑。因此，加强医学领域基础学科人才培养能力，以“强基计划”为牵引，大力推进拔尖创新医学人才培养，增强人才培养质量，着力打造一流医学基础学科人才方阵。

（三）发挥新医科带动力，推动交叉融合，加快培养复合型医学人才

依托新时代发展与技术进步，医学与工学、理学、文学等诸多领域得以实现深度合作，医学学科发展获得新机遇。推动医学+X交叉学科建立发展引导机制，促进科教融合，在“大健康”理念指导下，建设新的医学相关专业，发挥新医科的带动作用，以社会需求为导向，加快培养高层次复合型医学人才。

三、对我国一流医学学科发展的思考

（一）适度扩大学科建设自主权，大力培育医学学科增长点

2022年，教育部、财政部、国家发展改革委联合发布的《关于公布第二轮“双一流”建设高校及建设学科名单的通知》（教研函〔2022〕1号）显示，北京大学、清华大学自主确定建设学科，表明国家在学科建设方面适度扩大了高校的自主权。各高校应把握机遇，结合本校

实际情况，统筹规划学科布局。尤其对于医学学科，当前正处于快速发展的机遇期，应面向国家战略和社会需求，在夯实传统学科建设基础上，支持新兴学科发展，培育医学学科增长点。

（二）促进学科之间交叉融合，培育新的学科增长空间

国家在扩大高校二级学科自主设置权限之后，2020 年底，国务院学位委员会、教育部发布《设置“交叉学科”门类、“集成电路科学与工程”和“国家安全学”一级学科的通知》（学位〔2020〕30 号），将交叉学科作为第 14 个学科门类，交叉学科和学科交叉的发展是一流学科建设的重要方向。高校在重视一级学科建设的基础上，建议加强医学门类内部学科之间以及医学门类和其他门类学科之间的交叉融合，为医学学科与其他学科之间的沟通交流创造更多的机会和空间，培育新的学科增长点。

（三）加快建设急需紧缺学科，优化医学学科战略布局

围绕世界科技前沿、经济主战场、国家重大需求以及人民生命健康，医学领域亟待优化学科专业结构。在“大健康”理念的指导下，医学学科正在从以疾病为中心转变为以健康促进为中心，面向生命健康全过程，因此在医学领域产生了很多新兴学科急需建设，同时在医学与其他相关学科的交叉领域也急需探索，例如临床药学、医学人文、医药信息学、医院管理、康复治疗学等。因此在新时代下，要不断优化医学学科战略布局，加紧建设国家急需的紧缺医学学科。

编写人员

段丽萍（北京大学），詹启敏（北京大学），崔爽（北京大学），李晨曦（北京大学）

参考文献

[1] 王战军，周文辉，李明磊，等．中国研究生教育 70 年［M］．北京：中国科学技术出版社，2019：9，35，126．
[2] 苏渭昌．中国教育制度通史（第八卷）［M］．济南：山东教育出版社，2000：425．
[3] 谢桂华．高等学校学科建设论［M］．北京：高等教育出版社，2011：9．
[4] 中央教育科学研究所．中华人民共和国教育大事记（1949—1982）［M］．北京：教育科学出版社，1983：41．
[5] 中华人民共和国教育部．高等教育文献法令汇编・第一辑［M］．1954：136-137．
[6] 段丽萍，侯卉，王晓军，等．临床医学博士专业学位研究生培养模式及质量监控体系的建立［J］．学位与研究生教育，2008（5）：17-19．
[7] 段丽萍，李晨曦，崔爽，等．健康中国视角下高层次医学应用型人才培养的探索与实践［J］．学位与研究生教育，2017（10）：1-4．
[8] 段丽萍，李晨曦，崔爽，等．新时代我国医学专业学位研究生教育成就、探索与展望［J］．大学与学科，2020（10）：32-40．

第二章　国外医学学科专业体系概况

随着现代医学发展，世界各国普遍建立医学院并推动医学教育的发展，各国医学教育、学位体系以及学科专业体系也开始呈现多样性，但在结合本国国情和文化传统的同时，也大量借鉴了美国、欧洲西方发达国家的经验。目前，世界各国在医学教育的学制方面差异性较大，医学院基本教育的学制 3 ～ 9 年不等[1]。医学教育以精英教育为主，以英联邦体系与北美体系为主要代表。在人才培养方面，主要分为两类，一类注重培养学生的科学研究能力，强调学术水平；另一类注重培养学生的临床实践能力，强调职业衔接。在学位授予方面，前者分为医学学士学位、医学硕士学位和医学博士学位三个层次，后者授予职业性学位，例如美国的第一专业学位，医学博士（M.D.）。下面重点介绍美国、英国的医学教育和学科专业体系。

第一节　美国医学学科专业体系

一、美国医学教育简况

1893 年，约翰 · 霍普金斯大学医学院的建立和 1910 年教育改革者 A. Flexner 报告的发表，标志着美国的医学教育从师带徒培训向以大学为基础的现代医学教育制度的转变[2]。美国的医学教育只设置博士层次，一类以培养临床医生为目标，实施 4+4 制的医学教育，前 4 午的医学前本科阶段教育是在普通文理学院或综合大学完成，之后，通过一系列考试选拔进入医学院完成 4 年的医学教育，在医学院培养阶段，前 2 年为课程学习，后 2 年进行临床实践训练。目前，很多学校在进行医学教育改革，核心是基础和临床阶段教育的融合，学生毕业时授予医学博士（M.D.），该博士学位为专业实践博士学位（doctor's degree-professional practice），属于第一专业学位（first professional degree），是介于硕士与博士之间的一个学位类型。美国医学领域主要的专业实践博士学位类型及名称如表 2-1 所示。

表 2-1　美国医学领域专业实践博士学位名称

背脊推拿博士（D.C. 或 D.C.M.）	骨科博士（D.O.）
牙科博士（D.D.S. 或 D.M.D.）	药学博士（Pharm.D.）
临床医学博士（M.D.）	兽医博士（D.V.M.）
眼科博士（O.D.）	足病博士（Pod.D.，D.P. 或 D.P.M.）

如果对临床科学研究感兴趣，学生可以在获得 M.D. 后，申请“M.D.-PhD”项目，该项目以培养医学科学家为目标，完成课程学习和科研训练要求后，毕业授予哲学博士（PhD）。另一类以培养科研人员为目标，获得学士学位后，可以向研究生院提出申请，通过选拔考核方可入学，一般学制为 4 ~ 6 年，按照培养方案完成课程学习、科学研究以及学术成果要求后，毕业授予哲学博士（PhD），该博士学位为学术博士学位（doctor’s degree-research）。

二、美国学科专业分类系统

美国学科专业分类系统（Classification Instructional Programs，CIP）先后经历了 CIP-1980、CIP-1985、CIP-1990、CIP-2000、CIP-2010、CIP-2020 版本，属于统计型学科专业目录。其系统通用于中学后教育，含研究生和本专科等各层次的学科专业，包括学术型、专业应用型、职业技术型三种类型。

该系统的根本宗旨是收录全国中学后教育机构开设的学科专业，对其进行分类的同时赋予代码，从而及时地报道、组织与学科专业相关的信息，为所有需要和使用这方面信息的人服务[3]。

编码规则为 6 位数字，前两位代表学科群，中间两位代表学科，最后两位代表专业。6 位数代码是具体的学科专业（specific instructional program），也是高校上报学科专业授予学位数量的类别依据[4]。其中，学科群相当于我国学科专业目录的门类，学科相当于我国学科专业目录的一级学科，专业相当于我国学科专业目录的二级学科。其医学学科群编码为 51，即健康专业及相关项目（Health Professions and Related Programs）。

美国学科专业分类系统的主要特点是，第一发挥了统计作用，该系统收录全国高等教育机构开设的学科专业，统计功能是系统设立的主要目的；第二高校享有自主权，国家对高校的学科专业设置并不进行直接干预，美国高校在设置学科专业方面享有高度的自主权，使得学校人才培养和学科设置与社会需求紧密相连；第三为交叉学科、新兴学科留有发展空间。美国学科分类系统在编码设置上为交叉学科和新兴学科预留了编码位置，绝大多数学科设置了学科内部的交叉专业，如 51.2201 公共卫生（综合），而在学科和专业均设置其他，如 11.0299 计算机与信息科学（其他）。

三、美国健康专业及相关项目学科分类系统

美国现行学科专业分类系统中，医学学科群为健康专业及相关项目学科，具体如表 2-2 所示，健康 / 医学预科设置专业如表 2-3 所示。

表 2-2　美国学科专业分类系统：健康专业及相关项目学科[5]

51.00 健康服务 / 综合医疗保健 / 健康科学，综合	51.20 药学和药事管理（MS，PhD）
51.01 背脊推拿（DC）	51.21 足病医学（DPM）
51.02 沟通障碍科学和服务	51.22 公共卫生（MPH，DrPH）.
51.04 牙科学（DDS，DMD）	51.23 康复和治疗专业

续表

51.05 高等牙科学和口腔科学（Cert.，MS，PhD）	51.26 卫生辅助人员
51.06 牙科支持服务和相关专业	51.27 医学图解和信息学
51.07 健康和医疗行政服务	51.31 营养学和临床营养服务
51.08 综合医疗保健和医疗协助服务	51.32 卫生职业教育、伦理和人文
51.09 综合医疗诊断、干预和治疗专业	51.33 替代和补充医学和医疗系统
51.10 临床 / 医学实验室科学 / 研究和相关专业	51.34 替代和补充医疗支持服务（LM，CPM）
51.11 健康 / 医学预科	51.35 躯体和相关治疗服务
51.12 医学（MD）	51.36 运动和身心疗法与教育
51.14 临床医学 / 研究生医学研究（MS，PhD）	51.37 能量和生物疗法
51.15 精神和社会卫生服务及相关专业	51.38 注册护理、护理管理、护理研究和临床护理（MSN，MS，PhD）.
51.17 眼视光（OD）	51.39 应用护理、职业护理和护理助理（LPN，LVN，Cert.，Dipl，AAS）
51.18 眼科学和验光支持服务及相关专业	51.99 健康专业和相关临床科学，其他
51.19 骨科学（DO）	

表 2-3　美国学科专业分类系统：健康 / 医学预科设置专业 [5]

编码	专业
51.1101	牙科学预科
51.1102	医学预科
51.1103	药学预科
51.1105	护理预科
51.1106	脊椎治疗预科
51.1107	作业治疗预科
51.1108	眼视光预科
51.1109	物理治疗预科
51.1110	术前治疗
51.1111	医师助理预科
51.1199	健康 / 医学预科，其他

第二节 英国医学学科专业体系

一、英国医学教育简况

英国是历史上开展高等教育最早的国家之一，其正规的医学教育可以追溯到 12 世纪和 13 世纪牛津大学和剑桥大学的建立。英国现代医学学位体系于 19 世纪逐步形成，分为学士、硕士、博士三个层次。在医学研究生教育阶段，学位类型包括硕士和博士两个层次，硕士学位是博士学位的过渡性学位，学制一般为 1 ~ 2 年。博士学位包括哲学博士、医学博士和医学博士（研究型），学制一般为 3 ~ 6 年。

哲学博士（PhD）以培养从事科学研究为主，招收获得硕士学位的学生，也有部分专业招收学士学位为起点的学生。医学博士（MD/DM*）一般要求取得医师资格后有一定临床工作年限后方可申请，比如牛津大学、剑桥大学要求申请者在获得医师执照后，要有 6 ~ 7 年从事医疗工作的经历。医学博士（研究型）[MD（Res）] 以培养临床研究为目标，2005 年 9 月起，在伦敦大学，MD、MS、MDS 被 MD（Res）取代[6]。其主要授予学位详见表 2-4。

表 2-4 医学学科主要授予的研究生学位

硕士	博士
理学硕士（MSc）、医学硕士（MMedSc）、外科学硕士（MS）、哲学硕士（Mphil）	**研究型学位** 哲学博士（PhD）、医学博士（研究型）[MD（Res）] **专业学位** 医学博士（MD/DM）、牙科博士（DDS）、物理治疗博士（DPT）、听力博士（AuD）、护理博士（Dnurs）、作业治疗博士（DOT）

二、英国高等教育学科专业目录

英国学科专业目录经历了从综合学科编码体系（The Joint Academic Coding System，JACS）向高等教育学科分类系统（The Higher Education Classification of Subjects，HECoS）转变的过程，现行专业目录于 2019—2020 学年起投入使用。

英国现行学科专业目录将层级取消，形成简单的学科列表，编码采用随机生成的 6 位数字。例如 100252 药学。

英国高等教育学科专业目录的主要特点是采取扁平化结构学科设置，在结构层次方面做了重大突破，其主要发挥的是提供统计信息作用的功能。这种学科目录呈现方式具有高度灵活性，增删调整的难度系数较低，可以密切回应经济、科技的快速发展对人才培养的个性化需求。从结构来说，该体系为以交叉学科为代表的新兴学科的出现和发展创造了空间[7]。但是，

* 注：医学博士，剑桥大学授予的医学博士一般缩写为 MD，牛津大学授予的医学博士一般缩写为 DM

因为英国高等教育学科目录刚刚投入使用，因此，其社会效果有待实践检验。

三、英国医学相关学科专业目录

英国现行高等教育学科专业目录中与医学相关的学科如表 2-5 所示[*]。

表 2-5　英国高等教育学科专业目录：医学相关[8]

编码	名称	编码	名称	编码	名称	编码	名称
100128	牙科技术	100247	营养学	100259	遗传学	100272	神经科学
100233	针灸	100248	职业健康	100260	保健科学	100273	临床护理
100234	替代药物和疗法	100249	作业治疗	100261	眼科学	100274	病理学
100235	芳香疗法	100250	药理学	100262	生理学	100275	基础牙科学
100236	中医技术	100251	药学	100264	解剖学	100276	基础医学
100237	中药学	100252	物理治疗	100265	生物医学	100277	毒理学
100239	反射疗法	100253	足病学	100266	临床牙科学	100279	成人护理
100241	脊椎按摩疗法	100254	心理治疗	100267	临床医学	100280	儿童护理
100242	补充药物和疗法	100255	言语和语言治疗	100268	牙科学	100281	社区护理
100243	整骨疗法	100257	听力学	100270	医学科学	100282	重症监护
100246	健康科学	100258	临床生理学	100271	医学	100283	牙科护理
100284	急诊护理	100744	营养学	100910	病毒学	101331	胃肠病学
100285	全科护理	100746	临床实践护理	100911	免疫学	101332	药物和酒精研究
100286	学习障碍护理	100747	内科护理学	100912	血液科学	101333	癫痫护理
100287	心理健康护理	100748	心脏病学	101290	神经康复	101334	过敏
100288	产科学	100749	辅助科学	101291	心血管康复	101335	流行病学
100289	新生儿护理	100750	助理医师研究	101309	妇产科学	101336	麻醉学
100290	护理学	100898	人类遗传学	101324	骨科学	101337	内分泌学
100291	老年人护理	100899	医学遗传学	101325	儿科学	101338	糖尿病
100292	姑息治疗	100900	分子遗传学	101326	老年学	101339	皮肤病学
100293	学校护理	100901	基因组学	101327	肿瘤学	101511	眼视光学
100294	剧院护理	100902	群体遗传学	101329	痴呆症研究		
100295	健康随访	100909	细菌学	101330	超声		

编写人员

段丽萍（北京大学），李晨曦（北京大学），崔爽（北京大学）

[*] 信息来源：英国高等教育统计局网站，网址：https://www.hesa.ac.uk/

参考文献

[1] 王德炳. 中国医学教育管理体制和学制学位改革研究［M］. 北京：北京大学医学出版社，2006：79.

[2] 段丽萍，汪玲. 北美国家医学教育的历史与现状［J］. 学位与研究生教育，2007（3）：69-73.

[3] 鲍嵘. 美国学科专业分类系统的特点及其启示［J］. 比较教育研究，2004（4）：1-5.

[4] 张炜. 美国学科专业分类目录2020版的新变化及中美比较分析［J］. 学位与研究生教育，2020（1）：59-64.

[5] National Center for Education Statistics. The Classification of Instructional Programs，CIP 2020［EB/OL］.［2022-03-31］. https：//nces.ed.gov/.

[6] 中国医学学位体系及其标准研究课题组. 世界主要国家和地区医学学位体系概况［M］. 北京：高等教育出版社，2008：39.

[7] 韩双淼，许为民，衣龙涛. 英国研究生学科专业目录：演变轨迹与启示［J］. 学位与研究生教育，2019（8）：71-77.

[8] The Higher Education Statistics Agency. HECoS［EB/OL］.［2022-03-31］. https：//www.hesa.ac.uk/.

第三章　基础医学发展与人才培养

基础医学（basic science of medicine）是以现代自然科学理论，尤其是生命科学为基础，研究和认识人类健康问题的一门基础科学，是研究人的生命和疾病的本质及其规律的自然科学，可以被看作是现代医学的科学基础、自然科学通向医学（包括临床医学、公共卫生与预防医学和药学等医学学科）的桥梁。所以其研究方法虽与生物学等学科有很强的相似性，但研究对象和内容与生物学有明显的区别，研究目的是为人民生命健康提供科学支撑。目前我国基础医学学科基本只有学术型人才培养。

从学科门类上来看，基础医学是医学门类下的一级学科。虽然 2011 年颁布的《授予博士、硕士学位和培养研究生的学科、专业目录》中基础医学只包括了人体解剖和组织胚胎学、免疫学、病原生物学、病理学与病理生理学、法医学、放射医学和航空航天与航海医学 7 个二级学科，但在实践中，医学细胞生物学、医学生物化学和分子生物学、人体生理学、医学遗传学、干细胞与再生医学、医学神经科学、医学生物信息学、医学组学、系统医学和医学微生态学等也常被包括在基础医学范畴。

一、基础医学学科发展概况

基础医学是构成现代医学的科学基础，没有基础医学就没有现代医学。基础医学的发展历史，事实上就是一部现代医学的进步史，在医学漫长的发展历史中，很长一个阶段没有自然科学作为基础，而是以某些朴素唯物论（例如希波克拉底所谓的四体液说，中国医学中的阴阳五行说）为理论基础。因为有了以现代自然科学理论为支撑的基础医学的发展，医学才根本上从一种经验的归纳总结，上升为一种可以称之为科学的学科。所以，基础医学的发展史就是人类不断实践、认知自身的成就史。

基础医学大致起源于欧洲文艺复兴之后。16 世纪之前对于人体结构的认识主要来自动物解剖，文艺复兴之后，达·芬奇、安德烈·维萨里等通过对人体尸体的解剖，纠正了不少人体结构上的错误，奠定了人体解剖学的基础。17 世纪，威廉·哈维通过动物实验研究，阐释了血液循环的原理，首次提出心血管是一套封闭的管道系统，从而在解剖学的基础上催生了生理学，并使之逐渐发展成独立的生理学学科。16 世纪末发明了显微镜，并于 17 世纪应用于科学研究中，这使得人类首次清楚地看到了微生物的存在。马尔皮基采用显微镜观察到蛙的微循环血管，为微循环学说的建立提供了形态学基础，通过对动植物细微结构的研究，发现动植物均由细胞构成，促进了组织学从解剖学中派生并形成新的学科。19 世纪中、后期，以巴斯德和科赫为代表的科学家将微生物研究从形态描述推进到生物学研究阶段，开展了病原微生物的开创性研究，为病原微生物学的发展奠定了基础。20 世纪发明的电子显微镜术广泛应用于细胞超微结构的研究，使得形态学研究逐步深入到亚细胞和分子水平。

免疫学的发展始于经验免疫学研究。早在16—17世纪，中国医生即采用接种“人痘苗”来预防天花。18世纪末，英国医生采用接种牛痘苗来预防天花。19世纪末期，法国科学家巴斯德和德国医生贝林等开展了人工主动免疫和被动免疫的研究，制备了炭疽、狂犬病等减毒活疫苗以及白喉抗血清。19世纪末至20世纪初，相继提出了细胞免疫学说、体液免疫学说，发现了过敏反应，并建立起血清学检测的基本技术。20世纪中叶，提出了免疫耐受理论、克隆选择学说，并揭示了免疫球蛋白的基本结构。20世纪后期经历了免疫系统的确立，揭示了特异性免疫应答及其相关表面膜分子，见证了分子免疫学及相关技术的快速发展。迄今，免疫学已不仅是一门独立学科，而且作为一门新兴交叉学科，推动了生物医学多学科的发展。

18世纪，意大利解剖学家莫尔加尼通过解剖大量死亡患者尸体后发现，不同的疾病具有不同的器官形态变化，创立了器官病理学。19世纪早期，德国病理学家菲尔绍采用显微镜从细胞水平对疾病进行了广泛研究，创立了细胞病理学。与此同时，法国生理学家贝纳德等采用人类疾病模型，用实验方法来研究疾病过程中的各种变化，建立了实验病理学。19世纪后期到20世纪，首先在俄国建立了病理生理学，并逐步扩展至东欧、西欧、北美和中国。

20世纪中叶，发现了DNA双螺旋结构及遗传密码子，对基础医学的发展产生了深远影响。21世纪初，人类基因组计划的完成推动了各种“组学”研究的快速发展，标志着基础医学研究进入了新阶段。此外，生物信息技术的迅速发展和干细胞研究的突破，为基础医学的快速发展提供了新的空间。在研究策略上，既向微观深入，又向宏观整合，推动分子医学和系统医学的齐头并进；在学科构架上，分化改组与交叉融合并存，促进新学科的不断产生。同时，转化医学和循证医学的兴起，使得基础医学与临床医学的结合愈显重要，也对基础医学科学家提出了新的更高要求。

我国的基础医学始建于19世纪末到20世纪初。在此时期，现代医学陆续传入中国，各医学院校相继开设了生物学、人体解剖学、微生物学、生理学、生物化学、病理学等课程并开展了相关科学研究。新中国成立后，我国医疗卫生事业获得快速发展。20世纪50年代，病理生理学从病理学分离出来；70至80年代，免疫学从微生物学中分离出来，相继成为独立学科。为促进教学和科研工作的开展，各医学院校相继成立基础医学系，并进一步成立基础医学院。1983年国务院学位委员会颁布了我国第一版学科专业目录，使我国的学科体系逐步走向完善和规范化。此后分别于1990年、1997年和2011年颁布了第2、第3、第4版学科目录，2011年颁布的《学位授予和人才培养学科目录》中，一级学科已由1983年的72个增加到110个。2018年4月国务院学位委员会对2011年版学科目录进行了部分更新，将基础医学一级学科中的“法医学”“放射医学”“航空、航天与航海医学”纳入“特种医学”一级学科，并允许学位授予单位在获得一级学科授权的基础上自主设置与调整二级学科。正因为基础医学的研究源于医学实践中不断发现的现象和问题，更是自然科学向医学的延伸和发展，所以基础医学的部分学科在早期常表现为生物学的发展和分支。

二、我国基础医学学科设置与人才培养的现状与问题

基础医学作为医学类重要学科之一，在医学类人才培养中有着非常重要的地位。基础医学教育不仅承担着基础医学相关专业学生的培养任务，还承担着临床医学生基础阶段的培养，参

与预防医学、卫生事业管理、药学及护理学等其他医学专业教学，帮助医学生了解和掌握医学科学基本理论知识和实验技能，为他们今后的医学专业学习和实践打下坚实基础。为实现这个基础医学的目标，当代基础医学学科还需要服务于未来医生或者医学科学家，使其达到卫生保健提供者、医疗保健决策者、健康教育者、社区健康倡导者、健康资源管理者等多方面综合素质。综合素质包括：既有渊博的专业知识、纯熟的实验技能或者医疗技能，又有对病人负责的道德宗旨或对医学科学奉献的精神和行为；既有基本的基础医学研究技能，也具备有效的沟通能力、团队合作能力；既有对医学人文、道德的明辨能力，又有独立思考、遇事沉着、独立解决问题的能力，同时还应具备终身学习能力。

目前，我国有 128 家高等教育院校（包含综合性大学和医学专业院校）以及研究所具有基础医学学位授予权，其中，基础医学一级学科学位授权院校（所）116 家，占比 90.63%。基础医学一级学科博士学位授权院校（所）51 家，占一级学科学位授权院校（所）总量的 43.97%；基础医学一级学科硕士学位授权院校（所）116 家，占一级学科学位授权院校（所）总量的 100%。由此可知，开设基础医学学科的院校达到了一级学科硕士学位授权点的全覆盖 [1]。

根据学科自身发展的要求和社会需求，目前基础医学一级学科主要覆盖人体解剖与组织胚胎学、人体生理学、人体病理与病理生理学、医学病毒学、医学细菌学、医学真菌学、医学寄生虫、免疫学、再生医学、医学信息学与基因组医学、细胞生物学、医学分子遗传学等学科方向。基础医学研究的内容包括：人体的宏观与微观结构以及生长发育规律；正常人体与疾病状态下的功能、病理、遗传、免疫和分子变化规律；人体与病原生物的相互作用及其健康与疾病发生发展的意义，以及与健康维护、疾病诊断、治疗和预防相关的其他理论和技术。

21 世纪以来由于科学技术的迅猛发展和健康需求的急剧增加，基础医学开始以疾病为导向，瞄准临床关键科学问题进行深入研究并推动向临床的转化。这一趋势使基础医学研究对象的领域分类从按照传统学科体系分类，逐步拓展到以具有相同或类似科学基础的疾病类型分类，并更多地与临床学科的研究对象相融合。回顾基础医学学科的发展史，可以看到在古老解剖学知识的基础上，基础医学学科不断发展，其理论体系及内涵不断丰富，涵盖了健康状态与疾病状态：从宏观到微观层次研究人体各级组成结构的形态学理论；研究人体各种功能现象、规律及致病机制的机能学理论；探索人体各种分子及其相互化学联系与作用的分子医学理论，了解与健康和疾病相关的病原生物与人体相互作用规律的科学理论；探究化学药物、生物大分子药物等治疗疾病的规律。

基础医学的前沿理论与分子生物学、临床医学、理学学科、工学学科、生物信息学科中的理论与技术交叉，产生一系列新生医学基础科学。包括以干细胞治疗和组织再生修复为目标的再生医学，以人类基因组学、蛋白质组学和代谢组学为基础的医学组学。这样就赋予了当代基础医学蓬勃的发展趋势：其一是与生命科学前沿的理论与技术的广泛交叉；其二是与临床医学和医疗新技术的实质性融合；其三是与理学学科、工学学科、生物信息学科等交互渗透而形成新的领域。

基础医学既可为临床医学、口腔医学、公共卫生和预防医学、中医学、药学、护理学、医学技术、特种医学等应用型专业的人才培养提供基础知识和基本技术，同时也可作为一门依其自身规律发展的前沿基础学科，探索人体健康和疾病的基本规律，培养基础医学理论与实验研究的专门人才，因此各大医学院校（所）在学科布局上也非常注重基础医学的发展，将培养基础医学高素质人才作为办学方向之一。

随着国家对基础医学学科建设的投入和高层次基础医学专业人才的培养需求，越来越多的院校开设八年制基础医学专业，这将是大势所趋。2020年起，教育部开展了本科生招生改革工作，即强基计划，选拔培养有志于服务国家重大战略需求且综合素质优秀或基础学科拔尖的本科学生，探索建立本—硕—博衔接的培养模式，本科阶段培养要夯实基础学科能力素养，硕博阶段既可在本学科深造，也可探索学科交叉培养[2]。同年，教育部实施“基础学科拔尖学生培养计划2.0”，通过“基础学科拔尖学生培养基地”实施本硕博长学制培养基础学科领域的拔尖人才[3]。此举是高等教育强国建设的重大战略任务，通过选拔培养一批医学等基础学科拔尖人才，为新时代自然科学和哲学社会科学发展播种火种，也为把我国建设成为世界主要科学中心和思想高地奠定人才基础，因此一级学科设置正在向高层次发展。

然而，基础医学学科发展还存在可以提升的空间和需要努力的方向。例如边疆地区学位授权点少，新疆只有一所高校，而西藏、内蒙古、青海、新疆生产建设兵团等几个地区的基础医学一级学科博士点为零，严重制约当地医学教育特别是高质量医学教育发展。因此，应该把边疆地区基础医学学位授权点建设和人才培养摆在重要地位，这是关乎国家长治久安的政治任务。

另外，目前基础医学学科高层次人才的数量远不能满足科研创新发展的需要。多数基础医学院中，能够揭榜挂帅的高端人才不足，相应的学术氛围不浓，相对缺乏重大原创性和开拓性的成果。因此，为适应与加快一流学科建设，要建设一系列有效的机制，突出对基础医学学科师资培养的国际化导向，以适应高等教育国际化。

近年来，随着国家人才战略的实施，大量生物学、药学或化学等的非医学专业的教师不断涌入各个医学院校的基础医学院。有资料显示，有些高校的基础医学院中，非医学专业教师占比近50%，甚至更高。突出的原因在于：一是有医学背景的毕业生不愿意从事基础医学专业工作；二是调剂到基础医学专业的毕业生不愿留校当老师；三是留校从事教学科研的青年教师流失较多；四是招收和吸纳具有医学背景的博士、博士后力度较弱等。当然，非医学专业来源的人才引进作为基础医学师资队伍的有力补充，具有非常明显的优势，如科研能力强、知识面广等。但是由于医学教育的特殊性，非医学专业来源的师资对医学生的授课和教育过程存在一定的困难，甚至影响培养质量。例如，在部分医学院校中，与临床医学密切关联的人体解剖学、病理学、医学微生物学等学科基础课程也由非医学专业教师担任，其教学质量和教学效果令人堪忧。因此，基础医学教师队伍专业结构的配置和对非医学专业背景教师医学知识的培训提升，直接影响基础医学学科的发展，也是值得基础医学学科乃至医学界深思的问题。

三、国外基础医学学科设置与人才培养的典型模式与经验

国际上并无专门的基础医学学科类别。迄今为止，英国、美国、法国、德国、俄罗斯、日本、印度等国家对于基础医学的划分不尽相同。在美国，基础医学相关专业被分别嵌入在“医学预科”和“临床 / 医学实验室科学 / 研究和相关专业”学科群。在德国，基础医学相关学科专业分布在“医学基础学习专业领域”和“临床理论医学专业领域”。另外，在国外许多医学院校，解剖学系、病理学系等也直接设在大学的临床医院，与临床医疗紧密结合。简而言之，

国际上基础医学的各个学科或专业是存在或包含在医学教育或生命科学教育中，在医学教育中扮演重要的角色。国外属于基础医学范畴的学科专业设置有两种类型：一是根据学科专业的内在联系而自然形成的学科群，基本涵盖我国现有的所有基础医学的二级学科，这些基础医学学科群内的各学科或专业在不同国家或地区，甚至同一国家或地区的不同学校都有不同的设置，而且这些学科或专业的设置与学生修读课程并不一定一一对应；二是基于机构（院、系）的设置而形成的学科专业。

国际基础医学学科的人才培养和教育主要以大学本科毕业后教育为主。以历史较为悠久、发展较为成熟的美国和欧洲为代表，其基础医学学科设置的硕士学位主要有 MSc（理学硕士）和 MPhil（哲学硕士），学制通常为 2 ～ 3 年 [4]；博士学位有 PhD（哲学博士）、D.Sc（理学博士）、D.M.Sc（医学科学博士）。各国基础医学学科的相关学位以博士学位为主，并且通常取得博士学位不必先取得硕士学位，可直接在获得学士学位后进入基础医学学科的博士学位阶段学习，学习时间 3 ～ 5 年不等。各国学科设置的基本标准与程序、批准机制、学位授予的口径及学位类别名称各有不同，通过分析比较美国、西欧（包括英国及英联邦地区、德国）、东欧（俄罗斯）、日本的学科设置和专业（职业）学位设置的基本标准与程序、论证内容与形式、批准机制，以及学位授予（授予的学科口径以及学位类别名称等）的基本模式，结果表明作为培养未来医学研究人员或为医学生提供基础医学知识的基础医学学科，世界各国在基础医学学科设置、医学专业的学制和学位授予方面存在较大的差异，这种差异源于包括文化背景、历史传统、经济发展状况、教育体制等在内的不同国情。

美国在 20 世纪初期即形成了全国统一的医学教育制度、医学院学制、学位和学位授予单位标准，其中高校学科专业设置基本状况学科专业目录 CIP 是指导美国教育规划、资源配置以及高等学校学科专业设置的统计性权威目录。学科结构的本质是由一定的社会经济和科技发展水平、社会分工和人才需求而决定的，美国的医学教育和生物医学的教育理念是以社会需求和社会现状为导向，所以 CIP 也随着社会经济的发展不断调整优化以适应社会发展的需要。大学办学“个性化”、教育研究“高度化”、构建具有国际魅力的研究生院，以期培养大批能够活跃在国际社会的各类高端人才，这些专业目录的编制过程采用的是从社会需求到课程尝试再到专业成型的动态发展思路，政府颁布政策目标，为各院校的专业自主设置和自由和谐并存提供指导性框架。俄罗斯的医学学位教育历史悠久，学位体系别具特色，但随着科技的进步和社会的发展，俄罗斯的医学学位教育为适应新的发展趋势不断进行调整和改革，逐渐向欧洲一体化的学位教育模式迈进。

基础医学学科目录编制的形成机制在各国也有所不同，其根本原因是由各国不同的医学教育历史造成的。近几十年来随着生物信息学、蛋白质组学、结构生物学和基因治疗的快速发展，基础医学研究变得更为微观、更为量化、更为系统，形成了以多学科交叉为基础，微观与宏观相结合的协同创新研究体系，基础医学相应学科本身的不断发展，以及世界政治格局的变化对基础医学学科的专业目录编制机制产生了极大的影响。悉尼大学医学院成立于 1850 年，是悉尼大学最早的学院之一和澳大利亚历史最悠久的医学院，以其在健康领域与医学领域世界一流的研究水平和教学质量而著称，其医学学科设置是国外高校中与我国较为类似的医学院 [5]。下设的学院包括：中部临床学院、韦斯特米德临床儿童医学院、协和临床医学院、勒皮恩临床学校、北部临床学院、医学科学学院（school of medical sciences）、公共卫生学院、农村卫生学院、悉尼基督复临临床医学院、韦斯特米德临床学院。悉尼大学最初的医学课程学制为5年制本科，学生第1年进入文学院学习基础课程，后4年进入医学院学习专业课程。悉尼大学医学院专业设置如下：解剖学与组织学系、生物医学系、遗传医学系、病理学系、药理学系、生理学系、分子生物科学学院、医学影像系、重症监护医学系、产科、妇科与新生儿科、儿科与儿童健康系、医学系、大脑与心灵科学系、临床眼科与眼健康系、皮肤科系、耳鼻喉系、急诊系、全科医学系、精神病科、睡眠医学系、外科系、麻醉系、成瘾科等。

国外基础医学专业设置目录旨在对“教学计划”进行分类，课程和经验的结合，实现预定的目标或一系列相关目标，如准备高级学习，就职业或职业范围选择的资格，或仅是增加知识和理解。专业目录适用于研究生专业、本科专业、专科专业、职业技术专业等，主要用于各类教育统计，广泛应用于教育部的各部门和其他政府机构，并被高等院校所接受。基础医学分别属于生物学和生物医学学科群中，而且主要聚焦在生物科学和非临床生物医学科学，并且指出是为生物学家和生物医学科学家而准备的。而在临床医学包括口腔医学中一些基础医学的内容，体现了基础医学与临床医学的转化和融合。

欧洲一体化推出的学分制与互认直接影响了欧盟各国的医学学科包括基础医学的专业设置的变化。29个欧洲国家的教育部长于1999年在意大利的博洛尼亚正式签署的《博洛尼亚宣言》逐渐形成了一系列明确的行动纲领，即：实行清晰、透明和可比较的学位制度[6]；实行两级制的学位制度；实行学分制度；促进流动；加强在质量保证领域的欧洲合作；促进欧洲维度的高等教育；终身学习；高等教育机构和学生的参与；增强欧洲高等教育区的吸引力；博士阶段的学习以及欧洲高等教育区和欧洲研究区的协同作用。此外，高等教育的社会维度贯穿于所有行动纲领之中，即提高高等教育竞争力。同时，还必须兼顾增进欧洲高等教育区的社会特征，在各国和整个欧洲，增强社会凝聚力，减少社会和性别不平等。协调进程在各国实施进度的差异、保持进程趋同化发展中的多样性、寻求不同民族和国家在区域性合作和竞争中的平衡。《博洛尼亚宣言》经过多次完善，总结出了新的高等教育改革内容，成为新的行动目标，使各国之间的高等教育制度不再孤立或难以沟通和理解，已经在欧洲推广。这是涉及范围最广的一场高等教育改革，对欧洲高等教育产生着深远的影响，最终增强欧洲在国际市场的竞争实力。

四、我国基础医学学科发展与人才培养展望

基础生物医学研究的巨大进步促进了人们对疾病分子病理生理学机制的深刻理解，促成了医疗卫生事业的辉煌成就，基础医学研究也逐渐由宏观向微观领域深入。然而，医学研究是探索关于人类生命本身的科学，比任何一种生命科学研究都来得复杂，所以加强基础医学学科内涵建设刻不容缓。

近年来，随着社会经济的快速发展，人们的生活方式、生活环境和人类疾病谱发生了巨大变化，以肿瘤、心血管疾病、遗传和代谢性疾病为代表的多因素致病的危险性增加，人类健康面临着更多新的挑战。这就需要我们重新审视和考虑基础医学学科的发展定位和整体布局，将重大医学问题凝练成科学研究方向，切实加强学科内涵建设。基础医学的一些传统学科如人体解剖学的发展必须坚持以临床问题、临床需求为导向，通过基础研究，切实为临床外科手术术式的改良和创新提供理论支撑；病理学科则应为临床疑难病、罕见病病理研究和诊断搭建重要

平台，使临床的疑难杂症通过基础研究得以诊断和治疗；生理学、生物化学、病理生理学、病原微生物学、神经生物学等功能学科则应围绕肿瘤、心血管疾病、代谢性疾病、感染性疾病、神经精神疾病等严重危害人类健康的五大疾病展开深入研究，为攻克疾病、促进人类健康作出应有的贡献。科研平台基地建设是加强学科内涵建设的有力支撑，是推进基础与临床结合的重要纽带，所以应切实加强基础医学形态学与功能学特色平台的建设，积极谋划基础学科与临床学科在人才培养、科研攻关、成果转化等方面的合作。鼓励基础科学家与临床专家根据临床需求开展合作研究、交叉研究；鼓励临床医生参与基础学科教学活动，参与指导带教基础专业研究生；依托基础学科的优秀师资、教学设施、研究平台等优势资源，积极为临床医生的学习培训提供支撑服务。

协同创新、多学科交叉融合开展医学研究是势在必行的关键任务。随着对疾病研究的逐渐深入，医学科学家们发现，一些重大疾病研究的复杂性已远远超越了人们的预料，当代医学发展必须是学科之间的交叉与合作。学科交叉是科学发展的必然趋势，是科技创新的重要途径。医学的发展不仅要依靠生物学家和医学家，还必须依靠数学家、物理学家、化学家、信息科学家、环境科学家、心理学家和工程科学家等不同学科背景的多学科交叉团队的共同努力。如系统生物学是继基因组学、蛋白质组学之后的一门新兴生物学交叉学科，通过对大数据检测分析，使生命科学由描述式的科学转变为定量描述和预测的科学，如今已在预测医学、预防医学和个性化医学中得到应用。医学领域学科交叉是当代医学发展的核心驱动力，医学领域的重大突破需要通过多学科的协同创新来实现。

现代医学的迅猛发展对基础医学教育和临床医学提出了严峻挑战，为了适应医学发展的新要求，高等医学教育要增强学科整合、学科交叉融合以及协同创新的主动性、积极性，推动医学基础与临床的转化，推动医学人文与医学科学的整合。基础医学教育应密切关注国际医学教育改革前沿，结合国内实情，加强教育教学改革的顶层设计。实行本博贯通长学制的基础医学教育，在本科基础医学教育阶段，除了注重学生对医学基础知识的掌握和创新能力的培养，还应有目的、有重点地培养学生以临床实际需求为出发点的思维方式和基本科研能力。打破学科界限，将相关学科的基础与临床知识进行重新整合，使学生始终围绕临床问题拓展医学知识，与临床共同培养能有效衔接科学研究与临床实践的医学科学家。本科基础医学教育阶段，在相关的各个基础专业实习轮转后，让学生根据自己的兴趣选择基础医学专业进行科学研究实践，而后根据其实践的能力进入 PhD 培养，同时推进研究生教育国际化。另外，在医学基础教育阶段，还应该有计划地新开设一些交叉学科前沿领域的新课程，提高学生对多学科知识的掌握和综合运用能力，为培养多学科交叉的复合型医学人才奠定厚实的基础。

鉴于基础医学包含多门从基础到临床的桥梁学科，基础医学研究推动了现代医学的发展和变革，丰富了医学教育的内涵，医药成果高度依赖基础研究，研究成果服务于临床医疗，对临床医疗起到指导作用，基础医学学科的前沿领域正在形成多个新热点。为此，未来基础医学的学科前沿将不断出现新的学科生长点，不再局限在原有的一级和二级学科的范畴，因为单一学科知识体系难以揭示错综复杂的疾病规律。新兴学科的成果交叉、渗透、融合到传统学科，学科间的交叉会聚越来越明显，以基因编辑、脑科学、再生医学、肿瘤免疫治疗、合成生物学等为代表的生命科学领域孕育新的变革，为创新药物的研制提供新的靶点和新的细胞治疗产品，为疾病的诊治提供颠覆性新技术，促进全链条式的医药研发原始创新，与转化医学、系统医学、精准医学、个体化医疗、智慧医疗等一系列新的医学思想和理念交叉融合，将引发新一轮医学领域的变革。

随着科学技术的发展，以医工、医理、医文融合等为特点的“新医科”发展成为未来趋势，以满足和适应人类对未来健康的需要；而具有医学基础和创新能力的基础医学人才要具备发展“新医科”的能力与条件，是发展“新医科”的重要力量。发展“新医科”，建立适应“新医科”建设的基础医学育人体系，培养新型医学创新人才是基础医学的新任务。未来的基础医学学科发展，要以临床疾病防治的关键问题为中心，贯通基础医学与临床医学学科，加强基础学科与前沿学科交叉汇聚，做到基础研究、应用研究、技术开发的各阶段相互渗透，提升跨领域融合创新能力是面临的机遇和挑战，而创新性、颠覆性的科学研究成果和技术突破将不断为生物医药和医疗器械产业发展提供增长动能，为人类疾病的防治带来新的革命。

编写人员

袁正宏（复旦大学）、程训佳（复旦大学）、史薇（复旦大学）

参考文献

[1] 中国学位与研究生教育信息网 - 数据中心．http：//www.cdgdc.edu.cn/.

[2] 教育部关于在部分高校开展基础学科招生改革试点工作的意见．教学〔2020〕1 号，2020 年 1 月 13 日．

[3] 教育部等六部门关于实施基础学科拔尖学生培养计划 2.0 的意见．教高 [2018] 8 号，教育部、科技部、财政部、中国科学院、中国社会科学院、中国科学技术协会联合发布，2018 年 9 月 17 日．

[4] 刘少雪，程莹，杨颉，等．美国学科门类设置情况．上海交通大学高教研究所，https：//wenku.baidu.com．

[5] 悉尼大学医学院网站．http：//www.sydney.edu.au/medicine-health．

[6] 李长华．推进欧洲高等教育一体化的博洛尼亚进程．应用型高教探索，2012（10）：34-37．

第四章　临床医学发展与人才培养

第一节　临床医学学科发展与学术型人才培养

一、临床医学学科发展概况

医学是为恢复、维护、增强人类健康而发展出的知识、学术、技术体系。临床医学是一门历史悠久的科学、艺术和实践，通过研究疾病的预防、诊断、控制、治疗和康复，照护病人、促进人体健康。现代临床医学起源于 17 世纪，其理论知识体系框架形成于 18 世纪，同时期形成了生物医学模式。经过近 3 个世纪的不断发展，临床医学学科内涵日臻完善，已从单一的生物医学模式，发展为集行为医学、社会医学模式于一身的整合学科。

早期的临床医学仅仅是对疾病现象的观察和尝试性治疗的总结，即天然和本能的经验医学。而后人们将物理学的原理用于体格检查，设计出如听诊器等简单工具，并形成了现代医学体格检查之视、触、叩、听等基本方法。随着解剖学研究的深入，血液循环系统的发现，特别是显微镜、X 线等用于临床诊断后，使临床医学在疾病的认识和研究等方面不断取得突破。以青霉素的发现和磺胺等抗菌药物化学合成成功为代表的生物学、化学研究的突破以及工业化时代的到来，使疾病治疗效果得到显著改善；无菌概念的形成和发展、麻醉药品的研发与使用为手术治疗奠定了基础，外科学从此得到长足发展。迄今，临床医学学科建设日臻完善，学科分类日趋精细，逐渐形成了许多分科。近年来，面向人民健康需求，重症医学、医学遗传学、放射肿瘤学等新型分科以及与临床相关的交叉学科也越来越得到重视。

随着人类文明的不断进步和经济社会的迅猛发展，现代医学模式不断发生着显著的变革。20 世纪 70 年代以后，“生物 - 心理 - 社会医学模式”（bio-psycho-social medical model）逐步取代传统生物医学模式，从生物、心理、社会全面结合的角度理解人的生命、健康和疾病，更加重视人的社会生存状态。20 世纪 90 年代，循证医学带来了临床医学又一次新的变革，其核心思想是有证可循，有据乃行，在医疗决策中应遵循客观的临床科学研究产生的最佳证据，将临床证据、个人经验与患者的实际状况和意愿三者相结合，从而制定出科学的防治策略，以达到治疗疾病、促进健康和提高人体功能水平和生命质量的目的。

随着对人类生命与健康规律的认识趋向整体，对疾病控制策略的建构趋向系统，临床医学呈现出新的发展趋势，即走向“4P”（预防性 preventive、预测性 predictive、个性化 personalized、参与性 participatory）医学模式。这将为解决长期困扰人类的很多重大疾病，如恶性肿瘤、高血压、糖尿病、慢性呼吸疾病、神经和精神疾病等的早期诊断、早期治疗开辟新途径。同时，针对传统临床实践与基础研究存在较大分隔的现象，转化医学正努力在其间建立更为直接的联系，进而促进基础医学研究成果的临床转化。基因组学、蛋白质组学和代谢组学等新兴学科致力于开启“个体化医疗时代”。此外，生物新材料、新试剂和新技术等也为疾病的有效防治提供积极支持，这些均为临床医学的快速发展提供新的科技动力。

二、我国临床医学学科设置与人才培养的现状与问题

（一）学科设置与学位授予

目前，我国的临床医学学科在1997年版本的《医学学位授予和人才培养学科目录》基础上已经做过多次修订，目前其下设有内科学、外科学、儿科学、老年医学、神经病学、精神病与精神卫生学、皮肤病与性病学、影像医学与核医学、临床检验诊断学、妇产科学、眼科学、耳鼻咽喉-头颈外科学、肿瘤学、康复医学与理疗学、运动医学、麻醉学、急诊医学、疼痛医学等18个二级学科。

1998年2月，国务院学位委员会颁布《关于调整医学学位类型和设置医学专业学位的几点意见》（学位〔1998〕5号），将医学学位分为学士、硕士、博士三级。学士学位不设专业学位。硕士、博士这两级学位针对不同学科和不同职业背景对人才的不同要求，分为两种类型：一类是“医学科学学位”，一类是“医学专业学位”。其中，医学科学学位研究生的培养侧重于学术理论水平和实验研究能力。研究生应进行本专业相关的实验技术训练，在导师指导下进行课题设计、查阅文献完成开题报告、课题预实验并进入课题研究。最后研究生在毕业前须完成课题研究，撰写学位论文，通过毕业答辩，合格者授予医学科学学位。

（二）学科布局

截至2020年年底，全国共有133家高校（院、所）具备临床医学学术和（或）专业博士和（或）硕士学位授权点资质。具体情况如下：学术学位授权点高校（院、所）116家，其中：博士一级学科授权点59家，硕士一级学科授权点57家。专业学位授权点高校（院、所）113家，其中：博士专业学位授权点46家，硕士专业学位授权点67家。同时具备学术和专业学位授权点高校（院、所）96家，其中：同时为博士学术和专业学位授权点45家高校（院、所），单一学术学位授权点14家（其中13家为硕士专业学位授权点），单一博士专业学位授权点1家（为硕士学术学位授权点），同时为硕士学术和专业学位授权点37家。单一硕士专业学位授权点17家。单一学术学位授权点19家，学术学位与专业学位授权数量大致平衡。

从地域分布和层次上分析，主要呈现为两个特点，一是授权点数量，东部明显多于西部；二是博士授权点与硕士授权点比例，东部同样高于西部，东部培养层次高于西部（表4-1）。

（三）师资队伍

统计2021年4月6日教育部第五轮临床医学学科评估公示材料中师资队伍的情况，全国共有98家具有临床医学学术学位和（或）专业学位的博士和（或）硕士学位授权点资质的高校参评，占授权点总数的73.68%，其中：博士授权点中解放军医学院（博士专业学位和学术学位授权点）和中国科学技术大学（博士学术学位授权点）没有参评，参评比例为96.67%。硕士授权点中，33家授权点单位未参评，其中同为学术和专业学位授权点的高校（院、所）6家，单一学术学位授权点的高校（院、所）10家，单一专业学位授权点的高校（院、所）17家，参评比例为54.80%。参评的单位中博士授权点数量和占比显著高于硕士授权点，未参评

表 4-1　不同地区学位授权点数量分布情况（个）

地区	高校（院、所）数量	博士学位授权点			硕士学位授权点		
		学术 / 专业学位	单一学术学位	单一专业学位	学术 / 专业学位	单一学术学位	单一专业学位
东北地区	12	4	1	–	4	–	3
华北地区	28	10	2	–	9	7	–
华东地区	20	11	4	–	1	2	2
华中地区	25	6	2	–	11	4	2
华南地区	19	5	5	–	2	3	4
西南地区	18	4	–	1	7	–	3
西北地区	11	5	–	–	3	2	1

注：“–”代表“无”

单位中硕士授权点中的单一授权点特别是专业学位授权点比例较大。参考评估标准和要求，一定程度上反应出未参评的硕士授权点专任教师数量较少。

98 所参评高校临床医学专业专任教师总数为 84 772 人，各高校人数分布在 4496 人至 48 人区间，1000 人以上有 34 家，1000 人至 500 人区间 12 家，500 人至 200 人区间 30 家，200 人至 100 人区间 16 家，100 人以下 6 家。

从地域分布和层次上分析，58 家博士学位授权单位专任教师平均 1282 人，40 家硕士学位授权单位专任教师平均 285 人，单一学术学位授权单位 20 家中只有 9 家参评，专任教师平均 116 人。不同地区学位授权单位平均专任教师人数详见表 4-2。总体分析，博士学位授权单位专任教师平均人数明显高于硕士学位授权单位，从地域分布角度，京津冀、长三角等经济发达地区数量明显高于其他地区，特别是西北、西南等地专任教师人数显著低于其他地区，显示出经济对人才聚集效应的影响较为明显。

表 4-2　不同地区学位授权单位平均专任教师人数

地区	博士学位授权点（人）	硕士学位授权点（人）
东北地区	1949	322
华北地区	1717	424
华东地区	975	79
华中地区	1413	221
华南地区	1005	189
西南地区	1366	333
西北地区	884	224

按“专任教师数”从多到少进行分段，计算各分段内的平均值，第五轮学科评估前五家的“专任教师数”平均值为3463人；最后五家的“专任教师数”平均值为66人；5所临床医学“一流学科”所在高校的“专任教师数”平均值为2538人；58家临床医学博士授权学科高校的“专任教师数”平均值为1282人；40所临床医学硕士授权学科的高校的“专任教师数”平均值为293人。与临床医学第四轮学科评估分析报告的情况进行对比分析，显示近五年高校专任教师总体数量呈现稳定趋势，而培养力量较为薄弱的地区和高校专任教师人数增幅明显，说明这些地区和单位在人才培养引进方面取得了长足进步。

高端人才方面，检索133家授权点高校（院、所）及其附属医院的公开信息，共有两院院士（含双聘）164名、国家杰出青年基金获得者322人、科技部领军人才74人及国家优秀青年基金获得者153人。高端人才覆盖64家高校（院、所），占全部授权点比例为48.12%。总体呈现出高层次人才从数量到质量的进一步提升，但高端人才大多集中在东部地区，从一个侧面显示经济发展对高端人才培养和引进具有一定的影响力。

（四）支撑条件

检索133家授权点高校（院、所）及其附属医院公开信息。在科技支撑平台方面，具有包括国家重大科技基础设施、国家研究中心、前沿科学中心、集成攻关大平台、国家重点实验室、2011协同创新中心、国家技术创新中心、省部共建国家重点实验室、国家工程技术研究中心、国家工程研究中心、国家工程实验室、国家地方联合工程研究中心（实验室）、国家国际科技合作基地、国家科技资源共享服务平台、国家医学中心、国家临床医学研究中心等各类平台186个，覆盖54家高校（院、所），占全部授权点比例为40.6%；具有包括教育部、国家卫生健康委以及各省、直辖市认定的各类省部级科研支撑平台1440个，覆盖108家高校（院、所），占全部授权点比例的81.2%。

在教学支撑平台方面：具有包括国家级实验教学示范中心、国家级虚拟仿真实验教学中心、国家教材建设重点研究基地等各类平台57个，覆盖27家高校（院、所），占全部授权点的比例为20.3%。省部级科研教学支撑平台118个，覆盖23家高校（院、所），占全部授权点的比例为17.3%。在专业实践基地建设上，根据最新国家卫生健康委提供数据，国家级住院医师规范化培训基地，国家级住院医师规范化培训专业基地数量731个，同时在21个博士学位授权点高校的附属医院建立了21个临床医学国家级住院医师规范化培训示范基地，充分体现出了授权点高校在医学人才培养中的引领作用。

已完成的国家心血管病中心、国家癌症中心、国家老年医学中心、国家儿童医学中心、国家创伤医学中心、国家重大公共卫生事件医学中心、国家呼吸医学中心、国家口腔医学中心等13个国家医学中心和心血管疾病、神经系统疾病、慢性肾病、恶性肿瘤、呼吸系统疾病、代谢性疾病、精神心理疾病、妇产疾病、消化系统疾病、口腔疾病、老年疾病、感染性疾病、儿童健康与疾病、骨科与运动康复、眼耳鼻喉疾病、皮肤与免疫疾病、血液系统疾病、中医、医学检验、放射与治疗等21个领域布局的50个国家临床医学研究中心，88.89%集中在上海交通大学、北京大学、北京协和医学院、复旦大学、华中科技大学、广州医科大学、四川大学等高校的附属医院。

总体分析，各类平台在数量上和质量上得到明显提升，已形成了较为完善的医教研紧密结合学科教育支撑平台的体系，这将极大助力国家高端医学人才培养、医学科技创新体系的建设，进而优化临床医学研究组织模式，并加快推进卫生与健康领域技术创新和成果转化。

（五）研究生培养成效

经过不断建设与发展，我国临床医学研究生教育取得卓越的培养成效，培养院校具有完备的办学条件、强大的师资力量、健全的质量保障体系和成熟的培养模式，人才培养模式持续改进，取得了较为显著的成绩。近10年临床医学学科我国与全球数据指标显示，我国“临床医学”学科发展迅猛，学科论文数量、总被引、高水平论文占比均呈大幅增长趋势，发文量及被引频次已超过全球水平的10%，临床医学学科的国际影响力明显提升[1]。《中国卫生健康统计年鉴（2021）》显示，截至2020年，我国执业医师中研究生学历人数约为56.4万人，高层次人才占比不断提高，为我国临床医学人力资源整体水平的提高和结构优化发挥了重要作用[2]。

（六）学科优势与挑战

国家在《“十三五”国家科技创新规划》和《“健康中国2030”规划纲要》等战略部署中把人民健康放在优先发展的战略地位，把科技创新放在卫生与健康事业的核心位置，临床学科作为各医学相关学科的连接点和功能外延，在医学科技创新中发挥中坚力量[3]。随着近年生命组学、大数据、人工智能等前沿科技的迅速发展，医学与不同学科交叉融合的不断加剧，持续推动着临床医学学科的人才培养、科学研究、诊疗服务及公共卫生事业的全面发展，但同时也带来了全新的挑战。一方面，随着人类疾病谱的变化，当前的医学研究和医疗模式已不能满足疾病预防和健康管理需求，临床医学需实现向预防诊治为主的精准医学模式和人工智能医学模式的转变，以满足国民健康和社会经济发展的需求；另一方面，在以精准医学和转化医学为理念推进临床医学学科发展的过程中，医学人才队伍存在领军人才不足、协同创新能力不足和整体临床研究能力不足等问题亟待解决。

三、国外临床医学学科设置与人才培养的典型模式与经验

美国的学科专业管理体制相当成熟，有一套较为完善的学科专业分类系统，且政府管理部门、行业协会、高校管理人员等多方面共同参与学科专业分类（CIP）的制订。CIP最终方案由国家教育统计中心（NCES）提出，由教育部（ED）正式颁布[4]。现行的学科专业目录（CIP-2020）于2020年1月定稿，适用于研究生、本科生、专科生、职业技术教育。在CIP-2020中，与健康相关学科均归为医学（medicine），下设临床医学、美式整骨医学、足病医学、其他等4个学科，另有毕业后医学教育专业、专科方向29个[5-6]。

英国的高等院校可根据自身条件与社会需求设置专业课程，学科专业设置自成体系。2002年，英国高等教育统计局（HESA）和高等院校招生办公室（UCAS）联合提出了具有普适性的学科专业目录《共同学术编码系统》（JACS），经2007年和2012年两次修订后完善形成JACS 3.0。在JACS 3.0中，医学相关学科领域主要分布在医学和牙医、与医学相关的学科，共有学科15个、专业78个[7]。随后，为回应社会经济发展需求、适应跨学科群的逐渐盛行和打破原有体制限制，英国高等教育统计局（HESA）和高等院校招生办公室（UCAS）开发了一套新的学科编码系统取代JACS 3.0，即高等教育学科分类系统（HECoS），并在2019/2020学年首次实施，其功能和作用尚有待评估[8]。德国的临床医学则与我国类似，下设有多个专业领域（二级学科），旨在培养某一专门领域的临床专家[9]。

四、我国临床医学学科发展与人才培养展望

（一）学科发展背景

1. 重要性 当今世界医学科技发展十分迅猛，循证医学、转化医学、精准医学等思潮方兴未艾，学科之间既不断细分，又深度融合。医学知识呈指数级增长，革命性的科研成果也不断涌现，这些均深刻地改变了临床医学学科的面貌。对比国外先进水平，我国的临床医学学科仍然缺少高质量、原创性的科研成果，科研成果转化率低，核心技术的掌握程度和自主研发能力还有很大差距。为了追赶世界先进潮流，一方面，要重视专业学位教育，为全国各地区输送更多高水平的临床医生；另一方面，要充分重视学术学位教育，努力培养高层次、复合型、跨学科人才，特别是“医生科学家”（physician scientist）。其特点是具备一定的临床能力和较强的科研素养，能够及时发现并正确提出科学问题，通过基础与临床的密切协作解决问题，最终引领学术发展。

普及健康教育、识别高危因素、加强疾病防控是提高公众健康意识、促进人群整体健康、预防疾病进展恶化、降低疾病社会负担的重要工作；预防医学与临床医学下属各二级学科密切关联、交叉发展，兼具多学科个性和共性，是临床医学不可或缺的重要组成部分和研究内容，更是临床医务工作者责无旁贷的使命担当。

2. 相关政策支持 1997 年 4 月，国务院学位委员会第十五次会议审议通过，并于 1998 年 2 月正式下发《关于调整医学学位类型和设置医学专业学位的几点意见》的通知（学位〔1998〕5 号），《意见》中强调医学科学学位应更侧重于学术理论水平和创新能力的培养，以培养从事基础理论或应用基础理论研究的人才为目标。此后经过不断的探索和梳理，逐步厘清了与专业学位不同的分类培养目标，尤其是近十年，在深化医药卫生改革的推动下，国务院学位委员会、国务院办公厅、教育部等部门先后颁发了《关于深化研究生教育改革的意见》（教研〔2013〕1 号）、《关于医教协同深化临床医学人才培养改革的意见》（教研〔2014〕2 号）、《关于深化医教协同进一步推进医学教育改革与发展的意见》（国办发〔2017〕63 号），强调了医教协同推进医学教育改革发展，加强医学人才培养，以及国务院办公厅《关于加快医学教育创新发展的指导意见》（国办发〔2020〕34 号），进一步就我国临床医学学科建设提出了新的发展要求，强调医教协同推进医学教育改革发展，加强医学人才培养，是建设健康中国的必然要求。

（二）学科内涵及人才培养

1. 学科内涵 临床医学研究疾病的病因、诊断、治疗、预后、康复和预防，提高临床诊疗水平，促进人类健康的综合性科学。是现代医学体系中与人文社会科学紧密相连的、实践性很强的应用型学科。临床医疗实践是根据患者的临床表现，从整体出发研究疾病的病因、发病机制和病理过程，以提高临床诊断和治疗水平，最大程度预防、消除或延缓疾病，减轻患者痛苦，恢复患者健康，提高患者的功能水平和生活质量，保护劳动力。

2. 学科领域及其优化展望 临床医学的主要学科方向包括内科学、外科学、妇产科学、儿科学、神经病学、精神医学、眼科学、耳鼻咽喉 - 头颈外科学、皮肤病与性病学、老年医学、放射影像学、超声学、核医学、临床检验诊断学、临床病理学、肿瘤学、康复医学、运动医学、麻醉学、急诊医学、预防医学等。需要特别指出的是，预防医学与临床医学下属各二级学科密切关联、交叉发展，兼具多学科个性和共性，是临床医学不可或缺的重要组成部分和研

究内容。临床医学的理论和知识基础还应包括公共卫生、基础医学、口腔医学、药学、护理学等并列一级学科的理论和知识；同时也涉及自然科学、人文社会科学等相关学科的理论和知识。

现代医学模式不断发生着显著变革，目前临床医学研究领域已经向转化医学、个体化医学与精准医学层面发展。新研究领域的扩展，使得临床医学研究不局限于在疾病诊疗上，更在于对人类健康保障与精准预防。基因编辑、再生医学、3D 打印、人工智能以及大数据等技术的快速发展，进一步增强了临床医学研究的深度与广度，为保障人类健康做出了积极的贡献。

“医防结合”是我国在公共卫生体系建设中长期未能解决的问题。2020 年年初，突如其来的新冠肺炎疫情，使得这一问题更为突出。之所以难以解决，关键在于我们把“医”和“防”视作独立、并行的概念、内涵和体系，因此难以真正地结合和融合。实际上，这里的“医”和“防”都应属于临床医学范畴，是医务人员和医疗机构都必然要履行的职能。临床医学以照护人类健康为目标宗旨，其方式包括健康促进、预防、诊断、控制、治疗、康复。因此，临床医学和预防医学不是并列、并行的两个体系，“医”中包括“防”，“防”是“医”的一部分。“医防结合”的真正含义，应是“防治结合”。将“医”与“防”作为并列的概念、内涵和体系，从本质上即造成了两者分离，必然导致“医”与“防”难以结合。

在医学教育层面，我国于本科阶段即将“临床医学”和“预防医学”分为两个并行、独立的专业，培养出两支专业队伍。这种将“医”和“防”在学术、学理、人才上分开的做法，是造成我国“医”“防”分置分离的一个根本原因；在医务人员职业职能与队伍建设、卫生机构设置与管理方面，将“医”与“防”分而设之，是造成我国“医”“防”分离的一个直接原因。这样的结果，使医院只作为“医”的主体而未被赋责预防，疾控系统作为“防”的主体被隔离于“医”之外。如此，“医”和“防”渐行渐远，难以结合。每逢大疫，这一问题立即凸显。大疫之后的反思，要以系统思想指导顶层设计，避免“医”“防”之间扩大和产生新的裂痕，以致更加难以协同，影响卫生防疫工作。

解决这一严重问题的根本之道，是彻底改变过去狭义的“医”和孤立的“防”的概念与观念，在教育与医疗卫生工作中体现临床医学“促、防、诊、控、治、康”六位一体的思想，将预防医学的理念和内容包含于临床医学专业教学中，更好地适应我国“大卫生、大健康”的发展需求[10]。

3．人才培养目标

（1）硕士学位培养目标：培养具有一定的人文和社会科学知识，熟悉临床医学的历史和现状，了解并掌握本学科的最新进展，能胜任临床医疗工作、临床医学研究和临床教学的高层次人才。

热爱祖国，拥护中国共产党的领导，具有坚定的政治思想和社会主义核心价值观。坚持以病人为中心的理念，具备良好的人文精神。遵纪守法，积极为国家医疗卫生事业建设做贡献；具有实事求是的科学态度、严谨治学的科学作风，恪守学术道德，遵守学术规范。

系统掌握临床医学知识、专业基础理论知识和相关的人文社科、自然科学知识；掌握本专业的基础理论、知识和与其研究方向相关的专业知识；具备系统掌握基本的科研方法和技能，具备一定的科学研究能力，能在导师指导下完成课题研究；具有一定的临床教学能力；熟练掌握及应用一门外语；具有较好的交流、合作和表达能力[11]。

（2）博士学位培养目标：培养具有厚实的人文和社会科学知识，熟悉临床医学的历史和现状，熟悉本学科的新进展，在某一领域或者方向有深入研究，具备独立从事临床医疗工作、临床医学研究、临床教学能力的高层次人才。

热爱祖国，拥护中国共产党的领导，具有坚定的政治思想和社会主义核心价值观。坚持以病人为中心的理念，具备良好的人文精神。遵纪守法，积极为国家医疗卫生事业建设做贡献；具有实事求是的科学态度、严谨治学的科学作风，恪守学术道德，遵守学术规范。

系统掌握临床医学知识，具有坚实的专业基础理论知识和宽泛的人文、社科及相关自然科学知识；深入掌握本专业的基础理论和知识；对于与自己研究相关的重要理论、核心概念及其历史脉络，有透彻了解和把握；有敏锐的思辨和分析能力，主动跟踪学术前沿发展，进行理论和知识创新，具有独立从事本专业科学研究的能力，在临床医学科学和（或）专业技术上有创新性成果；具有较好的本专业临床教学能力；精通一门外语；具有较好的交流、合作和表达能力[11]。

编写人员

王辰（中国医学科学院北京协和医学院）、范先群（上海交通大学）、陈翔（中南大学）、肖海鹏（中山大学）、胡翊群（上海交通大学）、匡铭（中山大学）、夏晓波（中南大学）、唐琳（北京协和医学院）、董艳（上海交通大学）、崔爽（北京大学）、季晶（南京医科大学）、丛鲁红（中日友好医院）、吴司南（国家呼吸医学中心）、马超（北京协和医学院）、黄榕（北京协和医学院）

参考文献

[1] 李元，李彧，王丹凤，等．基于事实型数据的临床医学学科发展分析［J］．中医教育，2020，39（4）：53-60．

[2] 国家卫生健康委员会．中国卫生健康统计年鉴 2021［M］．北京：中国协和医科大学出版社，2021：30-31．

[3] 李蕴，章莹雪，李文斌，等．医学院校临床医学学科建设创新机制与对重研究［J］．医学教育管理，2021，7（4）：437-440，468．

[4] 张振刚，向敛锐．美国高等教育学科专业分类目录的系统研究．学位与研究生教育，2008（4）：70-77．

[5] Classification of instructional programs-2020［EB/OL］. National Center for Education Statistics，［2019-08-10］. https：//nces.ed.gov/pubsearch.

[6] 张炜．美国学科专业分类目录 2020 版的新变化及中美比较分析．学位与研究生教育，2020（1）：59-64．

[7] 余中光，张鹏俊，张知新，等．医学专业目录设置的国际比较及对策研究．中国工程科学，2020，22（1）：139-145．

[8] 韩双淼，许为民，衣龙涛．英国研究生学科专业目录：演变轨迹与启示［J］．学位与研究生教育，2019（8）：71-77．DOI：10.16750/j.adge.2019.08.011．

[9] 汪玲，邹和建，熊思东，等. 国外医学门类学科专业设置及其启示. 中华医学教育杂志，2006（04）：90-93.
[10] 王辰，姚建红，杨维中. 准确把握新时代我国公共卫生体系建设的概念及内涵. 旗帜，2021（05）：16-17.
[11] 国务院学位委员会. 学位授予和人才培养一级学科简介［M］. 高等教育出版社，2013，302-306.

第二节　临床医学专业学位发展与应用型人才培养

一、专业学位发展概况

临床医学是一门历史悠久、直接面对患者与疾病，对患者实施治疗的科学，主要研究疾病的病因、诊断、治疗、预后、康复和预防，不断提高临床诊断和治疗水平，促进人类健康的综合性科学。现代临床医学起源于17世纪，其理论知识体系框架形成于18世纪，同时期形成了生物医学模式。经过近三个世纪的不断发展，临床医学内涵日臻完善，学科分类日趋精细，已从单一的生物医学模式，发展为集行为医学、社会医学模式的整合学科。

我国临床医学专业学位于1998年开始设置，首批临床医学博士专业学位授权点18个，硕士专业学位授权点32个。历经20余年发展，截至2021年11月，目前全国共有临床医学博士专业学位授权点51个，硕士专业学位授权点119个。

临床医学专业学位人才培养经过20余年不断的探索和发展，逐步厘清了与学术学位不同的分类培养目标，尤其是近十年在医教协同改革不断深化和推进下，在教育部、卫计委等六部门《关于医教协同深化临床医学人才培养改革的意见》（教研〔2014〕2号）和国务院学位办《临床医学硕士专业学位研究生指导性培养方案》（学位〔2015〕9号）指导下，明确了临床医学专业学位研究生教育与住院医师规范化培训制度衔接的改革目标和具体的培养路径。目前临床医学硕士专业学位研究生培养模式改革已初见成效，建立了与住院医师规范化培训衔接、以临床技能培养为导向的硕士专业学位研究生培养体系，为我国合格医学人才培养发挥了积极作用。在此基础上，专业学位博士研究生培养改革也于2016年启动，在部分条件成熟高校试点探索与专科医师规范化培训衔接的临床医学博士专业学位人才培养。但由于专科医师规范化培训工作尚未在全国全面开展，因此博士专业学位研究生培养体系还需不断探索和完善。

二、我国专业学位设置与人才培养的现状与问题

（一）专业学位设置现状

1998年，国务院学位委员会正式颁布《关于调整医学学位类型和设置医学专业学位的几点意见》（学位〔1998〕5号）和《临床医学专业学位试行办法》，确立了我国临床医学专业学位研究生的培养制度。但是部分培养单位的临床医学专业学位研究生培养模式与学术学位区分

度不显著，其下设领域也是参照学术学位二级学科设置，设有内科学、儿科学、老年医学、神经病学、精神病与精神卫生学、皮肤病与性病学、影像医学与核医学、临床检验诊断学、外科学、妇产科学、眼科学、耳鼻咽喉科学、肿瘤学、康复医学与理疗学、运动医学、麻醉学、急诊医学等17个专业领域。直至近十年，教育部启动了临床医学专业学位研究生培养改革，特别是《临床医学硕士专业学位研究生指导性培养方案》(学位〔2015〕9号) 颁布后，全国各高校的临床医学专业学位硕士研究生培养按《方案》要求全面实施。随着近年来的改革探索和实践，也暴露出临床医学专业学位领域设置与住院医师规范化培训招录科目不完全匹配，专业领域与规范化培训基地不完全匹配，不利于部分专业硕士研究生招生、培养及就业等问题。此外，全科医学、临床病理仅授予硕士学位，不利于相应领域高层次专门人才培养。为进一步做好临床医学专业学位研究生教育与住院医师规范化培训有机衔接、畅通临床医学硕士、博士两个层次人才培养途径，在教育部指导下，全国医学专业学位研究生教育指导委员会于2020年9月下发了《关于调整优化临床医学专业学位领域设置的通知》(医专业学位委〔2020〕7号)，此次领域调整涉及临床医学专业学位硕士、博士两个层次，增列了骨科学、儿外科学、放射肿瘤学、医学遗传学、重症医学等领域；将原影像医学与核医学调整为超声医学、放射影像学、核医学三个领域；同时对全科医学、临床病理等领域也完善了硕士、博士多层面的人才培养体系。经过此次调整，临床医学专业学位领域增加到26个，涵盖了内科学、儿科学、老年医学、神经病学、精神病与精神卫生学、皮肤病与性病学、急诊医学、重症医学、全科医学、康复医学与理疗学、外科学、儿外科学、骨科学、运动医学、妇产科学、眼科学、耳鼻咽喉科学、麻醉学、临床病理、临床检验诊断学、肿瘤学、放射影像学、超声医学、核医学、医学遗传学等，调整后的专业领域与住院医师规范化培训的招录科目匹配度更高，有助于相应领域的临床医学硕士专业学位研究生培养与住院医师规范化培训双向衔接。其次，完善了临床医学专业学位在硕士和博士层面的统一，实现了硕士和博士培养的一体化，有利于临床医学专业学位人才培养的连续性。

（二）人才培养现状

临床医学专业学位研究生教育是我国专业学位研究生教育的重要组成部分，为我国医疗卫生事业输送了数以万计的高层次应用型医学人才。《关于调整医学学位类型和设置医学专业学位的几点意见》和《临床医学专业学位试行办法》中均明确了其培养目标要求侧重于从事临床医学实际工作能力，以培养高级临床医师为目标，其中特别强调了临床医学专业学位研究生培养应突出应用和强调解决临床实际问题，加强临床能力的培养和考核。但长期以来，许多高校对临床医学专业学位研究生培养定位不清晰，培养内涵、培养模式上混淆与学术学位培养。直至近十年，教育部启动了临床医学专业学位研究生培养改革，先后发布了《关于深化研究生教育改革的意见》(教研〔2013〕1号)、《关于医教协同深化临床医学人才培养改革的意见》(教研〔2014〕2号) 等文件，强调了根据研究生不同学位类型的分类培养要求，进一步强调深化医教协同，着力推进与住院医师规范化培训有机融合的临床医学硕士专业学位研究生培养改革，探索与专科医师规范化培训有机衔接的临床医学博士专业学位人才培养改革。之后，国务院学位委员会于2015年5月印发了《临床医学硕士专业学位研究生指导性培养方案》(学位〔2015〕9号)(以下简称《方案》)，《方案》明确了自2015年9月起，临床医学硕士专业学位研究生的临床能力培养按照国家住院医师规范化培训要求进行。《方案》对临床专业学位硕士研究生培养模式改革做了整体部署，从培养目标、招生对象、学习年限、课程学习与考核、临床能力训练和考核、科研与教学培训以及学位论文与答辩等方面进行了明确的规定和要求，尤其是强调了研究生毕业获得学位与取得执业医师资格证、住院医师规范化培训结业证挂钩，强调临床能力训练以提高临床实践能力为主，按照住院医师规范化培训进行不少于33个月的临床轮转，并要求达到各专业培训细则要求；同时规定其临床能力考核按照住院医师规范化培训的过程考核和结业考核进行。《方案》的实施全面推进了我国临床医学专业学位研究生教育改革，为建立具有中国特色的临床医学人才培养体系打下坚实基础。

在此之后，国家卫生健康委下发了《关于开展专科医师规范化培训制度试点的指导意见》（国卫科教发〔2015〕97号），提出推进临床医学专业学位博士研究生教育与专科医师规范化培训有机衔接，在具备条件的地区或者高等院校，组织开展专业学位博士与专科医师规范化培训全面并轨的临床医学人才培养模式改革试点工作。于是，从2016年开始，在部分条件成熟的高校（北京、上海等省市）试点开展了与专科医师规范化培训有机衔接的临床医学博士专业学位人才培养改革探索。但是，由于全国范围内很多省市的专科医师规范化培养工作尚未成熟开展，国家级专科医师规范化培训也仅在心血管病学、呼吸与危重症医学、普通外科学、神经外科学等10个基地试点开展，与目前临床医学专业领域无法完全匹配，因此各高校在临床医学博士专业学位培养改革探索过程中遇到了瓶颈和一定阻碍，招生条件以及培养方案都不尽相同，没有形成相对统一的模式，但是在这改革探索的道路上，各高校也积累了一定的宝贵经验，为后续条件成熟时开展临床医学博士专业学位培养改革奠定了一定基础。

（三）存在问题

1．临床医学硕士、博士专业学位研究生临床技能培养目标应进一步明确。硕士专业学位研究生培养经过近几年改革与实践，其培养目标明确，培养模式和培养方案日趋稳定，主要培养临床常见病的处理能力、掌握一定的临床科研基本方法。而临床医学博士专业学位教育目标应在硕士基础上进一步提升逻辑思维、分析问题、解决问题的能力，能独立处理所在专业领域常见病及部分疑难杂症。虽然有国务院学位委员会办公室委托全国专业学位研究生指导委员会制定的《专业学位类别（领域）博士、硕士学位基本要求》作为指导，但各高校没有形成相对统一的博士专业学位研究生培养目标及培养方案；同时由于我国很多省市尚未开展专科医师规范化培训制度，专科医师培训内容和考核要求不明确，因此高校对于专业学位博士研究生进行临床专科轮转时，在轮转具体要求、尤其是临床能力考核时，往往混淆于住院医师规范化培训，未能体现高于住院医师培训要求的、递进式的能力提升培养和考核特点。

2．临床医学博士专业学位与学术学位分类培养体系应进一步完善。临床医学博士专业学位研究生教育的定位应该是强临床、重科研，能独立承担临床专科常见疾病诊治和部分疑难杂症处理，同时具备一定临床科学研究能力的高层次临床医生。而学术学位博士研究生培养则主要是从事临床医学基础性科学研究。现阶段硕士专业学位研究生培养模式已基本建立，但是博士专业学位研究生培养改革刚刚起步，尚未形成相对统一的、真正契合专业学位博士生培养目标的教育模式，部分高校在培养模式上存在趋同于学术学位博士研究生，如学位课程、学术能力定位上往往存在同质化现象，将博士专业学位研究生培养仍侧重于基础科学研究能力，而忽视了其临床专科实践能力训练以及结合临床实践进行临床应用型研究能力培养，未能较好形成体现博士专业学位研究生临床思维、临床专科技能和临床科研能力培养的特色。

3．临床医学硕士专业学位研究生临床科研训练应进一步得到重视。自2015年全面实施临床医学硕士专业学位研究生教育综合改革后，不少高校将临床医学硕士专业学位研究生培养等同于住院医师规范化培训，注重临床实践能力培养，而忽视了临床科研能力训练，缩减或甚至不开设临床科研训练如临床科研方法、统计学方法等必修课教学，不能满足研究生进行一定临床研究所必须掌握的理论知识。另外，由于硕士专业学位研究生需完成33个月临床轮转，如果不能较好处理临床轮转和临床科研之间的关系，则容易导致专业学位研究生科研能力不强甚至缺失，在临床工作中运用科研思维发现问题、并用科学研究解决问题的能力不足，以致于造成专业学位硕士生培养演化成单纯的住院医师规范化培训的现象。

三、国外专业学位设置与人才培养的典型模式与经验

（一）国外专业学位设置

从国际上看，美国、英国、德国等发达国家高度重视临床医学专门人才培养，经过百多年发展，已经建立了比较成熟的医学教育体系，其院校教育 - 住院医师培训 - 专科医师培训主线特征明显。在美国、英国、德国等国家，没有类似我国临床医学专业学位设置，毕业后教育主要是以职业化培训为导向，根据专业或专科培训方向设置有相应的专业领域，其产教融合培养特征鲜明。

美国的学科专业管理体制相当成熟，有一套较为完善的学科专业分类系统，且政府管理部门、行业协会、高校管理人员等多方面共同参与学科专业分类（CIP）的制订，CIP最终方案由教育部（ED）正式颁布[1]。现行的学科专业目录2020版（CIP-2020）是CIP的第6版，也是目前最新版本。在CIP-2020中，设立了代码为61的住院医师 / 专科培训学科目录，下设四位数代码29个、六位数代码191个[2]。一般认为，两位数代码相当于我国的专业学位类别，四位数代码相当于我国的专业学位领域，六位数代码相当于我国的专业学位方向。美国医学类的学科目录把学术学位和专业学位分开设置，而且专业学位设置的领域更加广泛，如预防医学、骨外科、足科、结合医学、过敏与免疫科等均成为独立的领域。同时，各领域下设置的方向也更加精细。

英国高等教育统计局（HESA）和高等院校招生委员会（UCAS）于2012年联合提出的学科专业目录《共同学术编码系统》(JACS)，是IACS的第3版（JACS 3.0）[3]。在JACS 3.0中设置了代码为A的医学和牙医、代码为B的医学两个门类，但没有明确区分学术学位与专业学位。JACS 3.0的A门类包含6个一级学科，下面并不区分二级学科，其中A300为临床医学一级学科；B门类包含10个一级学科，47个二级学科，主要是医学相关的学科，如药学、护理学、医学技术、营养等学科，但也有B500眼科、B600听觉与口腔两个与临床医学相关的一级学科。

德国的临床医学与我国类似，均设立有专业领域，旨在培养某一专门领域的临床专家。德国临床医学学科专业设置情况见表4-3，共设有20个专业领域，除了内科学、外科学、妇产科学、儿科学等常见的专业领域外，还有职业医学、社会医学、放射治疗学等特色专业领域[4]。

（二）国外临床医学人才培养的典型模式与经验

在西方发达国家，以美国、英国、德国等为代表，临床医学专业及毕业后教育制度发展比较

早，均已经形成了一套系统化、规范化和科学化的医学学位教育及毕业后教育制度，其人才培养的特点是以职业化为目标，以岗位胜任力为标准的高素质应用型人才培养。美国、英国在院校临床医学人才培养中没有过早地下设二级学科进行专业划分，专业设置是在住院医师培训、专科医师培训中，相当于我国硕士 / 博士研究生专业目录中临床医学下设的专业学位领域。

在美国，医学生培养为“4+4”医学人才培养模式，学生报考医学院之前先要完成综合性大学的本科教育，完成各类大学本科基本教育和与医学相关课程，成绩优异者方有机会被录取进入医学院学习；美国医学院学制 4 年，在此期间学习各种医学基础和临床知识，可参加全美医学执照第一阶段和第二阶段考试；毕业后得到医学博士（Medical Doctor，M.D.），之后还须进行 3 ～ 7 年住院医师临床培训，同时参加全美医学执照第三阶段考试合格，方具有独立行医资格；如后续还想成为某一专科医师，则须进一步完成 2 ～ 5 年的专科医师培训才能取得专科医师资格。

在英国，高中毕业生可直接进入医学院，但需成绩优异且较好的综合素质。临床医学学制一般为 5 年，毕业后获得医学学士（Bachelor of Medicine Bachelor of Surgery）学位。之后，可继续深造进入研究生教育，理学硕士学位和哲学博士，均属研究型学位，主要从事医学或生物学基础研究，不涉及临床工作。绝大部分本科生毕业后会向英国医学总理事会申请，进入临床专业培训，完成为期两年的医院轮转实习，通过结业考核后，面临全科医师或专科医师培训分流。如选择全科医师培训，需完成 3 年轮转后可申请成为全科医师，而专科医师培训则需进行 5 ～ 7 年临床专科轮转，完成后向英国医学总理事会申请才可成为专科医师 [5]。

在德国，临床医学本科分为临床前期和临床期两个阶段学习，历时 12 学期共 6 年。与英国不同，德国的医学教育授予为医学博士学位。如要顺利获得博士学位，除了完成毕业论文外，在校学校期间，还必须通过国家组织的两次医师考试，毕业时即获得医师资格证，取得行医资格。事实上，德国还有一种医学硕士学位，然而绝大多数的医学生都能够获得博士学位，这是因为德国的医学博士学位比较特殊，它不属于毕业后教育范畴，而是在校教育范畴，多数毕业生可以完成博士论文以获得博士学位 [6]。在德国，医学博士学位对从事医生职业不是必需的（引自《世界主要国家和地区医学学位体系概况》），医学生毕业后开始为期 3 年的住院医师培训，即所谓的大内科大外科轮转，之后是 3 年专科医师培训，专科培训内容与所选专业有关。专科培训结束后通过专科医师考试后就可以成为专科医师了 [7]。

表 4-3　中国、美国和德国临床医学专业学位领域设置比较

中国临床医学专业学位领域	美国 CIP-2020 中住院医、专科培训项目	德国专业领域
内科学（含心血管病、血液病、呼吸系病、消化系病、内分泌与代谢病、肾病、风湿病、传染病）	61.08 内科	内科学 风湿病学
儿科学	61.19 儿科	儿科学
老年医学		
神经病学	61.11 神经科	神经病学

续表

中国临床医学专业学位领域	美国 CIP-2020 中住院医、专科培训项目	德国专业领域
精神病与精神卫生学	61.24 精神科	精神病学
皮肤病与性病学	61.05 皮肤科	皮肤病与性病学
急诊医学	61.06 急诊科	
重症医学		
全科医学	61.07 家庭医学科	全科医学
康复医学与理疗学	61.20 理疗和康复科	康复医学与理疗
外科学（普通外科、骨外科、	61.27 外科	外科学
泌尿外科、	61.28 泌尿外科	泌尿科学
胸心外科、		
神经外科、	61.10 神经外科	神经外科学
整形外科、	61.21 整形外科	矫形外科学
烧伤、野战外科）		
儿外科学		
骨科学	61.15 骨外科	
运动医学		运动医学
妇产科学	61.13 妇产科	妇产科学
眼科学	61.14 眼科	眼科学
耳鼻咽喉科学	61.17 耳鼻喉科	耳鼻咽喉科学
麻醉学	61.04 麻醉科	麻醉学
临床病理	61.18 病理科	
临床检验诊断学		
肿瘤学		
放射影像学	61.26 放射科	皮肤病与性病学
超声医学		
核医学	61.12 核医学	
医学遗传学	61.09 遗传医学及基因学	
	61.01 结合医学	
	61.02 多路径医学	
	61.03 过敏与免疫科	
	61.16 骨病医学	
	61.22 足科	
	61.23 预防医学	

续表

中国临床医学专业学位领域	美国 CIP-2020 中住院医、专科培训项目	德国专业领域
医学遗传学	61.25 放射肿瘤科	放射治疗学
	61.99 其他	
		职业医学
		社会医学

四、我国专业学位发展与人才培养展望

（一）临床医学专业学位发展

从世界研究生教育的发展状况看，专业学位研究生教育在发达国家已成为硕士研究生教育的主体。我国要加快实现“两大转变”，即加快从以学术型人才培养为主向学术型与应用型人才培养并重转变，加快硕士研究生教育从以学术型为主向以应用型为主转变[8]。

发展专业学位研究生教育是主动服务创新型国家建设的重要路径。随着新一轮科技革命和产业变革蓬勃兴起，全球科技创新进入密集活跃期，新经济、新业态不断涌现。同样，世界医学科技也迅猛发展，现代医学模式不断发生着显著变革。循证医学、转化医学、精准医学等思潮方兴未艾，学科之间既不断细分，又深度融合。一方面，医学知识呈指数级增长；另一方面，革命性的科研成果也不断涌现，深刻地改变了临床医学学科的面貌。目前临床医学研究领域已经向转化医学、个体化医学与精准医学层面发展。新的研究领域扩展，使得临床医学不仅仅局限于疾病诊断与治疗，更在于对人类健康保障与精准预防。此外，基因编辑、再生医学、3D 打印、人工智能以及大数据等技术的快速发展，进一步增强了临床医学研究的深度与广度。

从国际上看，美国、英国、法国、德国、日本、韩国等发达国家高度重视专业学位发展，以职业导向或较强应用性的领域为重点，设置类型丰富、适应专门需求的专业学位，有力支撑其经济社会发展。2020 年初，新冠肺炎疫情的暴发对我国以提高实践创新能力为目标的高层次应用型医学人才培养提出了更高要求。面对疫情提出的新挑战，面对实施健康中国战略的新任务、世界医学发展的新要求，我们需要着力创新体制机制，加大医学及相关学科建设布局和支持力度，进一步加快推进临床医学专业学位教育发展，需要根据国家需求和社会经济发展趋势需求，不断优化和完善临床医学专业领域设置。同时，需要进一步推进临床医学专业学位研究生教育改革，加快培养高层次应用型医学创新人才，为推进“健康中国 2030”战略宏图、保障人民健康提供强有力的人才保障。

（二）人才培养展望

医学研究生教育是国家培养高层次医学人才的重要途径。目前，随着医学知识指数级增长和革命性科研成果不断涌现，临床医学内涵也发生了深刻改变。与国外先进医疗水平相比，我国的临床医学仍然缺少高质量、原创性的临床研究成果，科研成果转化效率偏低，临床医疗服务能力不足，核心技术的掌握程度和自主研发能力还有很大差距。这些对我国以提高实践创新能力为目标的高层次应用型医学人才培养提出了更高要求。但是，与国外发达国家相

比，我国开展临床医学专业学位研究生教育时间和临床医师职业规范化培训体系均较短，专业学位研究生培养质量还有待提高。因此，我们需要以习近平总书记新时代中国特色社会主义思想为指导，全面贯彻落实国务院学位委员会 教育部关于印发《专业学位研究生教育发展方案（2020—2025)》的通知（学位〔2020〕20号）、国务院办公厅《关于加快医学教育创新发展的指导意见》（国办发〔2020〕34号）和全国研究生教育会议精神，以立德树人、服务需求、提高质量、追求卓越为主线，进一步深化医教协同融合培养，推动临床医学专业学位研究生综合改革有序进行。

首先，需进一步提升硕士专业学位研究生培养质量。基于现行四证合一临床医学硕士专业学位研究生科研训练普遍不足的现象，需进一步完善培养方案内涵，增加临床研究方法类课程比例，充分调动研究生学习的主动性与参与度，使研究生掌握进行一定临床研究工作所必需的理论知识[9]；同时需优化培养流程，加强指导研究生在临床实践中形成科学问题进行研究，合理规划临床轮转和科研训练，加强学位论文的开题、中期考核和论文评审制度，提高研究生科研能力，有效保障专业学位研究生培养质量，为国家和社会输送高层次应用型医学人才。

其次，需加快推进博士专业学位研究生教育改革。临床医学博士专业学位研究生培养制度的完善对培养高层次临床医师起着至关重要的作用。现阶段，应加强顶层设计，充分吸纳各高校探索博士专业学位研究生培养改革所积累的经验，加快形成真正契合博士专业学位研究生培养目标的教育模式，建立与专业学位博士生临床技能培养要求相适应的专科医师规范化培训；同时优化培养方案内涵，加强博士生临床科学研究能力训练，加大培养临床实践能力和临床研究能力并重的高层次临床医师，为推进“健康中国2030”战略宏图、保障人民健康提供强有力的医学人才保障。

编写人员

范先群（上海交通大学），王辰（中国医学科学院北京协和医学院），陈翔（中南大学），肖海鹏（中山大学），胡翊群（上海交通大学），匡铭（中山大学），夏晓波（中南大学），董艳（上海交通大学），马超（北京协和医学院），唐琳（北京协和医学院），崔爽（北京大学），季晶（南京医科大学）。

参考文献

[1] 张振刚，向敛锐．美国高等教育学科专业分类目录的系统研究［J］．学位与研究生教育，2008（4）：70-77．

[2] National Center for Education Statistics．Classification of instructional programs-2020［EB/OL］．［2019-08-10］．https：//nces.ed.gov/pubsearch．

[3] 张炜．美国学科专业分类目录2020版的新变化及中美比较分析［J］．学位与研究生教育，2020（1）：59-64．

[4] 余中光，张鹏俊，张知新，等．医学专业目录设置的国际比较及对策研究［J］．中国工程科学，2020，22（1）：139-145．

[5] 丁忠家，王音，查定军．英国医学培养体系对我国医学教育的启发 [J]．中国高等医学教育，2019（1）：1-2．
[6] 马玉龙．国际视野下重庆市高层次医学人才培养模式创新研究［D］重庆：重庆医科大学教育经济与管理，2015．
[7] 任崇雷，李力兵．医学生和住院医师的培养：中国与部分西方国家的比较 [J]．中外医学研究，2017（10）：155-156．
[8] 杜玉波．认清形势，突出重点，群策群力，努力开创我国专业学位研究生教育改革发展的新局面 [J]．学位与研究生教育，2011（6）：1-5．
[9] 岳彩玲，颜超，郑葵阳．临床医学硕士专业学位研究生培养困境与思考 [J]．中国高等医学教育，2021（9）：145-147．

第五章　口腔医学发展与人才培养

第一节　口腔医学学科发展与学术型人才培养

一、口腔医学学科发展概况

1917 年，华西协合大学牙学系（现四川大学华西口腔医学院）建立，开启了我国口腔医学高等教育[1]。其后至新中国成立前，上海齿科医学院、上海震旦大学医学院牙学系（现上海交通大学口腔医学院）、国立中央大学国立牙医专科学校（现空军军医大学口腔医学院）、哈尔滨齿科医学院、南京军医学校牙科学系以及北京大学医学院牙医学系（现北京大学口腔医学院）以及上海牙医专科学校等多所院系相继成立。至 1949 年新中国成立，共有华西协合大学牙医学院（现四川大学华西口腔医学院）、上海震旦大学牙医系（现上海交通大学口腔医学院）、国立中央大学医学院牙本科（现空军军医大学口腔医学院）以及北京大学医学院牙医学系（现北京大学口腔医学院）等 4 所院校开展牙医学本科教育。

1950 年起，全国各牙学院、牙医系先后更名为“口腔医学系”，全国各级医疗单位的牙科也先后更名为“口腔科”。牙医学名称的改变和学科内涵的扩大、丰富与充实，为日后我国口腔医学的发展奠定了基础，并最终取代原来的“牙医学”。此次更名首次明确了“口腔医学”教育与基础医学教育、临床医学教育的联系；同时明确了口腔医学的学科领域及内涵，为我国现代口腔医学教育奠定了基础。

1978 年，四川大学华西口腔医学院（四川医学院口腔医学系）、北京大学口腔医学院（原北京医学院口腔医学系）和上海交通大学口腔医学院（原上海第二医科大学口腔医学院）批准为教育部首批口腔医学硕士学位授权点，并于 1981 年批准为教育部首批口腔医学博士学位授权点，口腔颌面外科学、口腔修复学、口腔内科学、口腔正畸学成为首批口腔医学硕士、博士学位授予学科。1986 年，全国高等医药本科专业设置，口腔医学确定为一级专业；1998 年，口腔医学正式确定为一级学科，设口腔基础医学、口腔临床医学两个二级学科。2007 年，四川大学、北京大学入选口腔医学一级学科国家重点学科，四川大学、北京大学、上海交通大学、空军军医大学、武汉大学入选口腔医学二级学科国家重点学科（口腔基础医学：四川大学、北京大学、武汉大学；口腔临床医学：四川大学、北京大学、上海交通大学、空军军医大学），上海交通大学、空军军医大学入选口腔医学二级学科国家重点（培育）学科（口腔基础医学：上海交通大学、空军军医大学）。

2001 年、2015 年，上海交通大学口腔医学院邱蔚六、张志愿分别当选为中国工程院院士；2019 年，首都医科大学口腔医学院王松灵当选为中国科学院院士；2021 年，空军军医大学（第四军医大学）口腔医学院赵铱民当选为中国工程院院士。2007 年，四川大学华西口腔医学院获准建设口腔疾病研究国家重点实验室；2011 年，北京大学口腔医学院成立口腔数字化医疗技术和材料国家工程实验室；2012 年，四川大学华西口腔医学院获准建设口腔再生医学国家地方联合工程实验室；2013 年，第四军医大学（空军军医大学）口腔医学院获准建设军事口腔医学国家重点实验室；2016 年，四川大学华西口腔医院、北京大学口腔医院、上海交通大学医学院附属第九人民医院和空军军医大学（第四军医大学）口腔医院入选第三批国家临床医学研究中心；2016 年起，北京大学口腔医院、上海交通大学医学院附属第九人民医院、四川大学华西口腔医院、首都医科大学附属北京口腔医院、空军军医大学口腔医院相继入选国家干细胞临床研究备案机构；2020 年，北京大学口腔医院、四川大学华西口腔医院和上海交通大学医学院附属第九人民医院获批为主体设置国家口腔医学中心。

二、我国口腔医学学科设置与人才培养的现状与问题

我国口腔医学一级学科下设口腔基础医学、口腔临床医学两个二级学科，不少高校有自设的二级学科，包括基础口腔、口腔内科学、口腔颌面外科学、口腔修复学、口腔正畸学、口腔种植学、牙体牙髓病学、牙周病学、儿童口腔医学、口腔黏膜病学、口腔预防医学、口腔颌面医学影像学等。

（一）培养单位及学位授权点布局

经过发展，口腔医学现拥有一级学科博士学位授权点 21 个（含 2 个军队单位），硕士学位授权点 26 个（含 2 个军队单位）（表 5-1），分布于除青海、海南、西藏以外的省、自治区及直辖市。

表 5-1　口腔医学一级学科博硕士点地区分布情况（2020 年）

地区	博士点（个）	硕士点（个）
东北地区	3	3
华北地区	4	4
华东地区	6	6
华中地区	2	4
华南地区	3	–
西南地区	2	5
西北地区	1	4

（二）支撑条件

过去十年中，口腔医学各学科的建设在临床、教学、科研、预防等各个方面均取得了很大进步，逐渐走向了快速发展的轨道。设备先进的口腔专科医院、口腔科室或机构等如雨后春笋般地涌现，显著增强了口腔及颌面部疾病治疗的能力和水平；多个口腔医学院获得教育部口腔医学优秀教学团队，多门课程获得国家、省市级精品课程、一流课程和精品教材；研究设施也得到显著改善，口腔疾病研究国家重点实验室、口腔数字化医疗技术和材料国家工程实验室及

多个省部级重点实验室等为口腔医学研究的发展提供了优质的硬件条件，国家自然科学基金创新群体项目、“973”计划、国家重大科学研究计划、“863”计划、国家重点研发计划、国家科技支撑计划课题等先后资助了口腔基础医学、交叉学科、口腔疾病防治等多个领域。

现有四个国家“双一流”建设学科（四川大学、上海交通大学、北京大学、武汉大学）、一个口腔疾病研究国家重点实验室（四川大学华西口腔医学院），一个口腔数字化医疗技术和材料国家工程实验室（北京大学口腔医学院），一个军事口腔医学国家重点实验室（空军军医大学口腔医学院），一个国家地方联合工程实验室（四川大学华西口腔医学院），四个国家口腔疾病临床医学研究中心（北京大学口腔医院、四川大学华西口腔医院、上海交通大学医学院附属第九人民医院和空军军医大学口腔医院），两个国家级国际科技合作中心（基地）——口腔医学国际联合研究中心（北京大学）、口腔疾病国际联合研究中心（四川大学），成立国家口腔医学中心（以北京大学口腔医院、四川大学华西口腔医院、上海交通大学医学院附属第九人民医院为主体设置），一个国家药监局重点实验室（北京大学）。另有一批省部共建重点实验室、省级重点实验室、省级口腔医学国际联合研究中心，以及一大批省区级重点学科。

（三）人才培养成效

本学科研究生在学期间参与大量所在单位的科研工作及项目申请，发表了一批高质量的论著，多次获评全国百篇优秀博士论文，其研究成果也成为所在单位科研获奖项目的重要组成部分；部分研究生在学期间也因良好的科研素质和能力，在国内外学术交流中崭露头角；现在国内口腔医学界的高层次人才绝大多数都在本学科进行过硕士或博士教育。本学科毕业研究生每年就业率均在 90% 以上，部分毕业生选择继续深造（含出国深造）。在就业指导工作中，多数单位能做到每年组织毕业生招聘会，注意引导学生拓宽就业选择的地域范围，加强服务意识和奉献意识，自觉将个人的职业生涯设计与社会需求相结合，鼓励他们深入基层甚至偏远地区就业，近年来已有部分毕业生赴中西部省份工作，带动当地口腔医学事业的发展。从就业单位性质看，高等教育单位及医疗卫生等事业单位人数占绝大多数，达 80% 左右，为口腔医学学科发展及口腔医疗事业的发展储备了大量人才，作出了巨大贡献。

口腔医学界的同道们一直致力于扩大我国口腔医学的国际影响力，成为对外交流的重要桥梁，如与境外著名口腔医学院校签署合作备忘录，持续不断地加深与国际知名院校的合作交流，同时也积极拓展与国际口腔医学领域合作的广度和深度。聘请国际知名专家来华讲学交流；鼓励以学科为主导的国际交流与合作；为国内口腔医学专家学者，特别是青年学者提供更多跨单位的国际科研合作平台；兄弟院校共同举办双边和（或）三边的国际会议；利用国际学术会议间隙举办学术招待会等方式，提升中国口腔医学的国际影响力，使其成为国内外学术交流的重要平台；近 10 年，国内口腔医学界多名专家在国际口腔医学组织担任主席、理事长、专员等重要职位 60 余人，向世界发出中国口腔人的声音；在国际学术杂志任主编、副主编及编委 200 余人；由四川大学华西口腔医学院主办的英文杂志 *International Journal of Oral Science*、*Bone Research* 被 SCI 收录，科技期刊国际影响力和话语权持续提升；举办国际会议 100 余场，表明中国口腔医学的国际影响力显著增强，实现中国优秀文化“走出去”的道路上取得了新的进步和成绩。

（四）比较分析

口腔医学一级学科现有一级学科硕士、博士学位授权点单位共 47 个，分布于除西藏、青海及海南省以外的绝大多数省区，从地域分布上基本能够满足口腔医学高层次人才的培养需求，但存在地域布局不均衡。从学位授权点的相关软硬条件（如师资队伍人数及质量、教学科研平台、科研项目及经费、科研成果及获奖、培养学生层次及数量）看，博士学位授权点单位均占据核心主导地位，从这个角度看，除需要加快博士学位授权点单位的内涵建设以提高本学科的高度外，还应该加强硕士学位授权点单位的建设以增加本学科的宽度，从而形成本学科高水平建设的良好支撑。

（五）学科存在的优势与不足

1. 本学科优势

我国社会经济发展迅速，口腔医学人才占总人口比例还偏小，社会对口腔医学人才的需求量及未来所能提供的培养空间很大。作为与口腔疾病紧密关联的一级学科，我国人口基数大、患者众多，口腔疾病谱较完整，使得口腔医学的临床及基础研究具有良好的临床研究资源。同时我国具有中国特色的口腔医学人才培养体系，将口腔医学与临床医学、基础医学、人文医学等有机结合，培养学生知识结构系统全面，发展前景好，这有别于国外单一的牙医学教育。

2. 本学科不足

新时代形势下，我国口腔医学在科技产出上虽然有质的飞跃，但仅部分成果达到国际先进及领先水平，口腔整体科技创新体系，如先进材料、技术、装备等关键领域的研发距科技自立自强目标尚有差距，整体发展有待提高。教学体系总体完善，招生规模扩大，但存在教师素质、平台建设等教育教学资源跟不上等问题。在平台建设等硬件条件、师资队伍建设等软件条件上存在院校间、地区间发展不均衡。

三、国外口腔医学学科设置与人才培养的典型模式与经验

全世界第一所牙医学院美国的巴尔的摩牙医学院创立时沿用了法国的体系，设置了牙医外科博士（doctor of dental surgery，DDS）的学位要求标准，这也是现在国际上多数牙医学院采用的体系；1867 年，最早的大学附属牙医学院哈佛大学牙医学院成立，采用牙医学博士（dentariae medicine doctor，DMD）的体系。DMD 和 DDS 本质上都是一样的，美国牙医学教育 4+4 的学制（以 4 年制本科为起点，再经 4 年的牙医学教育后，授予牙医学博士头衔）设计决定了其“博士”头衔主要是名义上的，其本质上还是本科层次的学校牙医学院教育，牙医学博士就是牙科专业学位。也就是说，国际上对牙医学教育基本为专业学位而非学术学位的培养 [1]。

美国口腔医学研究生有牙科学硕士（master of dental science，MDS）、口腔生物学硕士（master of science in oral biology，MSOB）和口腔生物学博士（doctor of philosophy in oral biology，Oral Biology PhD）。牙科学硕士研究生教育与专科医师培训合并，注重临床实践与牙椅旁教学，毕业授予硕士学位和牙科相关的专科培训证明，我国 2000 年起执行的口腔医学专业学位研究生教育与之相似；口腔生物学研究生只做科研，无临床实践要求，毕业后所获学位不能用于考执业医师执照，培养过程和要求与本学科学术学位研究生类似 [1]。

四、我国口腔医学学科发展与人才培养展望

（一）学科内涵和人才培养趋势

我国口腔医学的含义和内容与国外的牙医学有所不同，口腔医学研究的范围更为广泛，涉及口腔及颌面部组织及器官的发生、发育、形态和功能维持及增龄性变化，口腔及颌面部各种疾病的病因机制及防治研究，口腔疾病与全身系统及社会环境因素的关系研究，各种新技术、新材料、新设备等的研发及应用等。近年来，随着基础医学、临床医学、工程及材料科学等科学理论及技术的不断渗透和交叉，口腔医学的研究内容及范围进一步拓展和深入，越来越注重临床转化、多学科交叉。

1．学科内涵

（1）理论：总体来说，口腔医学的理论体系至少包括两个方面：口腔基础医学体系，与口腔生物学、口腔解剖生理学、口腔组织病理学、口腔材料学等相关；口腔临床医学体系，与牙体牙髓病学、牙周病学、儿童口腔医学、口腔黏膜病学、预防口腔医学、口腔颌面外科学、口腔修复学、口腔正畸学和口腔颌面医学影像学等相关；还有与口腔人文医学、口腔医学史等相关的人文、社会科学理论。根据口腔医学领域的研究进展，结合基础医学、临床医学、人文社会科学等多学科的发展进步，口腔医学还将诞生新的理论，如口腔转化医学理论、口腔医学计算机应用技术理论、口腔疾病与全身系统性疾病关系的理论等[2]。

（2）知识基础：口腔医学在发展过程中不断地形成和完善了支撑学科体系的知识基础，形成了两个分支领域：口腔基础医学和口腔临床医学。口腔基础医学包括系统揭示口腔颌面部的组织胚胎学、解剖生理学、组织病理学等基础学科，以及认识和研发用于治疗口腔颌面部疾病的口腔材料学等。口腔临床医学是涵盖各类口腔颌面部疾病、缺损、畸形等的预防、治疗、康复和研究的临床科学。口腔基础医学是口腔医学专业必备的专业基础知识，口腔临床医学则是必备的专业理论知识和实践技能。口腔基础医学和口腔临床医学的知识基础各有侧重，相互依存并相互促进，共同构成了口腔医学的专业知识基础[2]。

除了本学科的知识基础和发展之外，相关学科的理论知识、技术知识和发展也使得口腔医学的知识基础不断深化和拓展。总体来说，这些知识基础至少包括五大类：人文社会科学基础知识，包括医学心理学、伦理学、社会学、外语等；自然科学和生物医学工程学等基础知识，如数学、物理学、化学、生物学、材料学、力学、计算机科学、生物医学工程等；基础医学知识，如解剖学与组织胚胎学、病理学与病理生理学、免疫学、药物学等；临床医学知识，如内科学、外科学等；公共卫生与预防医学知识等[2]。

（3）研究方法：口腔医学与基础医学、临床医学、公共卫生与预防医学等医学学科具有极大的相似性，并与材料科学、生物医学工程学、计算机科学及数字化技术等高度交叉。其研究方法随着科学技术的进步而完善，也极大地促进了交叉学科的整体发展。具体来说，其研究方法涉及循证医学、临床流行病学、细胞生物学、分子生物学、生物力学、免疫学、表观遗传学、组织工程再生医学、材料力学、生物信息学、计算机应用、人工智能等先进技术或方法。研究手段从宏观的组织形态学研究发展到微观的基因及分子生物学水平。各种高通量基因或蛋白质芯片技术以及基因组学、蛋白质组学、代谢组学等组学技术，调控遗传物质改变或表达等相关基因技术，人工智能、大数据、云计算等先进数字技术，以及微生物工程技术等相继在口

腔医学研究中得到应用，为口腔医学未来的发展奠定了基础。总之，未来的口腔医学研究既注重口腔局部与全身及社会环境等宏观因素的关系，又注重向微观的和更深入的水平发展。因此，口腔医学随着其自身理论范畴的不断丰富与拓展，与生命科学前沿理论与技术的广泛交叉，与其他学科如信息科学、化学、数学、物理学等交互渗透[2]。

2. 学科方向

（1）口腔基础医学：口腔基础医学是研究口腔颌面部各组织器官的形态结构、发生发育、生理功能、组织修复和疾病发生发展的学科。口腔基础医学与基础医学密不可分，也是口腔临床医学的重要基础。目前口腔基础医学已建立了口腔颌面解剖学（含局部解剖学）、口腔生理学、殆学、口腔组织胚胎学、口腔病理学、口腔材料学、口腔生物学（含口腔微生物学、口腔免疫学、口腔生物化学、口腔分子生物学、口腔生物力学等）等分支[2]。

（2）口腔临床医学：口腔临床医学是对口腔颌面部疾病、缺损、畸形等进行预防、诊疗、康复和研究的口腔医学学科。在口腔临床医学形成和发展过程中，由于学科特点和业务领域的规范化，在我国已形成了牙体牙髓病学、牙周病学、口腔黏膜病学、儿童口腔医学、口腔预防医学、口腔颌面外科学、口腔修复学、口腔正畸学和口腔颌面医学影像学等9个主干方向，也符合当前国际上的学科分类体系[2]。

3. 人才培养目标　坚持“四为”方针，坚持立德树人根本任务，坚持德、智、体、美、劳全面发展，热爱祖国，遵纪守法，品行端正，团结协作，有献身于科学的强烈事业心和创新精神，勇担历史使命，立志为坚持和发展中国特色社会主义、实现中华民族伟大复兴的中国梦做出贡献。面向口腔医学学科需求、以学术研究为导向，培养在高校和科研机构从事口腔基础医学教学和研究的高端专业人才，培养重在学术创新，具有原创精神和能力，适应党和国家事业发展需要，德才兼备的口腔医学研究型人才。掌握坚实宽广的基础理论和系统深入的专业知识；对所研究的领域有全面的了解，掌握本学科的主要进展；对本学科研究涉及的科学问题进行鉴别、提出和解决；具有独立从事科学研究和教学工作的能力；在科学或专门技术上做出创新性成果。

（二）学科发展和人才培养展望

口腔医学将继续以新时代中国特色社会主义思想为指导，全面贯彻落实全国教育大会和全国研究生教育会议精神。以立德树人为根本，加强研究生思想政治教育，面向国家发展重大战略，面向全生命周期口腔健康，面向行业产业当前及未来人才重大需求，面向教育现代化，构建并不断完善“十大育人”体系，加强学术道德和职业伦理教育，深化产教融合研究生培养模式改革，提升实践创新能力和未来职业发展能力。在“生物 - 心理 - 社会医学模式”的现代医学模式和“大医学”背景下，把握和抓好学位与研究生教育改革发展的战略重点，继续不断完善中国特色的口腔医学理论体系，紧跟学科交叉整合的医学教育改革发展大趋势，培养具有理工科解决问题的思维、社会科学思想方法以及浓厚人文情怀的创新型、复合型、应用型口腔医学精英和栋梁，主动服务创新型国家建设的重要路径，并在学科发展中产出新方向、探索新平台、争取大成果。未来的改革发展方向主要包括：

1. 大力加强口腔医学教育资源投入，教师队伍建设和储备，临床实践基地标准化建设。按照国家口腔医学本科及研究生教育标准，规范审批口腔医学招生和人才培养体系。

2. 加强人才队伍梯队储备和国际化师资队伍建设，进一步促进高层次人才发展，促进高质量优质资源下沉，促进全国口腔医学教育全面均衡发展。

3．进一步按照口腔医学人才培养规律完善研究生培养学位体系，明确口腔医学科学、专业学位研究生培养目的和要求。进一步完善以提高创新能力为目标的科学学位研究生培养模式，在培养工作中进一步统一思想，厘清学术、专业学位研究生的培养目的、具体要求等。

4．进一步解决区域发展不均衡的问题。应从国家层面进行统筹规划，配合相关政策引导，在平台建设、师资队伍发展等方面缩小差距，争取让优秀口腔医学人才能够在需要的岗位上"留得住，干得好"。

5．加强高水平科研成果产出和转化，坚持"四个面向"，解决行业内"卡脖子"问题。聚力科研创新，推动全球前沿、国家战略和区域目标辩证统一，着力跑出基础研究和原始创新的"最先一公里"，聚力跑好突破应用研究产业化瓶颈的"最后一公里"。

编写人员

王松灵（首都医科大学）、王军（四川大学）、边专（武汉大学）、叶玲（四川大学）、陈永进（空军军医大学）、周永胜（北京大学）、蒋欣泉（上海交通大学）、程斌（中山大学）、谭学莲（四川大学）

参考文献

[1] 周学东，谭静．华西口腔百年史话．4版．[M]．北京：人民卫生出版社，2016.

[2] 中国学位与研究生教育学会医药科工作委员会，全国医学专业学位研究生教育指导委员会，全国医学"双一流"建设联盟．1003 口腔医学一级学科学位授予和人才培养简介．// 医药学学位与研究生教育及学科建设政策文件汇编 [M]．北京：北京大学医学出版社，2019：292.

第二节　口腔医学专业学位发展与应用型人才培养

一、口腔医学专业学位发展概况

口腔医学是研究人类口腔及颌面部疾病发生、发展规律及防治的科学，与生命科学、临床医学、预防医学、材料科学、信息科学、生物医学工程学等学科有密切的学科联系和交叉，是现代医学体系中与人文社会科学紧密相连的、实践性很强的应用型学科。

专业学位是针对社会特定职业领域的需要，培养具有较强的专业能力和职业素养、能够创造性地从事实际工作的高层次应用型专门人才而设置的一种学位类型。专业学位与相应的学术学位处于同一层次，培养规格各有侧重。为了适应健康中国战略以及我国医药卫生事业发展对高层次口腔医学专门人才的迫切需求，提高口腔临床医疗队伍的素质和口腔临床医疗工作水平，完善人才培养体系，创新人才培养模式，提高人才培养质量，我国于2000年增设了口腔医学专业学位，分为口腔医学硕士专业学位（master of stomatological medicine，SMM）和口腔医学博士专业学位（doctor of stomatological medicine，SMD）两级，并从培养目标、课程设置以及培养模式等方面对口腔医学专业学位的设置进行了基本的纲领性规定。设立口腔医学专业学位旨在培养具有良好的职业道德、人文素养和专业素质，能独立承担本专业领域常见疾病诊治工作，且具有较强的发展潜力，具备从事口腔医学执业资质和一定临床科学研究能力的高层次口腔医生。口腔医学专业学位培养遵循医学人才培养的一般规律，顺应"生物-心理-社会"医学模式和"预防-医疗-康复-保健"健康医疗模式的发展趋势，为服务日益增长的口腔诊疗需求培养合格的口腔医学人才。

2000年，全国首批18家口腔医学院校成为口腔医学硕士专业学位授权点单位，北京大学、四川大学、上海交通大学、第四军医大学、武汉大学、吉林大学等6所院校为首批博士专业学位授权点单位。后经2003年、2004年、2009年、2010年及2017年多次增选，截至2019年，共有67家院校获批成为口腔医学硕士专业学位授权点单位，其中22所院校为博士专业学位授权点单位。目前，口腔医学专业学位涵盖了口腔全科学、口腔内科学、口腔颌面外科学、口腔修复学、口腔正畸学、口腔病理学、口腔颌面影像学等专业领域。

按照教育部的统一部署，全国医学专业学位研究生教育指导委员会分别于2014年、2018年开展了口腔医学专业学位授权点的专项评估（针对2009年、2010年获批的授权点）及合格评估（针对2008年及以前获批的授权点）工作，考察院校培养体系的完备性，包括师资队伍（队伍结构、导师水平）、人才培养（招生选拔、培养方案、课程教学、学术训练或实践教学、学位授予）和质量保证（制度建设、过程管理、学风建设）等内容，并对学位授权点进行动态调整。这是保证学位与研究生教育质量，培养高层次应用型口腔医学人才的重要途径。

国务院学位委员会印发的《学位与研究生教育发展"十三五"规划》中明确指出，要积极发展硕士专业学位研究生教育，继续推动专业学位教育与职业资格衔接。截至2020年，我国专业学位硕士招生占比要达到60%左右[1]。2020年国务院学位委员会 教育部发布《专业学位研究生教育发展方案（2020—2025）》（学位〔2020〕20号）、国务院办公厅发布《关于加快医学教育创新发展的指导意见》（国办发〔2020〕34号），要求进一步加强临床医学专业学位研究生，尤其是博士专业学位研究生的教育力度，对我国以提高实践创新能力为目标的高层次应用型医学人才培养提出了更高要求[2, 3]。随着体制、机制的进一步建立健全，口腔医学专业学位研究生教育在全面推进我国社会主义现代化建设事业的进程中必然会对健康中国，尤其是健康口腔战略发挥越来越重要的积极作用。

二、我国口腔医学专业学位设置与人才培养的现状与问题

（一）培养单位及学位授权点布局

目前，全国共有67所口腔医学硕士专业学位授权点单位，分布于29个省级行政区域；其中22所口腔医学博士专业学位授权点单位，分布于17个省级行政区域，已成为我国高层次应用型口腔医学人才培养的重要基地。口腔医学专业学位授权点在各地区的具体分布情况见表5-2。

表 5-2 口腔医学博硕士专业学位培养院校地区分布情况（2020 年）

地区	硕士授权点（所）	博士授权点（所）
东北地区	6	3
华北地区	10	3
华东地区	21	8
华中地区	8	2
华南地区	8	2
西南地区	8	2
西北地区	6	2

1．口腔医学硕士专业学位授权点的地区分布 从整体情况看，除西藏、青海外，其他 29 个省级行政区域均有口腔医学硕士专业学位授权点分布，数量 1 ～ 5 个不等。

2．口腔医学博士专业学位授权点的地区分布

（1）2 所口腔医学博士专业学位培养院校：拥有 2 所口腔医学博士专业学位培养院校的省级行政区域有 5 个，即北京市、山东省、上海市、陕西省、江苏省。

（2）1 所口腔医学博士专业学位培养院校：拥有 1 所口腔医学博士专业学位培养院校的省级行政区域有 12 个，分别为福建省、广东省、广西壮族自治区、黑龙江省、湖北省、湖南省、吉林省、辽宁省、四川省、天津市、浙江省、重庆市。

（3）无口腔医学博士专业学位培养院校：14 个省级行政区域没有口腔医学博士专业学位培养院校，约占 45%。

由上可见，口腔医学专业学位培养院校在我国的总体分布不均衡，院校主要集中于东部、南部及沿海地区，中西部地区院校分布较少。

（二）硕士专业学位授权点院校情况分析

数据来自 2014 年、2018 年两次专项评估 29 个授权点的自评报告。

1．学科基础 评估涉及的 29 个口腔医学硕士专业学位授予单位的国家级重点学科、国家临床重点专科等均很少或没有，整体学科基础不强。

2．实践基地 到目前为止，还有个别授权点单位没有直属医院，没有口腔医学国家住院医师规范化培训基地，这对口腔医学硕士专业学位研究生的培养是不利的。

3．师资队伍 从评估数据看，硕士专业学位授权点单位的师资趋于年轻化，拥有博士学位的比例在上升；近五年发表 SCI 论文数量有所增加，获批科研经费最大值增加，但最小值和中位数却在下降，说明各授权点单位的发展水平相差加大，后续新增加的授权点单位整体师资力量储备不够。

4．人才培养

（1）口腔医学硕士专业学位基本要求：热爱祖国，拥护中国共产党的领导，具有坚定的政治思想和社会主义核心价值观；坚持以病人为中心的理念，具备良好的人文精神。遵纪守法，积极为国家医疗卫生事业建设做贡献；具有实事求是的科学态度、严谨治学的科学作风，恪守学术道德，遵守学术规范。热爱口腔临床工作，具有良好的医德医风；具有扎实的专业理论知识，熟练的专业操作技能，能独立处理本领域常见病、多发病的能力。具备良好的医患沟通能力，具有良好的合作、协作能力。掌握临床科学研究的基本方法，并具有一定的临床研究能力和临床教学能力。学位论文应具有一定的学术价值和临床意义，能表明作者已系统掌握了本领域的基础理论和专业知识，以及临床科学研究的基本方法。

（2）招生情况：不同院校的招生数量差异较大，但口腔医学硕士专业学位研究生的招生数量整体呈平稳上升趋势，且报录比呈现平稳上升，已接近或反超口腔医学硕士学术学位研究生的相关数据。

（3）课程和临床实践设置：各学位授予单位差异较大，数量从 7 至 33 门不等，中位数为 15 门。在教学实践方面，2014 年的评估数据显示不同院校的专业实践时间从 12 至 33 个月不等，中位数为 33 个月，说明除个别院校外，多数院校都加强了口腔医学硕士专业学位研究生的临床实践教学。而 2018 年的评估数据显示，所有院校的专业实践时间均为 33 个月，说明院校均按照医教协同要求统筹了专业学位研究生的临床轮转安排。

（4）执业医师资格证书获取情况：整体看，在学研究生的医师资格考试通过率维持在较高水平（表 5-3）。

表 5-3　口腔医学硕士专业学位研究生获执业医师资格证书情况（2018 年评估数据）

项目	2016 年执业医师资格考试			2017 年执业医师资格考试			在校生具有证书（人）	在校生具有证书（%）
	报考（人）	通过（人）	通过率（%）	报考（人）	通过（人）	通过率（%）		
最大值	67	44	100	46	36	100	59	100
最小值	3	3	66	2	2	50	8	40
中位数	6.5	6.5	100	7	7	100	15	68

（5）住院医师规范化培训结业考核情况：从整体看，专业学位研究生参加住院医师规范化培训结业考核的通过率维持在较高水平，但也有少数研究生不能一次通过考核。

（6）学位授予和就业情况：本硕士专业学位点经过近 20 年的发展，已授予境内人员口腔医学专业学位硕士 8000 余人（其中博士点单位 5000 余人），现有在学境内人员口腔医学专业学位硕士 4000 余人（其中博士点单位 2500 余人）。本硕士专业学位点也少量培养境外学生，已授予境外人员口腔医学专业学位硕士 160 余人（其中博士点单位 60 余人），现有在学境外人员口腔医学专业学位硕士 80 余人（其中博士点单位 30 余人），但各院校间学位授予数量呈现较大差异。就业方面，各院校口腔医学硕士专业学位毕业生就业率较高，就业单位以医疗卫生单位为主。

5．同等学力工作　以同等学力申请学位的在职人员相对比较踊跃，现行的外国语水平全国统一考试及学科综合水平全国统一考试对提高申请人的基本素质方面起到了一定作用。各学位授予单位较重视同等学力申请专业学位硕士人员培养质量，会通过延期或淘汰等手段来确保培养质量。

6．管理及保障体系　所有学位授予单位均建立了以医教协同为核心的管理及保障体系。

（三）博士专业学位授权点院校情况分析

从整体上看，口腔医学博士专业学位授予单位绝大多数同时也是口腔医学一级学科博士学位授权单位，集中了我国口腔医学领域的顶尖资源：2 个国家级口腔医学重点学科，我国口腔医学领域仅有的口腔疾病研究国家重点实验室、口腔数字化医疗技术和材料国家工程实验室、军民共建口腔医学国家重点实验室，2 个国家级国际科技合作基地——口腔医学国际联合研究中心，3 个国家口腔医学中心，4 个国家口腔医学临床研究中心，口腔医学领域国家临床重点专科里的绝大多数，以及一批省部共建重点实验室、省级重点实验室、省级口腔医学国际联合研究中心、省区级重点学科。作为口腔医学科研领域的主力军，在口腔医学专业学位教育方面占据了核心地位。

博士专业学位授予单位与硕士专业授予单位相比，在学科基础、专业实践基地、师资力量、科研项目、经费、科研产出及获奖方面要明显强。

1．人才培养

（1）口腔医学博士专业学位基本要求：热爱祖国，拥护中国共产党的领导，具有坚定的政治思想和社会主义核心价值观；坚持以病人为中心的理念，具备良好的人文精神。遵纪守法，积极为国家医疗卫生事业建设做贡献；具有实事求是的科学态度、严谨治学的科学作风，恪守学术道德，遵守学术规范。热爱口腔临床工作，具有扎实的专业理论知识，熟练的专业操作技能，充分了解国内外新进展，能独立处理本领域常见病、多发病及部分疑难病例的能力。具备良好的临床教学责任心与教学能力，对下级医师进行业务指导。具有从事临床科学研究工作的能力，能紧密结合临床实践，并注重前沿性、应用性和可行性，选定口腔医学前沿领域有重要意义的课题或对我国国民健康能产生重要及积极影响的课题，实施相关科学研究，完成具有一定临床应用价值的学位论文并通过论文答辩。

（2）招生情况：口腔医学博士专业学位研究生每年录取人数不多，2019 年，在学博士专业学位研究生 660 余人（含境外生源）。

（3）课程设置情况：各学位授予单位差异较大，多数院校较重视博士专业学位研究生的临床培训。

（4）学位授予情况：学位授予数量在各院校间呈现较大差异，各院校口腔医学博士专业学位毕业生就业率很高，几乎达到 100%，就业单位以医疗卫生单位为主。毕业生择业时更倾向于东部沿海经济发达地区，近年来已有部分毕业生赴中西部省份工作，以带动当地口腔医学事业的发展。

2．同等学力工作 各院校在同等学力人员申请博士专业学位质量方面把关严格。

3．管理及保障体系 为保证培养质量，各授权单位在招生选拔、课程教学、导师指导、学术训练、学术交流、分流淘汰、论文质量、学风教育、奖助体系、管理方面及就业发展上苦下功夫，确保选拔最优秀的人才进行培养，给研究生提供最佳的课程体系，高强度的临床训练和适度的学术训练，大力支持研究生对外进行学术交流，从导师、学科、学院和学校等多个层面强化对研究生学位论文质量的监督保障。近年来开始在教育部学位与研究生教育评估工作平台，对学位论文，尤其是博士专业学位论文进行抽查盲审，合格后方可答辩，且抽查比例逐年提高；做好专业培养工作的同时注意立德树人，做好研究生的日常管理，促使研究生早日成才。

（四）社会服务/文化传承

口腔疾病是人群罹患率很高的慢性疾病，发展到一定程度时将对患者的生活质量产生较大的影响。《“健康中国 2030”规划纲要》强调了健康口腔、健康体重和健康骨骼的重要性[4]。口腔医学专业学位授权点的依托单位都是国家、各省市的口腔专科医院或综合医院的口腔医学中心，除了实际解决已经形成的口腔疾病外，还承担相关预防宣教工作。多年来广泛开展口腔健康教育、社区健康促进等工作，先后完成了四次全国口腔健康流行病学调查，组织领导了 20 多年“全国爱牙日”活动。在 1981 年北京大学口腔医院被世界卫生组织批准为“北京大学预防牙医学科科研与培训合作中心”后，涌现出一批“防治结合型医院”试点单位，牵头全国口腔医学的防治结合工作。建成中国口腔医学博物馆、国际口腔医学博物馆等，积极开展口腔科普宣教，部分医院获得国家级科普基地称号，成为全国科普教育基地。

口腔医学与广大人民群众的健康息息相关，其学术组织及行业协会中华口腔医学会、中国牙病防治基金会、中国医师协会口腔医师分会、中国医院协会口腔医院分会，相关专家全部来自本专业学位授权点所在医院（医学院），协助政府制定了我国口腔卫生工作的相关法律规范、政策标准、规划，对引领推动我国口腔医学事业的发展起到了重要作用。

1．推动建立国家教育质量标准　以往，口腔医学专业学位类别与学术学位类别研究生培养模式较混乱，除少数院校能够区别对待外，多数院校将专业学位研究生当作学术学位研究生培养，以实验室的基础科研工作为主，没有体现专业学位类别研究生培养的临床特色。近 5 年来，在全国医学专业学位研究生教育指导委员会的领导下，口腔医学分委员会充分发挥作用，明确专业学位类别研究生和学术学位类别研究生的区别，前者以临床培训为主，后者以基础研究为主。针对专业学位研究生的临床培训，积极响应国家医教协同政策，将口腔医学专业学位研究生培养和住院医师规范化培训有机结合：在临床培训内容上实现统一标准；专业硕士研究生毕业时可获得住院医师规培合格证书；规培住院医师达到一定条件后可以授予专业硕士学位。同时厘清了专业硕士研究生因不能通过医师执业资格考试而向学术硕士研究生转化的途径[5]。

建立专业学位研究生教育的质量标准，在原有相关管理文件的基础上，修订了《口腔医学专业学位基本要求》《口腔博士专业学位授权点申请基本条件》《口腔硕士专业学位授权点申请基本条件》等重要的基础性文件。对授权点申请基本要求的调整，主要是适当提高了要求，为专业学位研究生的培养质量打下了良好的基础，成为全国各院校开展口腔医学专业学位研究生教育的指导和规范，推动了我国口腔医学教育的高水平发展。

在国务院学位委员会办公室的领导下，进行了口腔医学研究生课程建设情况的调研及口腔医学研究生核心课程指南的编写工作，为进一步规范口腔医学研究生教育，包括口腔医学专业学位研究生教育奠定了良好基础。随着国家专科医师制度的试行，全国医学专业学位研究生教育指导委员会积极响应，除国家明确的口腔颌面外科专科医师培训体系外，鼓励博士专业学位授予单位积极试点其他专科培训，适当和口腔医学博士专业学位研究生教育融合，并取得一定进展。

2．参与口腔医学专业学位专项及合格评估工作　2014 年、2018 年完成 29 个口腔医学硕士专业学位授权点及 12 个口腔医学博士专业学位授权点的专项及合格评估工作。经国务院学位委员会审议，口腔医学硕士学位授权点 2014 年专项评估结果为合格院校 16 所，不合格 1 所；2018 年合格评估结果为合格院校 10 所，不合格 1 所，限期整改 1 所。12 个口腔医学博士专业学位授权点均评估合格。

3．搭建交流、合作与培训平台　发挥全国医学专业学位研究生教育指导委员会口腔医学分委员会的组织与指导职能，搭建全国专业学位研究生教育交流、合作与培训的平台，推动我国口腔医学专业学位研究生培养质量的提升。

4．推进全国案例库建设　全国医学专业学位研究生教育指导委员会口腔医学分委员会牵头组织专家完成了口腔医学专业学位教学案例库专家组的遴选及首批案例的建设，于2018年正式开库并开展全国案例征集。通过案例库建设工作，促进了专业学位培养教学资源的共享及教学方法的改革。

（五）比较分析

口腔医学学位类别目前包括学术学位硕士、专业学位硕士、学术学位博士及专业学位博士，形成了完整的人才培养体系。根据目前的培养现状，大多数单位的硕士生都加强了科研能力的培养，研究生获得口腔医学硕士专业学位后，可选择继续攻读学术型博士学位。从区域结构看，口腔医学专业学位培养院校在我国的总体分布不均衡，院校主要集中于东部、南部及沿海地区，中西部地区院校分布较少，与我国各地区的整体经济发展水平相一致。

口腔医学专业学位的发展与历史及现今的经济发展密切相关：北京大学、四川大学、上海交通大学、空军军医大学（原第四军医大学）、武汉大学等仍然占据引领地位，首都医科大学、中山大学、南京医科大学、重庆医科大学等得到了教育部、国家卫生健康委员会以及当地政府的大力支持，发展势头良好，呈现出百花齐放的良好局面。但整体而言，还存在经济发达的东部地区发展优于中西部地区的问题。

口腔医学专业学位培养院校共67个，分布于除西藏、青海外的绝大多数省、直辖市、自治区，从地域分布上基本能够满足口腔医学高层次人才的培养需求。从学位授权点的相关软性条件（如师资队伍人数及质量、教学科研平台、科研项目及经费、科研成果及获奖、培养学生层次及数量）看，博士专业学位授权点单位均占据核心主导地位，多数指标的占比均在70%以上，少数指标甚至达到95%以上，从这个角度看，除需要加快博士专业学位授权单位的内涵建设以提高本专业的高度外，还应该加强硕士专业学位授权单位的建设以增加本专业的宽度，从而形成本专业高水平建设的良好支撑。

（六）本专业学位类别发展优势及存在问题

1．本专业类别的优势　我国人口众多、口腔疾病谱完整、患者众多，作为与口腔疾病紧密关联的专业类别，口腔医学专业学位的临床研究拥有很好的基础。现有的口腔医学人才绝对数量达到20多万，其中相当一部分是高层次人才，为口腔医学专业学位的继续发展提供了坚实的人才基础。口腔医学专业类别在口腔临床诊疗工作和数字技术的结合方面取得了国际领先成果，在国际学科排名中，口腔医学专业学位授权点近5年内有院校进入世界前25名，最好名次达到第13名。

2．本专业类别的不足　口腔医学专业学位的发展在国内起步较晚，发展水平参差不齐，各种标准（学位授权点申请标准、实践基地建设标准、研究生过程培养标准、考核标准、评估标准等）尚不健全。口腔医学人才占总人口比例偏小，仍有较大的社会需求量及培养空间。

三、国外口腔医学专业学位设置与人才培养的典型模式与经验

国际上，我国的口腔医学主要对标欧洲、美国、日本等发达国家的牙医学。1728 年，法国的 Pierre Fauchard 出版了专著 *Le Chirurgien Dentiste*（英文译名为 *The Surgeon Dentist*），首次将牙科从外科中独立出来成为专业的科学，奠定了近代牙医学的基础，他本人也被称为“现代牙医学之父”[6]。1840 年，全世界第一所牙医学院美国的巴尔的摩牙医学院创立时沿用了法国的体系，设置了牙医外科博士（doctor of dental surgery，DDS）的学位要求标准，这也是现在国际上多数牙医学院采用的体系。1867 年，最早的大学附属牙医学院哈佛大学牙医学院成立，采用牙医学博士（dentariae medicinae doctor，DMD）的体系。DMD 和 DDS 本质相同，美国牙医学教育 4+4 的学制（以 4 年制本科为起点，再经 4 年的牙医学教育后，授予牙医学博士学位）设计决定了其 " 博士 " 主要是名义上的，其本质上还是本科层次的学校牙医学院教育，牙医学博士就是牙科专业学位。也就是说，国际上对牙医学教育基本为专业学位而非学术学位的培养。

四、我国口腔医学专业学位发展与人才培养展望

（一）情况分析

目前，我国口腔医学专业学位研究生教育正处于发展阶段，目前面临的挑战主要表现在以下几个方面。

1．办学条件方面，院校基本办学条件具备，但学科条件和基础差异大，少数院校在获批授权点后的发展后劲不足，造成了个别院校合格评估不合格的情况。

2．师资队伍方面，院校间差异较大，部分院校导师的数量、结构组成、科研项目、经费及科研产出明显不足，院校导师在实践水平和科研能力上差异较大，部分院校导师缺乏科研项目和科研研究积累。临床带教老师方面，部分院校尤其是新获批授权点的院校管理体系建设尚不健全，缺乏科学可行的临床带教老师准入标准、能力要求标准和教学质量考核标准。

3．专业实践基地方面，部分硕士专业学位授权点单位的实践基地还没有国家住院医师规范化培训基地，与国家医教协同的要求不匹配。

4．在培养的具体专业方向设置方面，需要进一步做好相关的研究工作，以规范专业方向的设置。

上述问题反映出口腔医学专业学位研究生教育发展尚不完善，为了适应健康中国战略，特别是健康口腔的需要，要继续积极推动口腔医学专业学位研究生教育建设。

（二）未来发展展望

为了保证口腔医学专业学位研究生培养质量，积极推动其发展，未来的改革发展方向主要包括以下几个方面。

1．应明确以立德树人、服务需求、提高质量、追求卓越为主线，既要重视专业学位研究生临床实践能力的培养，为国家输送具有较高临床技能的高水平临床医师；同时也要充分重视专业学位研究生（尤其是博士研究生）临床研究能力和创新思维能力培养，应努力培养具有跨学科知识和能力的高层次、复合型人才——“医生科学家”，兼具较高临床能力和较强科研素

养，能够及时发现并正确提出科学问题，通过基础与临床或其他跨学科的密切协作解决问题，最终引领口腔医学学术潮流。

2．完善口腔医学专业学位在全国的布局，解决发展不平衡问题，在全面布局的同时注意提升质量标准，加强对偏远地区、经济不发达地区的支持力度，特别重视边疆地区的发展，发挥其在区域健康发展中的作用。

3．从严管理口腔医学相关住院医师规培专业基地及硕士专业学位授权点，控制数量，以保证培养质量。根据实际情况，进一步完善口腔医学专业学位研究生培养的系列标准，如学位授权点申请标准、临床实践基地建设标准、培养考核标准、导师上岗标准，加强质量保障建设，明确关键环节的要求，为院校培养提供依据和指导。

4．加强临床带教师资队伍的建设。明确临床带教师资要求，有计划地建设稳定的临床师资队伍，并进行师资培训，以保证临床实践教学基地同质化以取得可靠的教学效果。

5．进一步推进医教协同政策落地。希望国家能针对医学相关（包括临床医学、口腔医学、中医学等）的硕士专业学位研究生培养，出台与住院医师规范化培训相匹配的支持政策。严格执行硕士专业学位研究生培养和住院医师规范化培训并轨执行临床轮转，以确保专业学位研究生的培养质量。做好口腔医学专业学位博士研究生培养和相关专科医师培训间的有机衔接，在有条件的院校进行试点，并在确保质量的前提下稳步推进。

编写人员

郭传瑸（北京大学）、陈智（武汉大学）、周学东（四川大学）、陈吉华（空军军医大学）、沈国芳（上海交通大学）、王松灵（首都医科大学）、王兴（北京大学）、张斌（哈尔滨医科大学）、江泳（北京大学）

参考文献

[1] 教育部 国务院学位委员会印发．学位与研究生教育发展“十三五”规划．2017.
[2] 国务院学位委员会 教育部印发．专业学位研究生教育发展方案（2020-2025）．2020.
[3] 国务院办公厅印发．关于加快医学教育创新发展的指导意见．2020.
[4] 中共中央 国务院印发．“健康中国 2030”规划纲要．2016.
[5] 教育部 国家卫生计生委 国家中医药管理局 国家发展改革委 财政部 人力资源社会保障部印发．《关于医教协同深化临床医学人才培养改革的意见》．2014.
[6] 冯海兰，郭传瑸．口腔医学导论．2 版．北京：北京大学医学出版社，2013.

第六章　公共卫生与预防医学发展与人才培养

第一节　公共卫生与预防医学学科发展与学术型人才培养

一、公共卫生与预防医学学科发展概况

公共卫生与预防医学（public health and preventive medicine）学科起源于人类社会的发展和科学技术的进步，是人类在与疾病长期抗争过程中形成的一门科学。在16世纪以前，人类对于生命和疾病的认识十分有限，有关公共卫生的知识尚处于经验层面。17世纪后，为预防和控制传染性疾病，公共卫生在已积累的知识基础上进入了科学定量研究阶段，学科开始逐渐形成。19世纪末至20世纪初，基于战胜天花、霍乱、鼠疫、白喉等重要传染病，以及环境卫生、职业卫生等领域的研究成果，人类发展并掌握了系统的公共卫生理论及群体预防措施，强调政府有责任为公众提供基本医疗和公共卫生服务，产生了公共卫生相关的技术和方法[1]。

20世纪中期，形成了一系列学科方向，如提供公共卫生研究方法的流行病学，从研究“疾病的流行”到研究“疾病的分布及原因”，从研究传染病逐渐扩展到慢性病、职业病、伤害等人类所有疾病和健康相关问题[2]；毒理学提出安全系数、暴露生物标志物、效应生物标志物、易感生物标志物等概念，广泛应用于环境因素与健康的关联研究；环境医学针对环境有害因素，由中毒研究发展到致突变、致癌、致畸等慢性效应研究；医学行为科学的研究进展奠定了健康教育和健康促进学的理论基础，开创了人类行为和生活方式与健康和疾病关系研究的新局面；社会科学的发展及其与医学结合，促进了社会医学的产生，逐步揭示了各种社会宏观与微观因素与人群健康的关系；经济学、公共政策和管理科学的发展并与公共卫生学的结合促成了卫生经济、卫生政策和卫生事业管理理论的形成与实践应用。

1948年，世界卫生组织提出：健康不仅仅是没有疾病或虚弱，而是在生理、心理和社会适应方面的完好状态。这一革命性概念宣告了医学模式的转变，即从生物医学模式扩展到生物-心理-社会医学模式，疾病预防从单纯的被动预防转向人群主动预防。北美国家开始使用预防医学这一术语，并形成了疾病三级预防的理念。在对健康的社会决定因素重要性认识的基础上，公共卫生重视社会环境和政策支持对健康的意义，提出了大众生态健康模式。1978年，《阿拉木图宣言》强调“健康是基本人权，达到尽可能高的健康水平是世界范围内一项最重要的社会性目标”，实现健康要求卫生部门及其他多种社会及经济部门的行动。1986年《渥太华宪章》可以说是对人类健康的再认识，开启了健康促进新时代，强调了政府在卫生事业中的核心地位，重视社区发展和公众参与，标志着“现代公共卫生时代”的正式到来，在生命全周期和疾病发生前后各个阶段开展预防保健成为实现人人享有卫生保健目标的核心内容。2001年，世界卫生组织在世界健康报告中强调，要重视和评估精神卫生。2017年，世界卫生组织重申

全健康理念，倡导将人类健康、动物健康和环境健康统合为一个健康整体，为应对公共卫生问题提供了新思路[3]。

方法学和技术领域的进步推动了现代公共卫生的发展，如卫生分析技术由常量到微量和超痕量、由组成到形态、由总体到微区、由宏观到微观、由整体到逐层、由静态观察到动态追踪等，使化学有害因素的高通量筛选、定量构效关系预测分析成为可能；卫生微生物学研究不仅针对病原微生物，而且研究常态和微生态各种条件下微生物及其种群生长、繁殖、变异、更替的规律和相互作用，以及与人体的相互影响；分子生物学等技术的进步，极大地促进了公共卫生在各个方向的发展；统计学、计算机和信息技术的进步及其与卫生健康领域的结合使得多变量模型、多水平模型、结构方程模型和其他数学模型在公共卫生研究中得到广泛应用；遥感技术、地理信息系统、全球定位系统等使得公共卫生能够从宏观尺度更为精确地定量研究人群健康问题；监测技术发展和大规模信息数据库的形成，有助于从分子水平到地球生态层面整体研究人类健康与环境的关系。

公共卫生与预防医学是人类健康这一宏大领域中蓬勃发展的一门重要学科，迄今已取得了辉煌的理论进展和实践成就。随着世界范围内社会经济快速发展和激烈变革，以及由此引起的全球气候变暖、病原微生物变异、传染病流行和传播加速、生活方式改变、化学品大量使用、食品工业化生产、环境污染加剧、人口流动加快、人口老龄化和突发公共卫生事件频发等新老公共卫生问题，使得人类健康面临更多的挑战。

为应对这些复杂问题和挑战，公共卫生与预防医学学科将积极探索新的领域。例如大数据与人工智能的出现，使得现场流行病学调查方法产生新的变革，传染源追踪、密切接触者调查的手段更加多样化；系统流行病学利用系统生物学、流行病学、计算数学等技术，将健康大数据与系统生物学结合起来，在分子、细胞、组织、人群社会行为和生态环境等多水平、多组学层面上构建疾病风险模型，并对不同干预措施的效果进行计算模拟和预测。在“健康中国2030”国家战略背景下，围绕组学技术与人群队列、大数据与疾病防控、自然和社会新态势与全民健康等方面展开的顶层设计与布局也成为重要发展方向。公共卫生和预防医学必将呈现出更宽广的范围、更多元的学科领域和技术融合、更深入的微观探索和更大尺度信息整合的发展趋势。

二、我国公共卫生与预防医学学科设置与人才培养现状与存在的问题

我国公共卫生与预防医学教育起源于20世纪初，经过百余年的发展，已建立涵盖本科、研究生（硕士和博士学位）的教育体系，为各类卫生机构和研究单位输送了大量公共卫生人才，形成了自己的特色和优势，即以医学为背景的公共卫生与预防医学人才培养模式。1980年，全国人民代表大会常务委员会通过《中华人民共和国学位条例》，于1981年1月1日正式实施。同年，公共卫生学科领域开始培养医学或理学学术学位的硕士研究生和博士研究生，重在培养科学研究能力和学术研究水平。1997年，国务院学位委员会、国家教育委员会颁布《授予博士、硕士学位和培养研究生的学科、专业目录》，在医学门类下设置公共卫生与预防医学一级学科。2011年，国务院学位委员会和教育部发布《学位授予与人才培养学科专业目录》，公共卫生与预防医学一级学科仍然设置在医学门类下。

本学科目前共有43个博士学位授权点和52个硕士学位授权点，在招收流行病与卫生统计学、劳动卫生与环境卫生学、营养与食品卫生学、儿少卫生与妇幼保健学、卫生毒理学、军事预防医学等专业的研究生外，不少高校拥有自设的二级学科，包括全球卫生学、公共卫生应急管理、生命伦理学、群医学、社会医学与卫生事业管理、医学信息学、公共卫生政策与管理、公共卫生与社区管理、社区医学与健康教育学、健康教育与健康促进、心理卫生学、医学心理学、健康与社会行为学、职业卫生安全、医学实验技术、预防药物学、卫生检验与检疫、人文医学等。

公共卫生与预防医学在我国经济社会发展中所处的地位极其重要，它不仅是“健康中国”建设的重要基石，也是“全民健康”的第一要务。但是，在新时代、新形势下，我国现有公共卫生与预防医学教育与专业人才供给难以满足国家安全与全民健康的建设需要。一是公共卫生教育体系建设不系统、不均衡、不完善，公共卫生人才培养缺乏统筹兼顾和系统考虑，缺少系统化和规范化的院校教育、毕业后教育和继续医学教育；公共卫生教育层级不清，本科、专业学位和学术学位的硕士教育以及学术学位的博士教育在培养目标、课程内容、教学实践上区分度不大；地区间公共卫生教育发展严重不均衡，忽视了当地社会经济发展现状和卫生服务需求。二是人才培养总体数量不足，在传统“重医轻防”的观念影响下，本学科各专业人才占总人口比例及专业技术人员总数的比例均偏低，各专业人才培养有着长期的社会需求。三是创新拔尖人才的培养质量有待提高，高层次应用型公共卫生人才培养不足，培养规模偏小，在重大疾病防控与重要健康决定影响因素应对中，愈发需要高层次、复合型的高素质公共卫生人才队伍。四是缺乏标准化的公共卫生教育认证体系（美国公共卫生教育有CEPH认证，欧洲公共卫生教育有APHEA认证）。五是在培养出口上，公共卫生机构特别是各级疾控机构的职业愿景差，队伍发展受困，也导致了公共卫生专业的招生困境以及人才培养弱化。因此，有必要从国际视野与国内需求出发，坚持面向世界科技前沿、面向经济主战场、面向国家重大需求、面向人民生命健康，构建具有中国特色的大健康、大卫生的公共卫生与预防医学人才培养体系[4]。

三、国外公共卫生与预防医学学科设置与人才培养的典型模式与经验

早期公共卫生与预防医学教育以德国和英国为代表。德国着重于培养预防医学专家，学科重点是微生物学、流行病学和生物统计学等；英国着重于培训公共卫生管理人员，学科重点是卫生事业管理和公共卫生监督。美国的约翰霍普金斯大学、哈佛大学等高校的公共卫生学院设有生物统计学、流行病学和环境健康科学等传统预防医学学科，环境健康科学涵盖了自然环境（环境卫生）和生产环境（职业卫生）两方面内容。多数学校的公共卫生教育设置了卫生政策与管理和卫生服务、人口与家庭健康、妇幼卫生、健康行为与健康教育、营养学等公共卫生学科。

在美国，公共卫生、预防医学分属“健康专业等相关项目”和“住院医师项目”两个不同的一级学科。其中公共卫生主要包括公共卫生（通用）、环境健康、健康/医学物理学、职业健康和工业卫生、公共卫生教育和促进、社区健康和预防医学、妇幼保健、国际公共卫生/国际健康、健康服务管理、健康行为模式、公共卫生（其他）等。而美国的预防医学教育则主要针对已获得临床医学学位的医师，进一步在航空航天、职业医学、公共卫生和一般预防医学的住院医师培训中获得生物统计学、流行病学、环境与职业医学、卫生服务规划和评价、卫生保

健组织管理、人群病因和伤害研究以及临床预防医学实践等核心专业能力[5]。由此可见，美国公共卫生与预防医学虽然均从社区及人群角度开展健康相关的工作，但前者主要由大量的非临床专业医师实施，而后者则是由临床医生实施。

总结国外的公共卫生与预防医学人才培养经验，有如下可借鉴之处：注重学生的健康人文素养教育；强调与公共卫生机构联合办学；设置多样化的课程体系，使学生具备广博的能力；采用多样化的实验、实践、实训教学手段；实施导师制教学模式；建立开放式的教育体系。

四、我国公共卫生与预防医学学科发展与人才培养展望

（一）学科发展的机遇与挑战

国际医学教育专家委员会21世纪医学教育展望报告指出：21世纪全新的卫生挑战开始出现，人口和疾病流行形势呈现出巨大变化，新的传染病、环境风险、行为风险威胁着人类健康与生命安全，全球卫生体系正变得越来越复杂，成本也越来越高，这对医学卫生人才提出了新的要求。但现在的医学教育未能跟上时代步伐，难以很好地应对上述挑战，这其中存在的问题是系统性的，如医学卫生人才的岗位胜任能力与患者和人群需求不匹配；存在职业性的性别差异；专注于技术更新而缺乏全面思维；缺乏持续性的医疗卫生服务；以医院为重心而忽视初级保健的作用；专业人才资源中数量与质量不平衡等[6]。全球各国公共卫生与预防医学专业都在不断调整人才培养和科学研究的发展思路和方向，以便更好地应对本学科发展的需求和挑战。

近年来，党和政府高度重视人民健康，在党的十九大报告中明确提出：实施健康中国战略，要完善国家健康政策，为人民群众提供全方位全生命周期健康服务；坚持预防为主，深入开展爱国卫生运动，倡导健康文明生活方式，预防控制重大疾病。国务院相继出台《“十三五”卫生与健康规划》《中国防治慢性病中长期规划（2017—2025年）》等，为公共卫生与预防医学学科发展明确了方向和目标。《“健康中国2030”规划纲要》把“预防为主”摆在更加突出的位置，着力推动“以治病为中心”转变为“以人民健康为中心”，将公共卫生纳入国家安全体系和能力建设。

在推进健康中国建设、实施健康中国战略、完善健康政策的过程中，公共卫生与预防医学学科发展聚焦人群健康、服务人群健康和促进人群健康的关键作用日益突出。2018年，中共中央、国务院印发关于新时代教育改革发展的重要文件，提出了新时代医学教育的发展战略，指出要依靠以人工智能、大数据为代表的新技术，从“以疾病为中心”向“以健康为中心”转化，以预防治疗康养生命健康全周期的健康管理模式为医学发展方向，培养具备实践能力，医工理文融通的高层次医学人才。2020年9月，国务院办公厅印发《关于加快医学教育创新发展的指导意见》，对加快推进医学教育改革创新，全面提高医学人才培养质量作出系统部署。提出要以新理念谋划医学发展，将医学发展理念从疾病诊疗提升拓展为预防、诊疗和康养，加快以疾病治疗为中心向以健康促进为中心转变，服务生命全周期、健康全过程。以新定位推进医学教育发展，以“大国计、大民生、大学科、大专业”的新定位推进医学教育改革创新发展，服务健康中国建设和教育强国建设[7]。2020年12月，教育部批准北京大学、复旦大学及南京医科大学等11个单位为高层次应用型公共卫生人才培养创新项目立项单位，围绕公共卫生硕士专业学位、复合型公共卫生人才培养、应用型公共卫生博士人才培养及面向行业开展培

训等重点任务，开展应用型公共卫生人才培养改革与探索[8]。

我国正在经历疾病谱转变、人口老龄化和经济社会转型，实现人人享有卫生保健的目标比以往任何时期都需要公共卫生和预防医学学科的支撑。当前，生命科学、人工智能等一批新兴学科快速发展，为公共卫生与预防医学学科建设奠定了基础。以物联网、互联网、移动智能、云计算、大数据为代表的信息技术广泛运用于医疗领域，形成了健康医疗大数据。现代生物学技术、生物芯片、遥感、分子探针等方法被广泛应用于环境和人体生物样本中污染物检测。基因组学、代谢组学、金属组学、微生物组学等多组学技术应用日益广泛。防控重大新发突发传染病、应对微生物耐药、防范生物恐怖袭击与防御生物武器威胁等生物安全问题倍受关注。新形势下的公共卫生与预防医学专业教育不仅应当包括传统流行病学、生物统计学、环境卫生学、卫生管理学以及健康教育学等核心组成部分，还应包括新的领域，如信息学、基因组学、传播学、文化能力、基于社区的参与性研究、政策与法律、全球健康与道德等[9]。

（二）学科领域与内涵发展

1．学科概况　公共卫生与预防医学学科以现代医学模式和健康观为指导，以人群健康及其影响因素为研究对象，综合运用医学、社会学、管理学等学科知识技能，通过有组织的社区努力来控制和消除威胁人类生存环境质量和生命质量的有害因素，预防疾病，延长寿命和促进健康。公共卫生与预防医学的职能主要是研究影响健康的环境、遗传、个人生活习惯、社会、心理等因素，预防控制传染病、慢性病、精神病等疾病和伤害，通过健康教育与健康促进、健康管理和卫生监督等保护和促进人群健康，利用卫生经济、卫生立法和卫生规划等手段实现健康公平性。

2．学科内涵　公共卫生与预防医学的研究内容、理论、知识基础、研究方法等在不断丰富和发展中。

（1）研究内容：公共卫生与预防医学的研究内容十分广泛，随着时代的发展和社会需求在不断拓展，主要研究内容包括：人群中疾病与健康状况的分布和影响因素及防控疾病的策略和措施；环境与人群健康的关系，与健康相关的环境暴露检测方法和理论，及其对人群健康的损害作用、生物学机制、安全性评价和危险性分析；人群营养规律及改善措施，食品中可能存在的危害人体健康的因素及作用机制，据此提出预防措施；识别、评价、预测和控制不良作业条件对职业人群健康的影响；人类行为和生活方式以及社会因素与群体健康之间的相互联系及其规律，并探索有效、可行、经济的干预策略和措施；保护和促进儿童、青少年和妇女身心健康的特殊规律和措施；卫生事业管理的理论、方法，政策、经济、资源、组织、行政和绩效及其系统关系；卫生数据的收集、分析、解释和表达的理论与方法；卫生信息管理的过程、规律和方法等。

（2）理论基础：公共卫生与预防医学是一门涉及范围广泛的学科，其理论体系处于不断发展的过程，主要包括关于疾病及其影响因素的分布、病因探讨及因果推断的理论；外源化学物毒性和毒效、危险度评估理论；人类与环境的相互关系、健康风险评价和环境质量评价理论；营养素功能、人体需要量及合理膳食、食品卫生问题及管理、食品安全性评价理论；职业生理学、心理学和病理学理论；健康相关行为及其改变理论；生命质量评价、卫生事业、人群健康与社会经济相互影响协调发展理论；健康教育与健康促进的基本理论和模型；卫生服务需求、供给、市场、资源筹集配置和成本核算，社会医疗保险基金测算筹集、支付和管理理论；卫生系统的目标、规划、组织、协调、控制和绩效评价理论等。

（3）知识基础：支撑公共卫生与预防医学学科体系的知识基础主要包括以下部分：基础医学和临床医学知识；关于疾病及其影响因素分布和病因的流行病学知识；关于环境有害因素与人类健康关系的环境卫生学知识；关于职业有害因素与劳动者健康关系的职业卫生知识；关于外源性化学物毒性及其影响人类健康机制的毒理学知识；关于营养及食品卫生问题对人类健康影响的营养与食品卫生学知识；关于消除或减少健康危害因素的卫生技术与工程知识；关于人类心理、健康相关行为及其影响因素的健康行为学知识；关于社会因素与健康和卫生服务关系的社会医学知识；关于卫生经济、卫生管理和卫生政策法规的知识；关于卫生健康相关的数据描述和推断的统计学知识；关于化学物和病原微生物分析检测的卫生检验学知识等。

（4）研究方法：公共卫生与预防医学在群体和社会水平上立足于流行病学研究方法；在细胞、分子甚至更微观水平上采用基于分子生物学、分子遗传学、蛋白组学、细胞生物学、化学、物理学等研究方法，以及将分子、细胞水平的方法与器官和生物个体水平整合的毒理学研究方法；在全球宏观水平上采用建立在地理生态学、信息学等学科基础上的研究方法；在疾病预防与健康促进领域采用社会学与管理科学的研究方法；在各个研究领域均广泛采用卫生统计学和流行病学方法；采用以物联网、互联网、移动智能、云计算、大数据为代表的信息技术，将以深度学习为代表的人工智能技术应用于疾病预警预测和个体风险评估等。

3．学科领域及其内涵 主要学科领域包括流行病与卫生统计学、劳动卫生与环境卫生学、营养与食品卫生学、儿少卫生与妇幼保健学、卫生毒理学、军事预防医学、社会医学与健康教育学、卫生政策与卫生管理学。

（1）流行病与卫生统计学：流行病学是研究人群中疾病与健康状况的分布及其影响因素，并研究防治疾病及促进健康的策略和措施的科学，研究方法上注重微观和宏观相结合、现场调查与实验室检测相结合。卫生统计学是运用概率论和数理统计的原理与方法，以公共卫生与临床医学知识为指导，通过对公共卫生领域的研究进行科学设计，并对过程中产生的数据进行搜集、整理、分析和推断的一门学科。流行病与卫生统计学不仅是公共卫生与预防医学中的理论与应用性学科，也是现代医学的基础与骨干学科。

（2）劳动卫生与环境卫生学：劳动卫生与环境卫生学是研究自然环境、生产生活环境对健康影响的规律和预防其健康损害的学科。劳动卫生与环境卫生学的主要任务是识别、评价、预测和控制生产生活环境中的有害因素，阐明健康损害的作用机制，寻找预防干预的靶点，制订公共卫生对策以创造良好的生产、生活环境，保护和促进人群健康，推动经济社会可持续发展。

（3）营养与食品卫生学：营养与食品卫生学是研究膳食与机体的相互作用及其对健康的影响、作用机制以及据此提出预防疾病、保护和促进健康的科学。营养与食品卫生学主要研究食物的有益成分与健康的关系，以及研究食物中有害因素与健康的关系。营养与食品卫生学具有很强的科学性、社会性和应用性，对保证人体健康、增强体质、降低发病率和死亡率、延长寿命等均有重大意义。

（4）儿少卫生与妇幼保健学：儿童少年卫生学是以预防儿童少年疾病、增强体质，促进身心健康发育，为成年期健康奠定良好基础，从而提高整体生命质量为目标的科学，以研究儿童少年身心发育随年龄变化的特征，分析影响生长发育的遗传和环境因素，阐明儿童少年机体与学习及生活环境之间的相互关系，制定并评价相应的卫生要求和卫生措施为主要研究领域。

妇幼保健学应用预防医学和临床医学的方法，按照生物-心理-社会医学模式，从个体和群体两个层面，提出保健对策及实施措施。儿少卫生与妇幼保健学主要涉及全生命周期保健、儿童的发育与行为、妇幼营养、妇幼健康促进和疾病综合管理等内容，与儿科学、妇产科学、遗传学、免疫学等医学学科存在联系。

（5）卫生毒理学：卫生毒理学是研究外源性因素（化学、物理和生物因素）对生物体和环境生态系统的损害效应、作用机制及防治措施的综合性学科。学科运用体外（细胞实验）、体内（动物实验）和人群及模式生物等多种研究方法，探讨环境有害因素所致机体损害的机制，为制订卫生标准、开展安全性评价和危险性评估以及确定防治措施等提供科学依据，对于保护人民身体健康、环境安全和国家安全具有重要意义。

（6）军事预防医学：军事预防医学是使用公共卫生与预防医学的研究手段，研究军队平时和战时影响健康的因素，预防疾病和战伤的发生。主要由防原子、防生物、防化学武器的相关医学防护与救助的“三防医学”、军队卫生学、军事作业医学、军人健康心理学、军队流行病学，以及有关高技术武器伤害医学防护等多个学科组成。发展军事预防医学对于增进部队健康，维护国家安全具有重要意义。

（7）社会医学与健康教育学：社会医学与健康教育学主要研究社会性的医学问题及医学的社会问题，并从社会和管理的角度提出解决问题的策略和办法。针对健康相关行为，研究健康教育与健康促进理论和方法，促使人们建立和形成有益于健康的行为和生活方式。是融合医学、行为学、心理学、管理学和社会学等相关学科理论和方法的一门交叉学科。

（8）卫生政策与卫生管理学：卫生政策与卫生管理学从多学科视角研究影响健康的各种因素，重点着眼于政治、经济等因素，致力于提高卫生服务的公平性、效率和可及性。运用卫生统计、卫生监督、卫生法、全球健康、社会学和计量经济学、应用心理学、管理学等多学科的系统研究方法，评价卫生服务和卫生政策效果，研究卫生监督制度和卫生监督实践，解决公共卫生、医疗服务、医疗保障等相关领域的政策和管理问题，优化医疗资源配置，制定有效卫生政策，完善卫生健康相关的法律法规，探讨全球卫生治理策略，在有限的医疗卫生资源条件下创造出最大的健康效益和社会经济效益，促进卫生健康事业高质量发展。

（三）研究生分类化培养

为了不断完善和改进医学学位制度，我国逐步建立了公共卫生与预防医学研究生学术学位和专业学位体系，实施差异化定位、分类培养。表6-1所示为公共卫生学术学位和专业学位硕士研究生培养模式的比较分析[10]。

（四）学术型研究生培养目标

1．硕士学位培养目标　拥护中国共产党的领导，热爱祖国、热爱人民、热爱公共卫生事业。遵纪守法，品行端正，身心健康，具有良好的思想品德和职业道德，培养德智体美劳全面发展的社会主义建设者和接班人，积极为健康中国和全面建成小康社会服务。

掌握一般医学理论知识与技能，系统掌握公共卫生与预防医学专业的基础知识和基本技能，了解所学专业的前沿理论知识，系统了解科学研究工作过程，并具有开展科学研究的能力。具有为人类健康服务的意识，具备不断学习、探索和解决实际问题的能力。掌握开展科学研究的一般过程和基本技能。具有批判性思维和探索科学问题与学术创新的精神。熟悉现场调查的流程，具备解决公共卫生实际问题的能力和组织管理能力。具有团队协作精神，有较强的

表 6-1 我国公共卫生学术学位与专业学位硕士研究生培养模式的比较

内容	学术学位硕士研究生	专业学位硕士研究生
培养类别	学术型	应用型
培养目标	培养从事基础理论或应用基础理论研究的人员，重视科研能力和学术研究水平	培养专业应用型人才，重视知识技术应用能力、实际操作能力和解决实际问题的水平
指导方式	“学徒式”。注重导师与学生在科研中的互动，强调在科研过程中培养与造就高层次公共卫生人才，保证研究生教育的高质量与高水准	“协作式”。有利于提高学生的实践技能和处理实际问题的能力，充分发挥高校和其他机构协同育人的作用
课程设置	基于国内需要、国际认同和学科前沿的原则，充分吸收与卫生健康相关的最新理论、方法和理念；课程设置包括学位基础课、学位专业课、专业选修课和跨一级学科的课程；主要体现多学科合作教学、全英文授课和国际化教学	注重拓宽理论；课程设置注重应用型学位基础课和专业选修课的设计；强化服务实践，注重建设和使用网络资源以服务在各实践基地的学生的学习需求
实践教学	培养方案对实践环节没有具体的要求，培养过程中通过鼓励研究生参与科研项目、暑期学校、学术会议等实践环节拓展视野，锻炼表达能力，提升研究能力	培养方案对实践环节的基地、时间、内容和导师均有明确要求。通过在疾控中心、医疗机构等机构从事现场调查、疾病监测、健康教育等工作，锻炼实践能力，提升解决公共卫生实际问题的岗位胜任力
学位论文	选题一般是导师科研基金项目的内容，是对本学科领域新知识、新理论或新技术的实验研究，要求做出具有理论学术价值的创新性成果。论文质量标准体现为学术性和创新性	选题突出应用性，论文可以是公共卫生专题研究论文或是质量较高的现场调查报告，也可以是科学合理的卫生政策分析报告或典型案例分析
质量评价	主要考核学术能力。一般采用中期考核、答辩等方式。解决的学术问题应具有一定的科学性、先进性和创新性	考核实践能力和学术能力。一般采用报告和答辩等方式。实践能力考核主要通过报告的形式，对学术能力的要求较学术学位研究生低

社会管理和人际沟通能力。能够较准确地表达与交流自己的研究成果，有较强的宣传和社会动员能力。掌握一门外国语，有一定的外语应用能力。

2．博士学位培养目标 拥护中国共产党的领导，热爱祖国、热爱人民、热爱公共卫生事业。遵纪守法，品行端正，身心健康，具有良好的思想品德和职业道德，培养德智体美劳全面发展的社会主义建设者和接班人，积极为健康中国和全面建成小康社会服务。

掌握扎实的公共卫生与预防医学专业基础理论、基本知识和基本技能，熟悉所学专业的前沿理论与知识，专业水平达到较大的广度和深度，具备较强的独立从事科学研究所必需的能力。重点培养具有现场流行病学调查、病原鉴定、实验室检测等技术的复合型公共卫生与预防医学人才，能够识别重大公共卫生问题、处置突发公共卫生事件、评估公共卫生需求和服务、制定和优化公共卫生政策、管理公共卫生项目等，能够将公共卫生科学研究与领导力、实践力、胜任力相结合，倡导和实施改善公众健康工作。具有从事本学科工作的才智与涵养，具有批判性思维、创新性思考和独立开展创新性科学研究的能力。具备科学、规范的撰写学术论文和研究报告的能力，能够充分展示学术成果、进行学术交流和将成果转化应用。至少熟练掌握一门外语，有较强的外语应用能力[11]。

编写人员

沈洪兵（南京医科大学）、李立明（北京大学）、邬堂春（华中科技大学），何纳（复旦大学）、孙长颢（哈尔滨医科大学）、谭红专（中南大学）、夏彦恺（南京医科大学）、王建明（南京医科大学）、靳光付（南京医科大学）、孟庆跃（北京大学）、胡国清（中南大学）、赵妍双（南京医科大学）、陆慧（南京医科大学）

参考文献

[1] 国务院学位委员会第六届学科评议组．学位授予和人才培养一级学科简介［M］．北京：高等教育出版社，2013：311-314．
[2] 毛琛，王岚，李立明．我国流行病学学科发展70年的历程与成就［J］．中华流行病学杂志，2019，40（10）：1173-1179．
[3] 中国科学技术协会．2014—2015公共卫生与预防医学学科发展报告［M］．北京：中国科学技术出版社，2016：3-6．
[4] 夏青，王耀刚．新医科视角下公共卫生与预防医学一流学科建设策略［J］．中国公共卫生，2019，35（10）：1453-1456．
[5] National Center for Education Statistics．Classification of Instructional Programs［EB/OL］．https：//nces．ed．gov/ipeds/cipcode/Default．aspx？ y=56．
[6] 李颖，李莉，牛玉存，等．国家新型公共卫生与预防医学体系建立的几点思考［J］．中华预防医学杂志，2020，54（5）：469-474．
[7] 吴凡，汪玲．“双一流”建设背景下医学研究生教育改革的思路与实践［J］．中国卫生资源，2019，022（006）：399-404．
[8] 张勤，易婧婧，涂文记．2021年医学教育重要进展［J］．中华医学信息导报，2022，37（2）：7-7，9．
[9] 杨维中，冷志伟，单广良，等．群医学：弥合预防医学与临床医学裂痕的新兴学科［J］．中华医学杂志，2020，100（26）：2001-2005．
[10] 尤小芳，汪玲，吴凡，何更生．公共卫生科学学位与专业学位研究生培养模式比较［J］．中国卫生资源，2020，23（2）：148-151．
[11] 段丽萍．医药学学位与研究生教育及学科建设政策文件汇编［M］．北京：北京大学医学出版社，2019．

第二节　公共卫生专业学位发展与应用型人才培养

一、公共卫生专业学位发展概况

公共卫生与预防医学是以人群为主要研究对象，研究环境自然因素及心理、行为、社会等因素对人群健康的影响规律，并探讨健康促进和疾病防治策略与技术的学科[1]。在公共卫生教育发展的历史上，对公共卫生人才培养存在两种观点和培养方式：一是以德国为代表的把公共卫生教育建立在科学研究的基础上，目的是培养公共卫生学家，学习重点是流行病学、卫生统计学等；二是以英国为代表的着重于卫生立法和公共卫生管理，目标是培养公共卫生管理人员。随着时代发展，当代公共卫生教育倾向于两者结合，以美国为代表，培养既能进行科学研究，又能从事公共卫生实践与管理的公共卫生医师，培养重点是预防医学和卫生管理教育，此培养模式已成为当前公共卫生教育的主要形式[2-4]。

公共卫生硕士（MPH）是国际公认的公共卫生领域主流学位，是为公共卫生领域培养的一种高层次专门人才。相对于传统公共卫生科学硕士的教育培养，MPH 更侧重于实际工作能力的培养[5]。

公共卫生博士（DrPH）是国际上通行的一种培养模式，为公共卫生与疾病预防控制领域培养高级管理或专业技术人才，特别是培养在国家、区域及全球范围内有专业影响力、国际视野和宽泛知识结构的高级专门人才[6]。

为了培养适应我国社会经济发展以及医疗体制改革和发展需要的高素质、高层次的公共卫生专业应用型人才，并且与国际公共卫生教育及人才培养接轨，教育部自 2002 年开始正式实施非全日制公共卫生硕士专业学位研究生教育。旨在培养具有良好的一线公共卫生实践和职业胜任能力，同时具备一定科研潜能，能够独立从事公共卫生、预防医学、卫生行政管理、医疗保健管理等相关领域的高素质、高层次的公共卫生应用型人才。首批全国有 24 所大学公共卫生学院作为试点单位，招收和培养非全日制的公共卫生硕士，毕业的学生可获得公共卫生专业学位。2010 年起，教育部又启动实施全日制公共卫生硕士专业学位教育，毕业的学生可获得研究生学历并授予公共卫生硕士专业学位。通过多年实践，初步形成了具有中国特色的公共卫生专业学位研究生教育体系，也为在全国高校公共卫生学院、卫生系培养公共卫生专业学位奠定了基础和提供了经验[1]。

二、我国公共卫生专业学位设置与人才培养的现状与问题

新中国的公共卫生教育始自 20 世纪 50 年代，截至 2019 年全国有 120 所高校开设公共卫生与预防医学类本科专业，96 所高校开展硕士研究生教育，36 所高校开展学术型博士研究生教育。目前全国共有 155 所高校设置公共卫生教育教学或科研组织机构，其中设置公共卫生学院的高校 88 所，培养了大批高素质公共卫生人才[7]。

截至 2018 年，已有 79 个 MPH 培养单位，为公共卫生行业培养了大批急需人才[6]。然

而，与临床医学高等教育相比，我国公共卫生高等教育体系尚不完善，虽然已拥有了 MPH 专业学位教育，但仍缺乏博士培养方面的专业学位，即公共卫生博士（DrPH）。我国公共卫生领域的博士培养主要沿袭的是研究型博士的培养方法，授予的是学术博士学位（即哲学博士，PhD），结合公共卫生各专业的特点所从事的研究包括两个方面，一是公共卫生领域内的基础性研究，二是人群预防实践性研究，后者的工作更接近公共卫生博士（DrPH）的培养要求。但是总体来看，还主要侧重于理论研究性工作。

同时，我国近 20 年的 MPH 教育，培养了大批公共卫生领域的高级应用型人才，他们具有继续教育、进一步提升专业能力的需求；公共卫生博士教育作为 MPH 教育的延伸，具有广泛的社会需求，特别是面对新冠病毒疫情防控的新形势，社会上已经形成了对公共卫生领域的应用型高级人才需求激增的局面。

三、国外公共卫生专业学位设置与人才培养的典型模式与经验

不同国家公共卫生教育的学制与专业设置不同，但大部分高校都以培养硕士为主，提供本科教育的大学不多。如美国的公共卫生教育分为 school of public health 或 health education program。通常公共卫生学院，有硕士（MPH，专业学位；master of science，MS，学术学位）和博士教育（PhD，侧重研究；DrPH，侧重公共卫生实践），很少有本科教育。在生源上，对于公共卫生领域的 MPH 和 MS 学位，任何有本科学位的人均可申请；PhD 和 DrPH 通常必须获得生物医学卫生相关硕士学位后可以申请。预防医学住院医生项目，只有那些医学院毕业生可以申请。美国 35 所通过论证的公共卫生学院，每年录取几十人到 400 人不等，几所最主要的学校每年录取 300 ~ 400 人，主要是 MPH 学生，以有生物或社会学背景的本科生为主。MPH、MS 学位，通常为 2 年（2 ~ 3 年），以课程和毕业实习为主。PhD 和 DrPH 以研究课题为主，没有固定时间，通常为 4 ~ 5 年（3 ~ 8 年）结束，以达到毕业要求为准（如发表文章等）。

不同国家公共卫生教育内容大致相似，在美国、英国、瑞典、瑞士、澳大利亚、印度、泰国等具有公共卫生教育的高校中，所有的公共卫生学院都设有生物统计学系、流行病学系、环境卫生学系，90% 的公共卫生学院设有与卫生政策管理、社会卫生行为、人口与健康保健、国际卫生、营养健康等有关的学系；不同的学院根据其大小，有的学系可能为研究所或研究室，但教学科研内容大致相同。以美国公共卫生教育为例，美国把生物统计作为公共卫生教育的基础学科，每所公共卫生学院都设有生物统计学系，教学科研内容涵盖了数理统计理论与方法及其在医学与公共卫生领域的应用，并与流行病学形成明显的交叉；环境卫生的教学科研覆盖了自然环境和生产环境的内容，根据教师的研究方向不同，开设的课程也有所不同；毒理学的教学科研与药理学在一起，有些环境卫生、营养、妇幼等部分老师的研究方向与毒理学相关；而美国一些较大的公共卫生学院还设有与基础医学相关的边缘学科。

世界上许多国家高等院校的公共卫生教育已迎来新的挑战和变革，如如何确定培养对象、领导技能如何训练、DrPH 课程如何设置等。公共卫生教育的专业设置、课程结构方面都在朝着综合化的方向发展，必修课在逐渐减少，选修课在逐渐增加。在专业设置上，随着科学技术的迅速发展与需要，其范围已和以往有所不同，且不少是综合性的，如综合性生物科学，综合性物理科学等；加强预防医学管理科学中的教育，增加了一些管理学科的课程，如卫生政策、卫生经济、卫生行政、

法律、卫生计划、卫生保健制度、健康教育等，以增加学生的社会管理学方面的知识和技能。

美国的公共卫生博士（DrPH）教育强调的是以实践为导向的博士教育，并且其培养规模一直呈上升态势，从 1995 至 2006 年，开展 DrPH 教育的公共卫生学院从 18 所增加到 25 所，期间 DrPH 的学生数量增加了 40%。图 6-1 显示美国公共卫生教育协会（CEPH）认证的 49 所公共卫生学院 2001—2011 年公共卫生博士学生人数以超过 12% 的年增长率逐年增加。

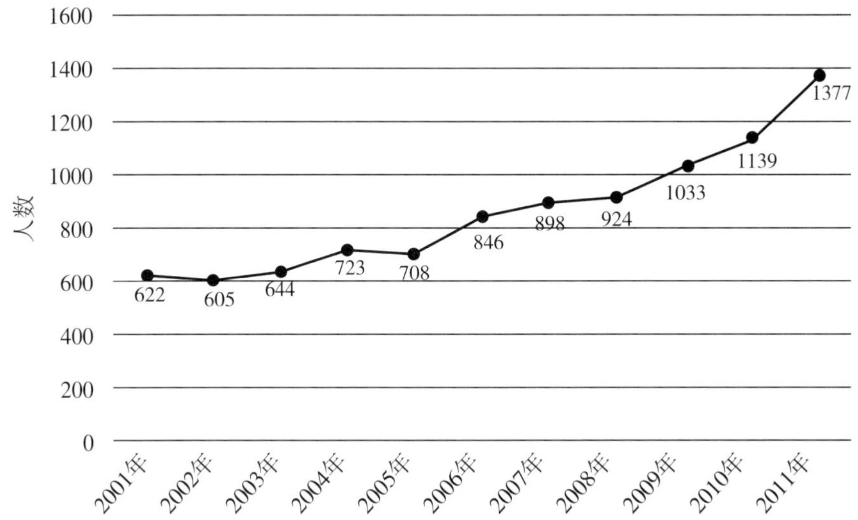

图 6-1 美国认证的 49 所公共卫生学院（SPH）2001—2011 年公共卫生博士人数变化

美国公共卫生博士培养模式表现出多样性、复杂性和重视课程教育等特点。多样性是说其 DrPH 培养在不同的学校有不同的模式和方法，哈佛大学和北卡洛琳娜大学的教育都强调 DrPH 的职业学位特点，而哥伦比亚大学在实践中并没有过多地区分两者的差别。复杂性体现在实践中较难区分 DrPH 与 PhD，不同的专业在界定两者的区别上标准可能不能统一，北卡洛琳娜大学的 DrPH 培养具有明显专业性差异。重视专业和实践课程的教育是各个大学 DrPH 培养中的共同特色，而这也是教育质量得以保证的重要基础，课程的多样、理论与实践结合以及多学科交叉形成了美国 DrPH 教育的特色。约翰·霍普金斯大学彭博公共卫生学院在其公共卫生博士教育实践中给出了 DrPH 与 PhD 教育的差异，如表 6-2 所示，这也反映了美国公共卫生博士培养的基本观点和要求，即培养以实践为导向的公共卫生高级领导型人才。

四、我国公共卫生专业学位发展与人才培养展望

2019 年暴发的新冠肺炎疫情是新中国成立以来传播速度最快、感染范围最广、防控难度最大的一次重大突发公共卫生事件，给我国经济社会发展带来巨大冲击。在抗击新冠肺炎疫情过程中暴露出许多公共卫生教育和人才队伍建设的短板：全社会对预防为主的卫生健康工作方针认识不足，“将健康融入所有政策”更多地停留在口号；公共卫生立法不全，同时存在有法不依、执法不严的情况；疾病预防控制机构在疫情防控中缺少话语权、行政管理权和信息发布

表 6-2　美国约翰·霍普金斯大学公共卫生人才 PhD 和 DrPH 培养的差异比较

PhD	DrPH
解决来自科学疑问或研究领域的问题	解决来自公共卫生领域的问题，包括政策探讨
强调新科学知识的发现和假设驱动的研究	强调运用科学知识解决公共卫生的现实问题，可能也会用到假设驱动的方法
对某科学领域的理论贡献	对公共卫生实践的贡献，常表现为多学科的
分析技能运用在基础科学研究	分析技能运用来评估公共卫生问题或项目
成为某方法学领域的领导者	成为公共卫生实践领域的领导者
未来的职业在学术或研究机构	未来的职业在公共卫生部门，也包括学术机构
其成果或发现在科学领域交流	其成果或发现与公众或决策者交流

权；疾病防控、临床救治、科研支撑之间缺乏有效的协同机制；基层医疗卫生服务和疾病防控工作网底薄弱；应对突发公共卫生事件或重大疫情的技术和物资储备不足等 [8]。突发应急和疫情防控的所有事情要靠人去落实。所以，根本性问题是我国公共卫生教育与疾控人才队伍的建设问题。在疫情出现阶段，缺少临床鉴别能力强、依法报告意识强和即时防控措施强的专家队伍；在疫情发展阶段，缺少上得去、用得上、能调查、懂规律的现场流行病学专业技术骨干；在疫情上升阶段，缺少防控策略与措施“一锤定音”的疾控专家，也缺少有效指导社会各界采取有效防控救治措施的大量防疫专家、临床专家和医学科技专家。突发公共卫生事件和重大疫情的应对防控往往需要具备医学、法律、管理、人文等多学科背景的高级公共卫生专门人才 [6]。新冠暴露出的问题也对我国公共卫生领域高层次应用型专门人才的培养提出了挑战。

2020 年 3 月，习近平总书记在《求是》杂志发表文章指出，要改革完善疾病预防控制体系，坚决贯彻预防为主的卫生与健康工作方针，坚持常备不懈，将预防关口前移，避免小病酿成大疫，加强公共卫生队伍建设 [9]。我们要加强疾病预防控制体系人才队伍建设，建立与国家需求相适应的人才队伍，健全执业人员培养、准入、使用、待遇保障、考核评价和激励机制，同时改革公共卫生人才培养工作，解决人才队伍结构中的高层次应用型人才短缺的现况 [5]。

2020 年 9 月，习近平总书记在科学家座谈会上强调，要坚持面向世界科技前沿、面向经济主战场、面向国家重大需求、面向人民生命健康，不断向科学技术广度和深度进军 [10]。新时代新形势下，结合“四个面向”，加强培养高层次、创新型、应用型、复合型公共卫生人才是适应国家重大战略，服务国家重大需求的题中应有之义。

目前，我国尚无公共卫生博士专业学位类型，公共卫生领域博士仍然是学术型 PhD 教育 [11]。因此，加快推进公共卫生博士专业学位研究生教育并将其纳入公共卫生高等教育体系势在必行 [12]。

（一）推进公共卫生博士专业学位研究生教育势在必行

1. 提升我国公共卫生领域高层次人才的实践能力和应急能力　公共卫生实际工作所面对的不仅包括个体和群体，还包括公共关系的协调和处理。在突发性公共卫生事件中，既要具备现场判断能力，协助行政管理部门做出决策，同时还需具备现场指挥能力，协助相关部分处理应对。目前我国公共卫生领域博士培养模式单一，培养体系不够完整，侧重于学术研究能力的培养，一定程度上忽略了公共卫生职业素养、应急事件处理能力、领导力和实践能力的培养，毕业生运用科学知识解决公共卫生实际问题的能力较弱，难以成为在重大疫情面前“一锤定音”的公共卫生专家和防控救治的管理者。

随着经济社会的发展，为应对当前及未来社会发展可能出现的各种复杂公共卫生问题，我国对公共卫生领域高层次应用型人才的需求激增。我国目前仅有的公共卫生 PhD 培养规模较小，截至 2019 年每年全国招生仅 400 人左右，很难满足公共卫生领域高层次人才的需求。毕业生就业多数在大专院校、科研单位或出国深造，很少去疾病预防控制中心等公共卫生机构[12]。目前我国公共卫生机构从业人员受教育水平相对较低，高层次公共卫生人才短缺已成为制约公共卫生事业发展的瓶颈[13-14]。2018 年，我国各级疾病预防控制中心工作人员中，仅有 44.2% 为大学本科及以上学历[15]。新冠肺炎疫情也暴露出公共卫生人才数量与质量的不足的问题，亟须扩大公共卫生人才培养规模并提高人才培养质量。

2．与国际公共卫生高层次人才的培养体系接轨 虽然不同国家公共卫生教育的学制与专业设置有所差异，但美国、英国、瑞典、瑞士、澳大利亚等国多以研究生教育为主，硕士教育包括 MS 和 MPH，博士教育包括 PhD 和 DrPH。公共卫生教育的课程结构等朝着综合化的方向发展，特别强调培养学生社会管理的知识与技能。约翰·霍普金斯大学彭博公共卫生学院和哈佛大学公共卫生学院自 20 世纪 90 年代开始进行公共卫生博士教育改革，其 DrPH 培养以实践为导向的公共卫生高级领导型人才[16]。自 2013 年开始，哈佛大学公共卫生学院 DrPH 教育创新性地将公共卫生科学研究成果与领导力和实践能力培养相结合，培养能够倡导和实施改善公众健康工作的公共卫生未来领导人[17]。哈佛大学 2017—2019 年培养了 48 名 DrPH 毕业生，其中 2017 年 8 个，2018 年 25 个，2019 年 15 个[18]。美国 DrPH 学位授予人数从 1992 年的 448 人上升到 2004 年的 701 人，2016 年达 1803 人。根据美国公共卫生学院和公共卫生项目（ASPPH）的统计，从 1996 年至 2016 年，美国公共卫生博士学位授予人数总体上呈现上升趋势[19]。美国约翰·霍普金斯大学 2017—2019 年的 DrPH 毕业生就业率最高的单位是学术机构和医疗保健服务相关机构[20]。哈佛大学 2017—2019 的 DrPH 毕业生大多数就业于大学、研究所等机构以及世界卫生组织、卡特中心等非盈利性或非政府组织[18]。

3．我国具备开展公共卫生博士专业学位研究生教育的基础 新中国成立以来，特别是 20 世纪 50 年代院校调整以来，我国预防医学专业本科人才培养已有近 70 年的历史，还有 40 多年的公共卫生与预防医学博士和硕士学术学位教育的经验。自 2002 年开展 MPH 教育以来，培养质量不断提升，形成了适应中国国情的 MPH 培养体系。以参与申报高层次应用型公共卫生人才培养创新项目的 35 所高校（3 所军医大学及军事科学院除外）为例，高校师资力量雄厚，拥有 5000 余名教职工，其中副高及以上职称教师有 1700 余名，博士生导师 700 余名，硕士生导师 1600 余名。拥有包括医院、疾病预防控制中心等在内的 600 余个教学实践基地。为了拓宽学生的国际视野，部分高校建立了海外教学基地。例如北京大学在非洲马拉维、亚洲缅甸和欧洲格鲁吉亚建立了 3 个海外教学科研基地。各所学校在教学基地制定了选聘制度，选聘了一批科研能力强、实践经验丰富的现场导师，在人才培养过程中产教融合成果显著。例如南京医科大学在江苏省疾病预防控制中心聘任 3 名学术型博导，1 名专业型博导，27 名硕导，截至 2020 年 8 月，已经培养出研究生约 210 人、非全日制 MPH 约 140 人。双方人员合作获得教育部科学技术进步奖二等奖、中华预防医学会科学技术奖二等奖等 10 多项省部级奖项。长期的经验、数量充足的实践基地、实力雄厚的师资队伍可以保证公共卫生博士专业学位人才的培养。除此之外，公共卫生博士专业学位人才的培养有充分的生源保障。这35所高校在2017—2020年共授予5017个MPH学位，其中2017—2018学年度1764个、2018—2019学年度1808个、2019—2020学年度1445个。毕业生在一定程度上缓解了我国公共卫生高层次应用型人才缺乏的状况。MPH教育培养出的大批从业骨干有着继续深造的需求。截至2018年，我国有882 671名专业公共卫生机构工作人员（包括疾控预防控制中心187 826名工作人员[15]），这些为开展DrPH教育奠定了基础。

4．先期探索初见成效　西安交通大学联合北京协和医学院、北京大学、复旦大学、上海交通大学、浙江大学等高校在美国中华医学基金会的资助下，成立了全国公共卫生博士专业学位教育研究协作组，于2011年起进行中国DrPH培养方案的制定工作。西安交通大学于2015年开始DrPH培养试点，但是因为DrPH尚未获得国家正式批准，学生达到PhD学位授予要求者授予PhD。通过毕业生的反馈，他们认为在培养过程中实践能力、人际交流能力显著提升。通过社会实践促进了主动发现、分析、解决公共卫生问题能力的提高。北京大学于2016年开始进行DrPH培养探索，启动公共卫生博士（DrPH）人才培养试点工作，并自2017年起已招收4届计32名学生，积累了较为丰富的经验。为加强实践教学，北京大学公共卫生学院在北京、青岛、深圳等国内多地建立了24个预防医学专业实践教学基地；并在非洲马拉维、亚洲缅甸和欧洲格鲁吉亚建立了3个海外教学科研基地。

5．"高层次应用型公共卫生人才培养创新项目"发挥推动作用　2020年启动的高层次应用型公共卫生人才培养创新项目重点改革任务和主要举措包括了加强应用型公共卫生博士人才培养，具体举措包括探索应用型博士培养模式以及探索与国外高水平大学联合培养博士，提升人才培养国际化水平。参与项目高校均计划每年招收10～15名DrPH，并利用国家留学基金委"国家建设高水平大学公派研究生"等出国留学项目，与国外高水平大学联合培养公共卫生博士。其中北京大学已经与美国哈佛大学、耶鲁大学、约翰·霍普金斯大学、英国牛津大学、伦敦热带病与公共卫生学院等多所院校建立更加紧密的研究生联合培养体系。并计划在此基础上，拓展DrPH的联合培养。而西安交通大学引进全职外籍师资2名，提升了教师培养DrPH的能力，也提升了DrPH培养国际化水平。

（二）公共卫生博士专业学位发展与人才培养展望

1．专业学位概况　公共卫生博士（DrPH）是公共卫生领域应用型专业人才培养的最高学位。DrPH教育旨在为我国公共卫生行业培养具有国际视野、专业知识和实践技能的跨学科领导型高层次专门人才。

我国要努力建设创新型公共卫生博士教育，创立和发展具有中国特色的"公共卫生博士"专业学位研究生教育，更新教育理念，培养了解中国卫生国情、掌握疫情防控知识、具备创新科研能力、学科交叉融合能力、具有全球健康视野和协调管理潜力的高级复合型公共卫生人才。

2．培养方式和年限　DrPH培养宜采取全日制为主、非全日制为辅的培养方式，学制为3年至6年（遵从教育部和培养单位的一般规定）。DrPH培养应采取学术导师与行业导师联合指导的双导师负责制，鼓励探索以行业导师为主、学术导师为辅的培养模式。面向的职业领域、就业岗位及其职业能力要求公共卫生博士（DrPH）培养的是跨学科领导型高层次公共卫生专门人才，如公共卫生政策制定者、突发公共卫生事件应急管理者、公共卫生项目管理者、公共卫生高级咨询专家以及公共卫生高级研究者等。

DrPH 教育应该培养热爱祖国，拥护中国共产党的领导，较好地掌握马列主义、毛泽东思想和中国特色社会主义理论的基本体系和方针政策，遵纪守法，品德良好，身心健康，学风严谨，具有积极投身中国特色社会主义事业的使命感和事业心的人才。同时，DrPH 教育应采取以实践为导向、多学科交叉的培养模式，培养学生将知识转化为有效健康干预的实践能力。DrPH 应该具备的能力包括：

（1）具有扎实的专业基础和理论知识，深入了解公共卫生领域最新研究成果、发展动态和全球进展；有宽广的知识面，掌握与公共卫生相关的其他学科的专业基础知识。

（2）熟练掌握本学科的基本方法及技能，具备组织和实施公共卫生调查或干预等工作所必需的技能，发现、分析及解决健康问题的能力，前瞻性研发针对健康问题的政策及策略的能力。

（3）具有从事公共卫生实际工作的能力，具备解决复杂公共卫生实践问题、进行公共卫生技术创新以及规划、组织、实施和评价公共卫生实践的能力。

（4）具备评估和使用不同受众之间的沟通策略，促进健康相关问题的宣教、知情及强化实施，以促进公众健康，影响有关促进公共卫生政策和做法的决策能力。

（5）利用科学知识，资料分析，交流和建立共识来影响有关促进公共卫生的政策和实践活动的能力。

（6）严格遵守学术研究和学术活动的基本规范。

（7）有事业心、责任感和团队精神，具有良好的领导、管理和沟通能力。

3．可能涵盖的领域及其内涵 根据目前各培养单位对学术博士的培养学科及研究方向，结合人才需求情况，涵盖的领域可以是“宽口径”的，如疾病预防与控制、环境与健康、妇幼健康、老龄化与健康、营养与食品安全、公共卫生应急管理、健康大数据、卫生政策与管理等，也可以发挥各培养单位的优势，细化专业领域如全球健康、生活方式与行为医学、妇幼与青少年健康、跨境公共卫生、社区卫生与健康教育、传染病预防与控制、慢性病预防与控制、人工智能与健康大数据、精神卫生、伤害防控、现场流行病学、职业卫生、慢病与膳食营养、食物安全风险评估、卫生毒理、卫生检验检疫、心理卫生与健康等、特殊人群与健康、公共卫生政策与应急管理等。

4．与职业资格的衔接 DrPH 生源以医学或生命科学特别是公共卫生背景的硕士毕业生为主；为鼓励和引导学科交叉，对“非公卫背景”的申请者，一般应具有 1 ～ 5 年公共卫生领域工作经历，但应补修 MPH 核心课程并考核合格；具备卓越领导能力和（或）领导潜力的中级人才可优先。对申请者工作经历及年限的要求，可由培养单位自主规定，如具有 MPH、PhD 学位且主要从事公共卫生的应用研究或公共卫生事业的申请者，可适当放宽条件，要求半年相关工作经验。鼓励培养单位对推免直博、硕博连读进行探索，但建议初始阶段从严掌握。

5．获本专业学位应接受的实践训练 DrPH 在读期间需在公共卫生相关业务或管理部门进行 6 ～ 12 个月（具体可由培养单位确定）的社会实践或专业实习，完成相应的研究或调查报告。特别鼓励到国际卫生机构和科研机构实习研修。导师组根据学生的表现、著作和调查报告，进行实践或实习评估，并作为常规中期考核的重要组成部分，通过考核者将获得毕业所需的实践学分。

6．学位论文基本要求 DrPH 学位论文是学术能力的基本体现。通过课程学习和实践后，学生在导师小组的指导下，选择公共卫生领域中具有创新性、重要性和可行性的实践问题，以此为基础制定学位论文研究计划。通过学位论文研究培养学生将核心理论知识与公共卫生实际问题相结合的能力，实现课堂理论与方法、实践技能与具体研究相结合，以期为同领域研究做出创新性贡献，并强调研究成果对实际工作的指导意义。

7. 需要重点关注和考虑的问题 我国目前还无法做到美国大学公共卫生学院 DrPH 教育的多样与个性，美国的模式也不能直接照搬到我国，应结合中国实际和教育特点，走适合中国自己的 DrPH 教育之路，但应当遵循 DrPH 教育的基本指导思想：DrPH 教育培养的是公共卫生领域中跨学科领导型高级人才。因此，在中国开展公共卫生博士教育时需要注重考虑如下问题。

（1）建立适合中国国情的 DrPH 培养方案，明确 DrPH 教育为以实践为导向的公共卫生高级人才的培养。

（2）构建适宜的核心课程体系，加强课程教育，形成有中国特色的 DrPH 教育课程体系。

（3）DrPH 教育的专业领域需要有所侧重，培养单位宜选择合适的领域或专业作为试点，成熟、稳定后再适度扩大专业领域。

（4）试点阶段，各个公共卫生学院合作，优势互补，强化 DrPH 教育的师资。

（5）以全日制学习为主，仔细遴选学生，既要有扎实的理论功底，还需要具备一定的公共卫生领域领导潜质。

（6）采取多种培训方式，包括与美国等公共卫生博士教育发达国家的公共卫生学院合作，邀请相关专家开展讲座或课程，或选送优秀学生外出接受短期培训或实践。

未来 5 年培养的 DrPH 总人数希望达到 1750 ~ 2625 人，未来 10 年培养的总人数则至少应该达到 3500 ~ 5250 人。通过 DrPH 教育培养出来的应该是面向未来的、对中国公共卫生有深刻理解、能够解决中国公共卫生实际问题的公共卫生领军人才。

编写人员

孟庆跃（北京大学）、李立明（北京大学）、王志锋（北京大学）、庄贵华（西安交通大学）、贾金忠（北京大学）、魏雪涛（北京大学）、何纳（复旦大学）、郝元涛（中山大学）、罗会明（中国疾病预防控制中心）、朱泉熔（北京大学）

参考文献

[1] 全国专业学位研究生教育指导委员会. 专业学位类别（领域）博士，硕士学位基本要求 [M]. 北京：高等教育出版社，2015：404-405.

[2] 姚站馨，袭著革. 国内外公共卫生专业硕士（MPH）教育现状及发展启示 [J]. 解放军预防医学杂志，2011，29（6）：459-462.

[3] 李立明，李晓晖. 美国公共卫生教育的历史、现状及展望 [J]. 中国高等医学教育，1995（4）：43-45.

[4] 陈莎，曾诚，李晓松，等. 美国公共卫生教育的认证制度 [J]. 现代预防医学，2014，41（11）：1921-1923，1927.

[5] 中华预防医学会新型冠状病毒肺炎防控专家组．关于疾病预防控制体系现代化建设的思考与建议［J］．中华流行病学杂志，2020，41（4）：453-460．

[6] 任涛，吕筠，余灿清，等．疫情后时代我国公共卫生教育和人才队伍建设的思考［J］．中华预防医学杂志，2020，54（5）：457-464．

[7] 教育部．关于政协十三届全国委员会第三次会议第0487号（医疗体育类047号）提案答复的函［EB/OL］．(2021-01-26)http：//www.moe.gov.cn/jyb_xxgk/xxgk_jyta/jyta_gaojiaosi/202101/ t20210126_511089．html．

[8] 中华预防医学会新型冠状病毒肺炎防控专家组．关于疾病预防控制体系现代化建设的思考与建议［J］．中华流行病学杂志，2020，41（4）：453-460．DOI：10.3760/cma.j.cn112338-20200225-00166．

[9] 习近平．全面提高依法防控依法治理能力 健全国家公共卫生应急管理体系［EB/OL］．（2020-02-29）/dukan /qs /2020-02/29/c_1125641632．html．

[10] 习近平．习近平在科学家座谈会上的讲话［EB/OL］．（2020-09-11）http：//jhsjk.people.cn/article/31858850?isindex=1．

[11] 党少农，庄贵华，王学良，等．公共卫生博士（DrPH）专业学位教育的特点及其在中国实践的思考［J］．中国高等医学教育，2015，（12）：114-115．

[12] 颜虹，庄贵华，任涛，等．我国设置公共卫生博士专业学位势在必行［J］．中华医学教育杂志，2020，40（4）：248-251．

[13] 陈浩，熊勇超，王园，等．2011-2015年全国省级疾病预防控制中心人员流动情况分析［J］．中国公共卫生管理，2018，34（2）：185-188．

[14] 黄嫣，曹淳力，武佳妮，等．中国疾病预防控制人力资源现状及其研究进展［J］．中国公共卫生管理，2017，33（3）：334-338．

[15] 国家卫生健康委员会．中国卫生健康统计年鉴［M］．北京：中国协和医科大学出版社，2019：66．

[16] Riegelman R K．Undergraduate public health education：past，present，and future．［J］．American Journal of Preventive Medicine，2008，35（3）：258-263．

[17] Berman P，Frenk J．The New Harvard Doctor of Public Health：Lessons From the Design and Implementation of an Innovative Program in Advanced Professional Leadership［J］．Public Health Reports，2018．133．

[18] Harvard T．H．CHAN SCHOOL OF PUBLIC HEALTH．Graduate Employment Outcomes［EB/OL］．（2022-02-20）https：//www.hsph.harvard.edu/career-services/graduate-employment-outcomes/．

[19] Leider JP，Plepys CM，Castrucci BC，Burke EM，Blakely CH．Trends in the Conferral of Graduate Public Health Degrees：A Triangulated Approach．Public Health Reports．2018，133（6）：729-737．

[20] Johns Hopkins Bloomberg School of Public Health．JHSPH Career Outcomes Survey Report［R/OL］．（2021-04-18）https：//www.jhsph.edu/offices-and-services/career-services/for-students/career-resources/JHSPH%20Career%20Outcomes/Career-Outcomes-Report.html．

第七章　中医学发展与人才培养

第一节　中医学学科发展与学术型人才培养

一、中医学学科发展概况

中医学有数千年的历史，是中华民族在长期的生产与生活实践中认识生命、维护健康、战胜疾病的宝贵经验总结，是中国传统文化的结晶。中医学在其形成与发展过程中，不断汲取哲学成就，用精气、阴阳、五行等哲学思想，阐述关于生命、健康、疾病等一系列医学问题，构建了独特的医学理论体系。除古代哲学思想对中医学理论体系的构建起到重要作用外，古代的天文学、气象学、地理学、物候学、农学、生物学、矿物学、植物学、军事学、数学以及酿酒技术、冶炼技术等，都对中医学理论体系的形成与发展起到重要的促进作用。

1956 年，国家设立北京中医学院、上海中医学院、广州中医学院、南京中医学院和成都中医学院，开启了中医药高等教育的先河。改革开放以来，国家对中医药的支持更是迈上一个新台阶。2016 年 2 月 22 日，国务院印发《中医药发展战略规划纲要（2016—2030 年）》（以下简称《纲要》）[1]。《纲要》指出新中国成立后特别是改革开放以来，党中央、国务院高度重视中医药工作，推动中医药事业发展取得了显著成就。截至 2014 年年底，全国共有中医类医院（包括中医、中西医结合、民族医医院）3732 所，中医类医院床位 75.5 万张，中医类执业（助理）医师 39.8 万人，2014 年中医类医院总诊疗人次 5.31 亿。中医药在常见病、多发病、慢性病及疑难病症、重大传染病防治中的作用进一步彰显，得到国际社会广泛认可。2014 年中药生产企业达到 3813 家，中药工业总产值 7302 亿元。《纲要》提出了未来 15 年中医药发展的原则，强调要坚持以人为本、服务惠民；坚持继承创新、突出特色；坚持深化改革、激发活力；坚持统筹兼顾、协调发展。到 2030 年，中医药治理体系和治理能力现代化水平显著提升，中医药服务领域实现全覆盖，中医药健康服务能力显著增强，在治未病中的主导作用、在重大疾病治疗中的协同作用、在疾病康复中的核心作用得到充分发挥。重点任务中特别指出要完善中西医结合人才培养政策措施，建立中医药师承教育培养体系，将师承教育全面融入院校教育、毕业后教育和继续教育；鼓励医疗机构发展师承教育，实现师承教育常态化和制度化；明确了中医药传承工作在中医教育体系建设中的重要地位。

2016 年 12 月 25 日，十二届全国人大常委会第二十五次会议审议通过了《中华人民共和国中医药法》，成为中医药发展史上的里程碑。中医药法明确“中医药”是包括汉族和少数民族医药在内的我国各民族医药的统称，中医药事业是我国医药卫生事业的重要组成部分。发展中医药事业应当遵循中医药发展规律，坚持继承和创新相结合，保持和发挥中医药特色和优势。中医药法充分考虑到中医药的特点和发展需要，对执业医师法、药品管理法、医疗机构管理条例等规定的管理制度进行改革完善。2019 年 10 月，国务院印发《中共中央 国务院关于促进中医药传承创新发展的意见》，提出一系列加强中医药人才队伍建设的意见，包括改革人才培养模式，强化中医思维培养，改革中医药院校教育，调整优化学科专业结构，强化中医药专业主体地位；优化人才成长途径，通过学科专科建设、重大科研平台建设和重大项目实施等，培养造就一批高水平的中医临床人才和多学科交叉的中医药创新型领军人才，支持组建一批高层次创新团队等重要举措。

中医药进入现代国际社会并迅速发展和推广。1977 年 12 月，针灸疗法首次被美国国立卫生研究院肯定；1996 年，美国食品药物管理局（FDA）解除对针刺疗法的限制，推动针刺治疗进入医保行列；1973 年，针灸的合法地位在马萨诸塞州被首次承认，历经 13 年的发展与推广，至 1986 年全美至少 51 个州承认并确立中医针灸的合法地位。1992 年，美国国立卫生研究院设立了研究室，并在 1998 年将其升级为国家补充替代医学研究中心，创办了《替代医学与补充医学》期刊。考虑到越来越多的人在治疗疾病时愿意选择并接纳一种或多种补充医学治疗方式，西方社会医疗保险公司也开始将其纳入医保范围。至此，补充和替代医学逐渐纳入了西方医学教育课程和住院医生培训计划，美国的一流大学包括加利福尼亚大学、斯坦福大学、哈佛大学、马里兰大学和哥伦比亚大学等的医学院或附属医院相继成立补充和替代医学中心。

中医药逐步纳入国际医药体系。2000 年 5 月 9 日，中医注册法案在澳大利亚维多利亚州议会中顺利通过。这标志着西方国家首次在法律上认可中医是一门独立的医学，享有与西医同等的地位。2004 年 6 月 8 日，紧跟澳大利亚步伐，英国中医开始走向“法制化”——成立了中医管理委员会。另外，在越南、俄罗斯、新加坡、古巴和阿联酋等国已允许中药以药品形式注册。全球（包括 30 多个国家和地区）开办了数百所中医药院校，中医学子遍布世界各地。

2016 年 12 月 6 日，国务院新闻办发布《中国的中医药》白皮书，指出中医药已传播到 183 个国家和地区，据世界卫生组织统计，针灸已被 103 个会员国认可并使用，设立与传统医学相关法律法规的会员国有 29 个（其中 18 个国家已将针灸纳入医疗保险体系）。从 20 世纪 70 年代以来，世界卫生组织不断促进中医药在全球范围的传播与发展。1976 年，传统医学事业被列为世界卫生组织主要工作之一。1986 年，《世界卫生组织纪事》介绍“针灸在现代保健中的应用”，有力推动了针灸在各国的发展。世界卫生组织西太平洋区特别制订国际所接受的标准针灸穴名方案。2008 年，在中国北京举办的首届传统医学大会上，世界卫生组织发布《北京宣言》以主张发展传统医学。世界卫生组织积极敦促会员国实施《世界卫生组织传统医学战略（2014—2023 年）》，并在其主办的第 62 届（2009 年）和第 67 届（2014 年）世界卫生大会两次通过《传统医学决议》。2019 年 5 月 25 日，第 72 届世界卫生大会正式审议通过了《国际疾病分类》（第 11 次修订本），首次将以中医药为代表的传统医学纳入其中 [2]。

截至 2020 年，美国 50 个州中已经有 48 个州对针灸进行立法管理，针灸专门学校 100 多所，其中 57 所获政府承认，上百所中医针灸学院也提供 3 ~ 4 年的职业培训，授予学士或硕士学位，美国还专门设立博士后研究基金，吸引中国的针灸研究人才。加拿大现有 18 所已审批和正在审批的中医针灸院校，针灸教育形式主要为师带徒教育、专科教育、本科教育、继续教育和与中国中医药大学联合培养的学位教育，现有 5000 多名中医针灸临床执业者，多以个人开诊所的方式进行。

在欧洲，西班牙、意大利、德国、英国、法国都开设了针灸硕士学位课程，法国的 9 所医学院校联合设立针灸学校际文凭课程，共同制定教学计划，互认相关课程学分；俄罗斯与前苏联其他加盟共和国设有针灸博士、副博士学位，建有10多所针灸专门院校，多数医学院校开设针灸课程或针灸专科班。

二、我国中医学学科设置与人才培养的现状与问题

（一）学位授权点发展及分布情况

截至2020年，全国24所中医药高等院校中有22所具有中医学博士学位一级学科授权点，占91.67%；全国24所中医药高等院校均有中医学一级学科硕士学位授权点，占100%。根据国务院学位委员会1997年颁布的《授予博士、硕士学位和培养研究生的学科、专业目录》显示，中医学一级学科下的二级学科共有13个，截至2020年，根据教育部公布的《高校自主设置的二级学科和交叉学科名单》，中医学一级学科下新增自设二级学科40个，新增与中医学一级学科相关的交叉学科（按二级学科管理）5个。随着中医学学科的不断发展和新兴交叉学科的涌现，中医学学科不断成熟与壮大，有力促进了中医学健康蓬勃发展。

（二）人才培养现状与问题

在当前的《学位授予和人才培养学科目录》中，中医学是医学门类下11个一级学科的其中之一。随着国家“坚持中西医并重，大力发展中医药”政策的不断完善与实施，中医学也不断成熟与壮大，其学科内涵与分类亟须在遵循中医药发展规律的前提下得到进一步优化。

教育部公布的中医学二级学科目录主要包括中医基础理论、中医临床基础、中医医史文献、方剂学、中医诊断学、中医内科学、中医外科学、中医骨伤科学、中医妇科学、中医儿科学、中医五官科学、针灸推拿学、民族医学（含藏医学、蒙医学），有些二级学科的内涵随着时代的发展需要进一步完善。根据学科与专业发展需要，各学位授予单位目前自主设置的二级学科目录达到40个，但招生与培养质量存在差别，需进一步加强顶层设计与指导。

针灸推拿学，在长期临床实践和教学体系建设中，已经逐步形成针灸推拿学的学科构架，并具有独特性及学科自身优势。针灸推拿学是中医药学的重要组成部分，是我国原创的以经络腧穴等理论为指导，运用针刺、艾灸和推拿等方法、技术防治疾病的一门独特的医学学科。针灸推拿学起源于我国原始社会时期（旧石器时代），奠基于《黄帝内经》（尤其是《灵枢经》即《针经》），经过历代医家的传承与实践及现代高等教育的规范化发展，已经成为理论体系相对独立、治疗技术特色鲜明、临床运用极为广泛、学科体系系统完善、科学价值世界认同的一门技术应用型学科。针灸学拥有以经络、腧穴及系统技法理论为核心的理论体系、特有的丰富而完善的非药物疗法技术手段、以物理性刺激作用于体表促进机体自愈的治病原理、特色的健康服务体系及相对完备的从基础到临床的科学研究体系；拥有独立的学院设置、专业课程设置及教学体系。同时，针灸推拿学是中医药学体系中古典与现代交融充分、中医与西医结合紧密的学科，也是最具国际文化认同与价值认同的特色学科。在中国特色医学学科体系建设中针灸推拿学可凸显中医药学非药物疗法医学视角、绿色健康服务的优势，极大推动中医药学的学科、学术发展与海内外影响，也符合国家中医药的发展战略需求，是提升中医药学科地位，建设更符合中医药特点与规律的人才培养模式和服务模式的需要，有助于优化我国医疗卫生的总体学科布局。

中医学在学科建设方面的特色优势尚不突出，学科领军人才缺乏，多学科交叉团队较少，制约了学科在学术创新、临床诊疗、社会服务等方面能力的提升。因此，需进一步优化人才队伍结构，加速培养和引进活跃在学术前沿、满足国家重大战略需求的学科领军人才和创新团队，拔高师资队伍国际化程度，重点关注中青年教师成长与发展，培养和汇聚一批学科带头人和学术骨干，增加行业内有影响力的高层次人才数量，形成年龄结构和学缘结构合理的学术梯队，带动学科稳步发展[3]。

研究生教育作为中医高等教育的重要组成部分，是提高我国国际竞争力和国力的主要途径，而学术型研究生是中医学科科技创新的主力军，因此改革完善中医学科学术型研究生培养模式，对提高中医药科研水平和科研人才的素质起积极作用[4]。学术型主要以培养从事中医药研究的高级人才为主，即培养同时具备坚实中医基础和较高科研创新能力研究和发展中医药的人才，但目前中医药研究生尤其学术型研究生生源不足。随着中医临床规范化培训教育的开展及国家相关政策的调整，更多优秀的中医本科生在考研报考专业时倾向选择专业型，间接导致学术型研究生的招收人数及质量明显下滑[5]。此外，与西医院校和其他专业相比，中医类院校专业在设置及规划学术型研究生培养方案时，尚存在导师课题有限、实验课程开设不足、科研资源缺乏等问题[4]。另外，学术型研究生与临床规范化培训的衔接需要进一步探索，尤其是近年来获得硕士专业学位的研究生报考了学术型博士研究生，良好的临床训练对于博士研究生阶段从事临床研究奠定了重要基础，但对于开展基础实验研究，存在缺乏实验技能和文献学习能力不足的现象，导致博士研究生缺乏创新科研思维，科技创新能力不足。

三、国外中医学学科设置与人才培养的典型模式与经验

中医药在维护人类健康中的作用越来越明显，尤其是针灸学的独特治疗作用被国际社会逐渐了解和认可。美国设有针灸及东方医学认证委员会（Accreditation Commission for Acupuncture and Oriental Medicine，ACAOM），是教育部认可的针灸与东方医学教育认证中心，负责制定中医药高等教育机构或专业的规范、标准与细则，考察与评估院校的教育质量。全日本的针灸学校共有 81 所。其中明治针灸大学（现名明治国际医疗大学）是唯一能培养针灸学士、硕士、博士的大学。另外，盲人学校开展针灸课程，在解决残疾人就业问题的同时，也扩大了针灸疗法的影响力。

新加坡得到中医管理委员会认可的学校有新加坡中医学院、中医学研究院及新加坡南洋理工大学，是主要的 3 家正规中医学府。3 所学校主办的本科专业课程属于综合性课程，开办了中医学士学位课程、中医专业高级文凭课程、中医硕士学位课程、中医博士学位课程、针灸专业文凭课程、中医助理证书课程。

1940 年，越南裔法国人 Nguyen Van Nghi 将中医带入法国，并将中医和西医结合使用，1954 年，他将中医四大经典中的《黄帝内经》和《难经》翻译成法文。20 世纪 60 年代后期，在法国学习针灸的意大利医生成立了意大利针灸协会（Societa Italiana Di Agopuntura，SIA），为当时欧洲著名的专业医学组织之一。

四、我国中医学学科发展与人才培养展望

（一）中医学学科概况与内涵

1．学科概况　中医学是研究人体生命过程与健康维护、疾病防治的具有中国特色的生命科学。中医学以整体观念为指导思想，以脏腑、经络的生理与病理为基础，以辨证论治的个体化诊疗模式为诊疗特点，研究人体的生命规律以及疾病的发生、发展和防治规律，具有鲜明的医学人文精神与整体医学特征[6]。

中医学是我国各族人民在几千年生产生活实践和与疾病作斗争过程中，逐渐积累经验、总结认识，并不断丰富发展的医学科学。中医学理论体系形成于先秦两汉时期。以《黄帝内经》《难经》《伤寒杂病论》和《神农本草经》等医学典籍的相继问世为标志。随着大量医疗实践的积累和临床经验的总结，魏晋隋唐时期出现众多名医名著，不断充实了中医理论。宋金元时期，文化领域的百家争鸣孕育了中医学理论的创新和发展，各具特色的医学流派和医学理论应运而生。明清时期，既有温病理论创新，又有对医学成就和临证经验的整理，许多不同类别的医学全书、丛书和类书相继问世，中医学理论体系更加完善。近代，随着西方文化和西医传入中国，中西医两种医学体系碰撞，产生了中西汇通派和中西医结合学科。

在国家中西医并重的政策指导下，注重运用传统和现代科学方法开展中医理论和临床研究。中医学得到全面发展，学科体系渐臻完善，并与西医学、系统生物学、信息学、物理学、化学、分子生物学等现代科学前沿碰撞交融，形成若干新兴学科[7]。

2．学科内涵

（1）研究内容：中医学以“天人合一”的整体观为指导思想，以脏腑经络的生理和病理为基础，以辨证论治为诊疗特点，主要研究人体的生命规律，以及疾病的发生、发展和防治规律。主要包括：中医理论传承与创新；中医诊疗方法与技术；中医辨证论治规律；中医防治常见病、多发病、疑难病的规律；中医防治突发性、传染性疾病（瘟疫）；中医医史文献与历代医家学术思想；中药药性与临床应用规律；方剂配伍规律；针灸推拿理论、技术及临床应用；中医学科学研究方法与临床评价体系；中医养生理论与实践；中医文化；中医标准化；民族医药理论与诊疗规律等[6]。

（2）理论：中医学理论有中国古代哲学理论（包括气一元论、阴阳学说、五行学说等）、脏腑经络理论（包括脏腑学说、气血津液学说、体质学说、经络学说、运气学说）、病因病机论（包括病因学说、病机学说）、诊法辨证理论、预防治则理论（包括未病先防、既病防变、辨证论治、养生调摄等）、康复理论（包括整体康复、辨证康复、功能康复等）。

（3）知识基础：中医学学科体系的知识基础主要包括以下三部分：中医经典理论知识，包括《黄帝内经》《伤寒论》《金匮要略》《湿病条辨》等中医经典理论功底，培养中医思维；中医临床知识和技能包括中医临床与中医药知识积累，本专业的知识，以及与本领域研究密切相关的方法学知识与科研技术，本领域国内外相关研究的最新进展；中国传统文化相关知识包括中国哲学史、中国医学史、中医哲学与中医思想史等相关优秀传统文化知识[6]。

（4）研究方法：中医学传统的研究方法包括文献研究方法、临床研究方法等。文献研究方法是运用文史学、中医理论与临床知识和方法对中医学进行研究，包括中医学史、中医文化、中医文献与历代著名医家学术思想与临床经验总结等；中医临床研究方法包括研究设计、

实施、结果报告与评价的全过程，主要分为观察性研究和试验性研究。同时，根据研究需要，引入与中医学学科发展密切相关的现代科研方法与技术，如临床医学、系统生物学、信息学、物理学、化学、分子生物学等。

3．学科领域及其内涵 中医学可分为基础与临床两大学科类别。中医基础学科设有中医基础理论、中医诊断学、中医临床基础、中医医史文献、中医临床药学、方剂学等学科；中医临床学科设有中医内科学、中医外科学、中医骨伤科学、中医妇科学、中医儿科学、中医眼科学、中医耳鼻喉科学、针灸学、推拿学、民族医学等学科。

（1）中医基础理论是中医学阐述人体生命活动规律及其医学应用的基本原理与中医养生和疾病防治的理论基础。包括阴阳五行哲学基础、精气神、藏象、经络、气血津液、病因病机、防治原则、运气学说，以及中医理论体系和中医方法学等内容及《黄帝内经》《难经》等经典课程。中医基础理论学科的主要任务是传承创新、丰富发展中医理论与中医思维方法，运用中医基础理论有效指导临床实践，在中医学维护人类健康中发挥重大作用。

（2）中医诊断学是以中医学理论为指导，研究诊察疾病、辨识病症的基本理论、基本知识和基本技能的一门学科，是衔接中医基础理论和中医临床各学科的桥梁，主要包括诊法与辨证两部分内容。诊法是通过望、闻、问、切等诊察方法和手段获取临床资料；辨证是通过对四诊收集的临床资料进行综合分析，从而辨识疾病的病因、病机、病性、病位与变化转归等，确定相应的证候，为临床确立治法治则提供依据。

（3）中医临床基础以《伤寒论》《金匮要略》和《温病学》等中医经典著作的理论与临床实践为研究重点的学科。以辨证论治体系为中心，探讨疾病的发生发展规律，阐述中医主要治则治法的理论和机制，深入研究经方和温病学方剂在治疗外感病、疑难杂病等临床各科疾病中的应用及思维方法，是中医基础学科和临床学科的桥梁。

（4）中医医史文献是运用文史学、中医理论与临床的知识和方法对中医学进行研究的学科，包括中医学史、中医文化、中医文献与历代著名医家学术思想与临床经验总结等内容。

（5）中医临床药学是在中医理论指导下，以临床用药为核心，研究中药基本理论及应用规律的一门学科，是中医“理、法、方、药”中的重要组成部分。中医临床药学以药性理论为切入点，研究中药功能主治与临床用药的有效性、合理性、安全性，为提高中医临床疗效、减少不良反应提供科学依据。

（6）方剂学是在中医理论指导下，研究治法与方剂组方理论、配伍特点及其临证运用的一门学科。属中医“理法方药”的重要组成部分，是中医学基础学科中与临床学科联系最为密切的学科之一。在立足于临证疗效的基础上，运用现代科学技术手段，揭示其作用机理及物质基础。

（7）中医内科学是在中医理论指导下，研究内科疾病的病因病机与诊治规律的临床学科，是学习和研究中医临床各学科的基础。本学科运用中医理论知识和现代科学技术与方法，研究内科疾病的发生发展、诊断治疗及预防规律。同时，总结中医内科专家的学术思想、临床经验和不同地域、流派学术特点，发展完善中医内科疾病的病因病机及证治理论，提高中医药防治内科疾病的临床疗效并探索其作用机理。

（8）中医外科学是在中医理论指导下，研究外科疾病的病因、病机及诊治规律的临床学科。运用中医学理论研究中医外科疾病的发病及防治规律，研究中医外科不同流派的学术思想，传承中医外科学独特的传统治疗方法，发展完善中医外科专业理论，提高中医药治疗外科疾病的临床疗效并探索其作用机理。

（9）中医骨伤科学是在中医理论指导下，研究骨、筋及关节疾病的病因、病机及其诊治规律的临床学科。研究范围包括整理、继承和发扬骨伤流派和名家的经验，发掘研究防治骨伤科疾病的方法、方药和适宜技术，提高中医药防治骨伤科疾病的临床疗效，并探讨其作用机制。

（10）中医妇科学是在中医理论指导下，研究女性解剖、生理、病因病机及其经、带、胎、产疾病、妇科杂病等的发生发展规律和诊断、防治方法的临床学科。主要研究中医妇科不同学术流派的学术思想，继承、整理妇科临床名家的经验，研究和完善中医妇科学理论，提高中医药治疗妇产科疾病的临床疗效，并探索其作用机理。

（11）中医儿科学是在中医理论指导下，研究小儿生理、病理特点及儿科疾病防治规律的临床学科。研究中医儿科不同学术流派的学术思想，继承、整理、发扬儿科临床名家的经验，研究小儿的生长发育、喂养保健、生理病理、诊断治疗的特点和儿科各类疾病的诊治、预防规律，发展完善中医儿科专业理论，提高中医药治疗儿科疾病的临床疗效并探索其作用机理。

（12）中医眼科学是在中医理论指导下，研究眼的生理、病理和胞睑、两眦、白睛、黑睛、瞳神等眼部疾病的临床表现、诊断、辨证、治疗与预防的专门学科。其任务是防治眼病，维护人体视觉器官的健康。中医眼科通过继承传统的中医理论和方法，研究眼科不同学术流派的学术思想，继承、整理临床名家的经验，结合现代科学技术，发展完善中医眼科理论，提高中医药防治眼科疾病的临床诊疗水平并探索其作用机理。

（13）中医耳鼻喉科学是在中医理论指导下，研究耳鼻咽喉口腔生理病理与疾病的病因病机、防治规律的临床学科。研究耳鼻喉科不同学术流派的学术思想，继承、整理临床名家的经验，研究耳鼻喉疾病的诊治、预防规律，发展完善中医耳鼻喉科专业理论，提高中医药治疗耳鼻喉科疾病的临床疗效并探索其作用机理。

（14）针灸学是以中医理论为指导，研究经络、腧穴及刺灸方法，探讨运用针灸防治疾病规律的一门学科。研究内容包括经络、腧穴、刺灸法及针灸治疗等部分。研究经络、腧穴、操作技能、治疗法则、作用机理及防治疾病规律。研究针灸不同学术流派的学术思想，继承、整理临床名家的经验，研究针灸防治疾病的基本理论与诊疗规律，探索作用机理，提高防治疾病的临床疗效。

（15）推拿学是以中医理论为指导，研究推拿治疗原理及其防治疾病规律的一门临床学科。研究推拿治疗疾病的作用机理、治疗方法、适用范围等。研究中医推拿不同学术流派的学术思想，继承、整理临床名家的经验，研究推拿防治疾病的基本理论与诊疗规律，探索作用机理，提高防治疾病的临床疗效。

（16）民族医学以研究藏、蒙、维等民族医学理论体系为核心，揭示疾病的发生发展规律；阐明民族医学主要治则治法的理论基础和作用机制，探讨药物与方剂在治疗临床各科疾病中的应用规律及其机理，同时对民族医学经典著作及著名民族医学家的学术思想与临床经验进行研究。

4．人才培养目标　中医学人才培养目标是培养适应社会主义现代化建设和中医药事业发展与服务民众健康需要，德、智、体、美全面发展，具备良好的科学与专业素质和大医精诚道德品质的高级中医人才。

（1）硕士学位培养目标：具有宽广的人文和社会科学知识，全面、扎实的中医基础理论知识和系统的专业知识，具备学术研究的基本能力和从事中医学教学、科研和医疗工作的能力。掌握常见病、多发病的诊疗思路与方法，能运用传统研究方法及现代科学技术进行本学科领域的理论、文献、实验和临床研究。熟悉与本学科相关的理论基础，掌握本学科有关的国内外学术动态，具有较强的专业研究综合能力和创新意识，熟练掌握一门外国语。

（2）博士学位培养目标：具有厚实的人文和社会科学知识，坚实宽广的中医基础理论知识和系统深入的专门知识。全面掌握本学科有关的国内外学术研究的现状、进展和发展趋势。能站在本学科的前沿，运用中医学传统研究方法及现代科学技术对本专业的理论进行深入的文献、临床和实验研究，能独立从事中医学科研、教学和医疗工作，具备较强的创新能力。至少熟练掌握一门外国语，具备中医药传承与国际交流能力[8]。

（二）中医学学科发展趋势

自 1956 年开启我国中医药高等教育以来，中医学的学科内涵逐渐丰富完善，学科建设逐步成为高等院校教育体系建设的核心任务。中医学的各二级学科随着社会服务需求的变化以及现代科学技术对中医学的影响，内涵与外延逐步发生变化，如临床流行病学、循证医学、信息学、叙事医学、心理学等向中医学科的渗透和融合，既丰富了相关二级学科的内涵，同时也衍生出一定的特色学科，各高校在研究生教育教学实践中仍在不断探索符合中医药人才培养规律和社会需求的中医特色学科。

其中针灸推拿学作为中医药学的重要组成部分，历经数千年的发展，目前已形成了具有自身独特的理论和技术知识体系的一门学科，具备了培养不同层次专业人才的教育系统，并具有独立的国际和国内学术团体组织。1957 年江苏省中医学校针灸学教研组编纂的《针灸学》，成为现代中国针灸学科教育的奠基之作。1961 年南京中医学院编修了第一部国家统编教材《针灸学讲义》，正式将针灸学知识规范成以经络学、腧穴学、刺灸法与治疗学为四大分支的知识体系。1960 年上海中医学院成立针灸系，1962 年将针灸学教材进一步分化为《经络学说》《腧穴学》《刺灸法》《治疗学》。1985 年针灸专业统编教材诞生，有《经络学》《腧穴学》《刺法灸法学》《针灸治疗学》《针灸医籍选》《各家针灸学说》等。

针灸推拿学具有明确的研究对象，并形成了相对独立、自成体系的理论基础和研究方法。由于近代解剖学与生理学等现代科学传入与影响，使传统针灸学与现代科学实现了融合与交叉。以经络理论为例，针灸学将经络充分理解为一个网络全身的系统，包括经脉、络脉、经筋、经别、皮部等，并以此为基础形成了理、法、方、穴、术一脉贯通的医学科学体系；同时针灸学对经脉的认识，更侧重于体表腧穴主治规律的表达，以经络腧穴为原理进行物理性治疗，技术方法体系丰富而系统。科学研究主要着眼于体表 - 体表、体表 - 内脏相关规律的挖掘。如针刺镇痛 / 麻醉、经络现象 / 实质、经穴特异性、经脉 - 脏腑相关和穴位敏化等是针灸学特色研究内容。在研究方法上主要与神经生物学、脑科学、生物物理学、神经生理学等交叉。

在标准化战略的引领下，我国于 2009 年在 ISO 中成功申建了中医药技术委员会（ISO/TC249），并牵头制定了首个中医药国际标准《一次性使用无菌针灸针》。目前已经开展了 63 项各级针灸标准化研究项目，已发布 59 项，包括 28 项国家标准、24 项团体标准和 7 项国际标准。有关针灸机制方面，穴位敏化学说、肌筋膜学说，中枢 - 躯体 - 内脏反射区学说、耳穴 - 迷走神经刺激调节学说、炎症 - 免疫调节学说等新学说、新理论为针灸的机理探讨与理论研究和创新注入了新的活力。

针灸推拿学院/系相继分化于1974—1990年，大多数院校在20世纪80年代成立了针灸推拿学本科专业，硕士生招生始于20世纪70年代末80年代初；截至2019年数据统计，共计有17所中医类院校在1986—2014年陆续成为针灸推拿学博士点。

国际、国内独立的针灸推拿学术共同体组织体系已经形成，而且在国内外的影响力越来越大，这是针灸推拿学科成熟的最重要标志之一。1979年，中华全国中医学会成立，下设中国针灸学会，1985年3月5日，经国家经济体制改革委员会批准，中国针灸学会升为国家一级学会，并成为中国科学技术协会团体会员，现已发展有37个二级专业委员会（分会、委员会）、6个工作委员会，个人会员数量近3万人，并且在大多数省市均设立了独立的针灸学会。1987年11月22日，经国务院批准，由卫生部、中国科协、外交部和国家科委牵头协调，在世界卫生组织指导下，经中国中医科学院和中国针灸学会筹备，首个针灸国际组织——世界针灸学会联合会在北京成立，加快了中医药走向世界的步伐。

（三）中医学学科人才培养展望

2019年10月20日，国务院颁布《中共中央　国务院关于促进中医药传承创新发展的意见》，提出要加强中医药人才队伍建设，改革人才培养模式，优化人才成长途径。建议强化中医思维培养，改革中医药院校教育，调整优化学科专业结构，强化中医药专业主体地位，支持中医药院校与其他高等学校联合培养高层次复合型中医药人才等[9]。因此，中医学科的建设应以促进中医药传承创新发展为目标，在人才培养上积极探索新模式、新思路。2019年10月25日，习近平总书记对中医药工作作出重要指示："要遵循中医药发展规律，传承精华，守正创新，加快推进中医药现代化、产业化，坚持中西医并重，推动中医药和西医药相互补充、协调发展，推动中医药事业和产业高质量发展，推动中医药走向世界，充分发挥中医药防病治病的独特优势和作用，为建设健康中国、实现中华民族伟大复兴的中国梦贡献力量。"中西医并重方针的提出，彰显了党和国家坚定不移发展中医药事业、发挥两种医学各自所长保障人民健康的决心和信心，给中医和西医赋予了同等重要的地位，极大地激活了中医药发展潜力。

2021年1月22日，国务院办公厅印发《关于加快中医药特色发展的若干政策措施的通知》[10]，提出7个方面28项支持政策，对党中央、国务院中医药工作的各项政策进行再部署，坚持问题导向和目标导向，总结新冠肺炎疫情防控中的中医药工作经验，针对当前中医药发展出现的薄弱环节和改革难点，全面加大对中医药的政策支持力度和投入力度。针对目前院校教育改革中涉及的中医经典和中华传统文化教学重视不够、中西医课程设置欠科学合理、学生临床能力训练不足等问题，提出"强化中医思维培养和中医临床技能培训""增加多层次的师承教育项目"等举措，为中医学学科建设的改革创新指明了方向。

编写人员

高颖（北京中医药大学）、王拥军（上海中医药大学）、许能贵（广州中医药大学）、张立平（北京中医药大学）、刘保延（中国中医科学院）、刘存志（北京中医药大学）、林芳冰（北京中医药大学）

参考文献

[1] 国务院关于印发中医药发展战略规划纲要（2016—2030 年）的通知［EB/OL］.［2016-02-22］. http：//www.gov.cn/zhengce/content/2016-02/26/content_5046678.htm.

[2] 毛嘉陵. 中医文化蓝皮书——中国中医药发展报告（2019）. 北京：社会科学文献出版社，2019：5-6.

[3] 张丽莉，徐晓红，赵娜娜，等．“双一流”背景下中医药学科发展策略研究．科技风，2020，31：148-149.

[4] 郭杨，潘娅岚，马勇，等．中医院校学术型研究生培养的现状及思考．中国中医药现代远程教育，2019，17（4）：21-23.

[5] 白云苹，马书娟．双一流背景下中医药研究生拔尖人才培养的思考．中国中医药现代远程教育，2019，17（23）：143-145.

[6] 国务院学位委员会第六届学科评议组．一级学科博士、硕士学位基本要求．北京：高等教育出版社，2014：214-221.

[7] 国务院学位委员会第六届学科评议组．学位授予和人才培养一级学科简介．北京：高等教育出版社，2013：315.

[8] 国务院学位委员会第六届学科评议组．学位授予和人才培养一级学科简介．北京：高等教育出版社，2013：316-318.

[9] 国务院．中共中央 国务院关于促进中医药传承创新发展的意见［EB/OL］.［2019-10-20］. http：//www.gov.cn/zhengce/2019-10/26/content_5445336.htm.

[10] 国务院．国务院办公厅印发关于加快中医药特色发展若干政策措施的通知［EB/OL］.［2021-01-22］. http：//www.gov.cn/zhengce/content/2021-02/09/content_5586278.htm.

第二节 中医专业学位发展与应用型人才培养

一、我国中医专业学位发展概况

我国中医研究生教育起步较晚，发展较快。自 1956 年起，经国务院批准，先后在北京、上海、广州、南京和成都创建中医学院，从此，中医由家传师授的培养进入国家高等教育轨道。20 多年间主要开展中医药本、专科教育，至 1978 年我国恢复研究生教育制度后，高等中医药教育为了适应社会、经济和科技发展，以及中医药学术发展和中医药国际交流合作的需要，经国家教育部批准开始了中医研究生教育的探索与实践[1]。我国中医研究生教育的发展可分为 5 个阶段[2]。

（一）创始阶段（1977—1980 年）

1977 年 10 月，国务院批准教育部《关于 1977 年高等学校招生工作的意见》，其附件为《关于高等学校招收研究生的意见》，恢复研究生教育。1978 年 1 月，教育部发布《关于高等学校1978年研究生招生工作安排意见》，决定将1977、1978两年研究生招生计划合并。首先由中国中医研究院在1977年举办了中医研究生班。1978年，北京中医学院、上海中医学院、广州中医学院、南京中医学院、成都中医学院均成为首批招收攻读硕士学位研究生试点单位，开辟了高等中医药院校研究生教育之先河。1980年，颁布《中华人民共和国学位条例》，教育部公布了中医、中西医结合研究生学科和专业目录，在高等中医院校和中医研究机构中审批了一批硕士、博士学位授权单位和硕士、博士研究生专业点，审定了硕士、博士研究生导师，标志着中医研究生教育体系创立。

（二）发展阶段（1981—1990年）

1981年，国务院批准《中华人民共和国学位条例暂行实施办法》，正式建立了我国的学位制度。1981年2月27日，国务院学位委员会发出《关于做好学位授予单位审定工作的通知》，下发了《关于审定学位授予单位的原则和办法》。从1982年起，国家出台了试办研究生院、评选重点学科、颁发专业目录、召开培养工作会议、成立省级学位委员会、开展学位质量评估等一系列措施，全面规划学位和研究生教育。

从1981年起，中医药院校正式招收中医药硕士、博士研究生。1987年，国家中医药管理局召开了全国中医药研究生教育工作座谈会，总结交流了中医药研究生教育工作的经验，促进了中医药研究生教育的进一步改革和发展。为了培养适应临床急需的应用型高级中医专门人才，根据中医实践性强的特点，国家教委和国家中医药管理局又在部分高等中医院校实行了培养医学博士（临床医学）研究生制度，为培养临床应用型中医研究生开辟了新的途径，使我国中医研究生教育逐渐步入了正规化、制度化、现代化的发展轨道。

（三）成熟阶段（1991—2000年）

至20世纪90年代，中医研究生教育制度日趋成熟完善，研究生培养数量也形成规模。到90年代末，全国已有硕士研究生培养22个学科、239个授权点；博士研究生培养18个学科、61个授权点；中西医结合硕士、博士研究生75个学科授权点。全国已培养3000余名中医毕业生，成为发展中医药事业的中坚力量[1]。

1998年7月，国务院学位委员办公室、教育部、卫生部科教司、国家中医药管理局联合发出《关于开展临床医学专业学位试点工作的通知》（学位办〔1998〕59号），北京、上海等地高等医学（中医）院校成为首批招收临床医学博士、硕士专业学位的试点单位。至此，高等中医药教育形成了较为完整的、包括硕士、博士各个层次以及学术学位和专业学位不同类型的人才培养体系，标志着我国中医研究生教育制度进入成熟阶段。

（四）多元化发展阶段（2001—2013年）

2000年12月，国务院学位委员会第十八次会议指出“我国研究生教育的规模与质量还不能适应科技进步、经济建设和社会发展的需要”。2002年，国务院学位委员会第十九次会议上继续强调“研究生教育要适度超前发展，要立足国内努力培养高素质人才”。研究生教育规模扩大时期也要不断推进改革，在保障质量的基础上进行数量发展。

中医研究生招生和培养形式从“单一”走向“多元”。高等中医药院校试办中医学专业第二学士学位教育，培养知识面较宽的、跨学科的复合型人才。同时，试办了本硕连读的七年制教育，优化课程结构，文、理、医结合，加强基础教育，加强科学研究素质的培养和能力的训练，造就能够运用现代科学方法和手段，继承和发扬祖国传统医药学的高级中医专门人才。

2010 年 1 月，国务院学位委员会第二十七次会议明确指出，要调整研究生教育的学科类型和结构布局，稳步发展学术学位教育，大力发展专业学位教育；专业学位教育要更加紧密结合行业准入标准和职业资格，培养更多行业急需的高素质技能型人才。为进一步提高医学研究生的临床能力，改革创新专业学位研究生培养模式，满足社会对高层次应用型临床医学人才日趋强烈的需求。北京、上海等地试点开展临床医学专业学位研究生培养与住院医师规范化培训相结合的专业学位人才培养模式。中医专业学位研究生培养与中医临床医师毕业后教育有机衔接：中医博士专业学位研究生，其临床能力培养与中医专科医师规范化培训标准有机衔接；中医硕士专业学位研究生，其临床能力培养按照中医住院医师规范化培训标准进行。标志着我国中医研究生教育进入多元化、跨学科创新发展阶段。

（五）医教协同发展阶段（2014 年—）

2013 年 12 月 31 日，国家中医药管理局发布《关于建立住院医师规范化培训制度的指导意见》（国卫科教发〔2013〕56 号），明确指出，随着医学科学的发展以及人民群众生活水平的提高，我国医疗服务面临新的挑战。住院医师规范化培训制度的建立是加强卫生人才队伍建设、提高医疗卫生工作质量和水平的治本之策，是深化医药卫生体制改革和医学教育改革的重大举措。为加强中医临床人才培养，加快住院医师培训和全科医师培养，相关部门出台了一系列政策。2014 年 6 月 30 日《教育部等六部门关于医教协同深化临床医学人才培养改革的意见》（教研〔2014〕2 号），强调建立适应行业特点的人才培养制度，更好地服务医药卫生体制改革和卫生计生事业发展，就深化临床医学（含口腔、中医等）人才培养改革提出意见。2014 年 11 月 6 日，国务院学位委员会第三十一次会议通过了《中医专业学位设置方案》，决定在我国独立设置中医专业学位，标志着我国中医临床专业学位进入独立发展轨道。2015 年 1 月，由国务院学位委员会办公室会同国家中医药管理局、全国中医、中药学专业学位研究生教育指导委员会，组织制定《中医硕士专业学位研究生指导性培养方案》。2017 年 7 月，发布《国务院办公厅关于深化医教协同进一步推进医学教育改革与发展的意见》（国办发〔2017〕63 号），将质量保障作为我国医学教育改革与发展的核心，把医教协同作为推进医学改革的关键。截至 2020 年，我国已经基本建成院校教育、毕业后教育、继续教育三阶段有机衔接的具有中国特色的标准化、规范化中医人才培养体系。实现了中医专业学位研究生教育与住院医师规范化培训制度衔接，以及临床医师以研究生毕业同等学力获得临床医学硕士专业学位的双向对接，标志着我国中医专业学位研究生教育进入规范化、标准化和科学化发展轨道。

二、我国中医专业学位设置与人才培养的现状与问题

（一）培养单位与学位授权点布局

截至 2021 年年底，共有 23 所院校获批为中医博士、硕士专业学位授权点单位，另有 27 所院校为中医博士专业学位授权点单位，分布于 30 个省级行政区域，已成为我国中医高层次应用型人才培养的重要基地。中医专业学位授权点在各地区的具体分布情况见表 7-1。

表 7-1　不同地区中医博硕士专业学位授权点分布情况

地区	博士授权点（个）	硕士授权点（个）
华北	5	14
东北	3	5
华东	7	8
华中	3	6
华南	1	4
西南	4	8
西北	–	5

注：以上院校信息根据《国务院学位委员会关于下达调整确认后的临床医学、中医专业学位授权点名单的通知》（学位〔2015〕12 号）、《关于对内蒙古医科大学中医硕士专业学位授权点予以调整确认的函》（学位〔2015〕37 号）、《国务院学位委员会下达 2017 年审核增列的博士、硕士学位授权点名单》（学位〔2018〕9 号）、《国务院学位委员会关于下达 2020 年审核增列的博士、硕士学位授予单位及其学位授权点名单的通知》（学位〔2021〕13 号）、《国务院学位委员会关于下达 2020 年审核增列的博士、硕士学位授权点名单的通知》（学位〔2021〕14 号）汇总。

从以上信息中可见，23 个中医博士专业学位授权点中，最多为华东地区（7 个，30.43%），其次为华北地区（5 个，21.74%），东北地区、华中地区、西南地区（各 3 个，13.04%），华南地区、西北地区（各 1 个，4.35%）；50 个中医硕士专业学位授权点中，最多为华北地区（14 个，28.00%），其次为华东地区、西南地区（各 8 个，16.00%），华中地区（6 个，12.00%），东北地区、西北地区（各 5 个，10.00%），华南地区（4 个，8.00%）。中医专业学位培养院校在我国总体分布主要集中在华北、华东地区，中西部地区院校分布较少。

（二）人才培养的现状与问题

为进一步推进医学教育改革，积极顺应医教协同要求，现阶段我国中医硕士专业学位研究生培养已经全部实行“5+3”的培养模式，即研究生的临床技能培养按照中医住院医师规范化培训的要求进行，开启了“双轨合一”全新的医学教育模式。在实践过程中，我们也发现了一些问题，如临床带教“重使用、轻指导”，培养过程“重临床、轻科研”，临床科室轮转与导师指导沟通的不协调。尚需通过理顺管理体系、强化带教规范、加强导师管理、完善监控体系等众多措施来保障和提升中医硕士专业学位研究生的培养质量。

根据《关于开展专科医师规范化培训制度试点的指导意见》（国卫科教发〔2015〕97 号），2016 年起，北京中医药大学、上海中医药大学试点开展了与专科医师规范化培训有机衔接的中医博士专业学位人才培养改革探索，尚未形成相对统一的模式，但具有中医特色教育的实践经验，为后续全面推进中医博士专业学位教育改革奠定了一定基础。

三、国外中医专业学位设置与人才培养的典型模式与经验

国外中医药教育的显著特点是与中国合作办学，引入中国优质的教育资源，在中国中医药教育界的支持下，世界中医药教育发展较快。目前，中医药教育现有 1 ～ 5 年的不同学制，招生对象也包括一些医学相关的专业人员，如医生、牙医、护士、治疗师、康复医学人员等；专

业设置有中医专业、针灸专业、养生康复保健专业等。

中医研究方面，国外相关工作发展迅速，很多国家成立了专门的中医研究机构。日本在传统医药研究和开发方面取得很大的成果，日本汉方药在国际市场上具有非常重要的地位，对日本汉方药的研究机构设置进行借鉴很有现实意义。

四、我国中医专业学位发展与人才培养展望

（一）推进中医专业学位教育势在必行

2020 年 7 月，习近平总书记对全国研究生教育工作作出重要指示，指出要瞄准科技前沿和关键领域，深入推进学科专业调整，进一步调整优化高等学校区域布局、学科结构、专业设置，建立健全学科专业动态调整机制，大力推进中国特色社会主义学科专业体系建设。中医药的飞速发展，提升了我国独具特色的现代中医药高等教育体系，在人才培养、科学研究、社会服务、文化传承创新、国际交流与合作等方面均取得了诸多成就，为构建我国中医药卫生与健康服务体系以及中药健康产业的发展提供了强有力的保障。

基于国内外中医学发展现状，在中医专业学位类别现有基础上，可进一步加强学科内涵建设，通过发扬优势学科、弥补短板学科，为中医的全面、可持续发展奠定基础。建设内容包括以下几个方面。

1．对本学科古代文献和现代文献资料进行全面系统的收集、整理，建设本学科的文献数据库，并用现代技术和方法加以认真研究。通过分析、归纳、提炼，形成理论创新和技术创新点，丰富和完善本学科体系。

2．明确界定本学科的内涵、外延，科学划清学科界限，提出下一层次学科分化设置的规范方案和学科整合构想。

3．统一规范名词术语，并赋予准确的描述和表达。

4．根据不同层次的中医药人才培养目标，提出本学科在不同层次教学中的教学内容重点和原则要求，提出教学方法和手段的改革建议与方案。

5．明确本学科学术发展的目标和研究领域，以及体现研究领域的系列研究方向，探索适用于本学科学术研究与发展的方法学。

6．对本学科现有教材进行修改、补充、完善，或撰写学术专著。

7．应用性学科必须面向区域经济建设和社会发展，实行产学研结合，为当地经济建设和社会发展做出贡献。

（二）中医专业学位发展与人才培养发展趋势

1．专业学位概况 中医是我国的原创医学，具有独特的理论体系和诊疗特色。中医是以整体观念为主导思想，以脏腑经络的生理病理为基础，以辨证论治为诊疗特点，研究人类生命活动中健康与疾病转化规律及其预防、诊断、治疗、康复和保健的医学体系。

中医是以促进人类健康为宗旨，其服务对象主要为医疗卫生、康复保健领域，包括各级医疗单位、体检与康复中心、疗养与颐养机构、社区卫生服务站和中医药科研院所，执业人员可在上述机构从事医疗、科研、教学、保健、防疫、卫生行政管理等医疗活动。

中医在当代医疗保健体系中具有重要地位和作用。长期以来，我国坚持中医和西医互相

补充、协调发展，共同担负着维护和促进人民健康的任务，这是我国医药卫生事业的重要特征和显著优势。随着社会发展、疾病谱改变、健康观念转变，中医在疾病综合诊治中的地位和影响有了明显提高，已经成为临床医学领域不可替代的医学体系。中医“天人合一”“异病同治”“同病异治”的个体化诊疗模式以及“治未病”的预防医学理念，对我国贯彻“预防为主”和“疾病治疗重心前移”的医疗发展战略具有重大意义；中医临床专业人才培养能够满足基层医疗卫生事业发展需要，有利于实现“人人享有基本医疗卫生服务”的总体目标。

2．学科内涵

（1）研究内容与方法：中医学以维护人体健康长寿、预防疾病、调节心身为研究内容。中医理论体系的建立及医生们在临床实践活动中有其一套惯用的认识和探索方法，从这些方法中也能显现出中医理论体系的一些特点。主要运用观察方法、临床实验方法、调查方法、文献学方法、类比方法和分类方法、建立假说和理论模型方法，以及系统方法等。中医学所运用的系统方法对中医理论的形成和发展及其理论路线、方向的确定都起到了重要作用。

（2）理论知识基础：中医基础知识理论即中医基础理论。主要包括：分形阴阳五行学说，藏象五系统学说（心系统、肝系统、脾系统、肺系统、肾系统），五运六气学说，气血精津液神学说，体质学说，病因学说，病机学说及养生学说，经络学说等。其中以藏象学说为核心，信息、能量、物质学说为基础，全面系统地阐述了人体的生理、病理现象，并用于指导临床诊疗活动。

（3）应用体系：从科学研究角度，科学评价、合理开发医药及相关产品，推动中医学术发展与创新；从人才培养角度，培养满足中医学各领域需求的各级、各类专业人才；从服务社会角度，为临床提高安全有效、稳定可控、经济适用中医技术，为中医产业发展和完善医疗健康保障体系提供学术和人才支撑。

（4）学科领域：随着中医学的发展，与现代科学方法技术的不断融合，构建了由中医内科、中医外科、中医妇产科、中医儿科、中医皮肤科、中医眼科、中医耳鼻咽喉科、中医口腔科、中医肿瘤科、中医骨伤科、中医肛肠科、中医老年病科、针灸科、推拿科、康复医学、急诊科、预防保健科等学科领域组成的学科群，推动了人才培养质量、科学研究水平和服务社会能力的提高。

围绕国家战略目标和中医药事业、产业，以及区域经济、社会发展的需求，各培养单位结合自身的特色和优势，以目标为导向，整合资源，体现学科分化与交叉融合，优化学科结构布局，涌现出一批新兴、交叉、边缘学科或方向。学科发展将继续完善我国中医学人才培养体系，积极推进中医临床专业学位教育改革，建立适应中医特点的人才培养制度，促进中医专业学位教育与住院医师规范化培训制度衔接，更好地服务医药卫生体制改革和事业发展。培养掌握坚实的中医基本理论、基本知识和基本技能，以及基本的现代诊疗技术，具备较强临床分析和实践能力，以及良好的表达能力和医患沟通能力，能独立、规范承担本专业和相关专业的常见疾病诊治工作的人才。

3．人才培养目标　拥护中国共产党的领导，热爱祖国、热爱人民、热爱公共卫生事业。遵纪守法，品行端正，身心健康，具有良好的思想品德和职业道德，培养德智体美劳全面发展的社会主义建设者和接班人，积极为健康中国和全面建成小康社会服务。

（1）学术道德：具有良好的学术道德观，了解法律法规、技术规范、传统文化、人文道德、知识产权、医学和动物伦理学等相关知识，遵循以下基本准则：严谨的科学态度、良好的学风与勤奋好学精神；在介绍、评价他人研究成果时，应客观、公正；求是诚信，不弄虚作假；遵纪守法，不得复制和盗版他人出版物、影像制品和软件等；学位论文和论文发表不得超规定应用或抄袭、剽窃。

（2）专业素养：能运用所掌握的临床医学理论、知识和方法规范地进行医疗活动；有良好的中华传统文化素养和人文道德观念，对中医发展史有较为全面的了解；有较为全面的临床及相关领域知识的积累，能运用临床基本知识和诊疗技术处理常见多发病；具备一定的临床科研意识和能力；有中医学术思想传承能力；能维护本领域知识产权，具备人体试验和动物实验的伦理学知识。增强创新创业能力。

（3）职业精神：热爱中医药事业，对临床医学有浓厚的兴趣和不懈的探索精神；具有“仁爱”心境，把关爱患者、维护人民健康作为己任；尊重生命，有“救死扶伤”的奉献精神；有法律法规意识，能维护患者利益与自身合法权益。

（三）针灸专业人才培养展望

针灸发源于我国，是中医的重要组成部分，也是中国优秀民族文化的代表，目前已经在183个国家和地区得到应用。2010年，中医针灸被联合国教科文组织列为人类非物质文化代表作名录，彰显我国软实力，使中国针灸逐渐成为中医药走向世界的名片。据不完全统计，国际上80%以上的人所说的“中医”都是指的“针灸”。针灸是中医的重要组成部分，是“中医方面精华之精华”。

随着国际“针灸热”的持续升温，针灸学国际化得以迅猛发展，国家中医药利好政策的颁布实施，针灸学科在维护人类健康和防病治病方面的重要性越来越受到人民群众的普遍关注和重视。随之而来的，针灸学专门人才需求将快速增长，人才队伍的发展面临新的机遇，但也存在一些亟待解决的问题，如高层次学术人才培养不能满足针灸学科发展需求；临床人才规模难以满足健康服务需求；针灸标准化人才的教育与培养力度尚不能满足中医针灸在国际上的广泛传播。

在中医药发展战略的大环境下，对高质量、高层次的创新型中医药人才的培养提出了更高的要求，尤其亟须加大针灸专业的人才培养，以促进针灸等中医药特色诊疗技术在社区、城乡的普及与推广。

一是加强针灸临床人才队伍建设。应扩大针灸学专业的招生规模，特别是加大硕士层次培养规模，加强临床人才培养基地建设，提升针灸临床人才培养质量。

二是优化针灸人才结构，加大高层次人才培养力度。完善名老中医（针灸专家）传承工作室建设，加强名老中医学术经验传承工作，选拔一批中青年针灸骨干人才，建设好针灸学术传承队伍。加强国际针灸人才的培养，深入推进针灸“走出去”方略，开展国际化高层次针灸交流与科学研究。

三是推进基层针灸人才培养与培训。鼓励针灸人才下基层，开展中医药基层卫生服务的“精准扶贫”。加强对社区、城乡的基层医务人员进行针灸学历教育和针灸基本技能等中医药适宜技术培训，提高基层医师的针灸诊疗水平，加强针灸人才的队伍建设。

编写人员

姚斐（上海中医药大学）、葛芳芳（上海中医药大学）、陈跃来（上海中医药大学）、刘胜（上海中医药大学）

参考文献

[1] 陆莲舫．中医研究生教育的发展——高等中医教育四十年回顾之四［J］．中医教育，1997（3）：7-8．
[2] 刘铜华，唐继卫，孟闫燕，等．我国中医学位与研究生教育38年回顾与发展对策［J］．中医教育，2016，35（3）：54-59，64．

第八章　中西医结合发展与人才培养

第一节　中西医结合学科发展与学术型人才培养

一、中西医结合学科发展概况

中西医结合是将传统的中医中药知识和方法与西医西药的知识和方法结合起来，在提高临床疗效的基础上，阐明机理进而获得新的医学认识的一种新医学。中西医结合是医学门类中的新兴交叉学科，是我国处在既有博大精深的传统医学（包括中医药学及其他民族医学，即中医学），又有高度发展的现代医学（俗称西医学）的背景下，由党和政府大力提倡，并已经取得显著成绩的一门正在蓬勃发展的新生学科。

新中国成立后，第一次全国卫生会议就提出“团结中西医”的工作方针。1954 年，毛主席指示：“西医要跟中医学习，具备两套本领，以便中西医结合，有统一的中国新医学、新药学”，从而首次出现“中西医结合”一词。1980 年，卫生部召开了中医、中西医结合工作会议，明确提出“中医、西医、中西医结合三支力量共同发展，长期并存”的方针。1982 年，国务院学位委员会将“中西医结合”设置为医学门类中的一级学科，招收中西医结合研究生，促进了中西医结合学科建设。

党的十八大以来，习近平总书记高度重视中医药事业的发展，作出了一系列重要指示批示，中西医结合事业发展迎来天时地利人和的大好局面，在小康社会建设和满足人民群众健康需要中发挥着越来越显著的作用。特别是在新冠肺炎疫情防控中，中西医结合、中西药并用是疫情防控的一大特点，也是中医药传承精华、守正创新的生动实践，再次彰显了中华民族原创科学和传统文化的价值和优势。2021 年 5 月，习近平总书记在河南省南阳市考察时再次指示，我们要发展中医药，注重用现代科学解读中医药学原理，走中西医结合的道路。

中西医结合是我国医学科技创新坚持“面向世界科技前沿、面向经济主战场、面向国家重大需求、面向人民生命健康”的重要途径。推动中西医结合创新发展，促进西医和中医的优势学科互补及融合，进一步坚持中西医并重，推动中医药和西医药的相互补充、协调发展。传承好、利用好、发展好中西医结合事业，对于提升全民健康素养、形成优质高效的卫生健康服务体系、保障人民群众生命安全和身体健康、全面推进健康中国建设具有十分重要的意义。

（一）中西医结合学科发展趋势

中西医结合是医学门类中的新兴交叉学科。作为一种新的医学模式，自 20 世纪 50 年代建立以来，在我国获得了快速发展，已经成为医疗卫生系统不可或缺的组成部分[1]。中西医结合的基础研究理念和方法以及临床治疗思路和模式，既不同于传统的中医学，也有别于现代的西医学，是取二者之长，相互借鉴，相互补充，以期达到中西医相互促进、共同发展的目的，是我国拥有原创优势的新医药学，在理论上不断发展，在实践中受到广泛认可和重视。

2019 年，国务院审议通过《关于促进中医药传承创新发展的意见》，强调坚持中西医并重，推动中医药和西医药相互补充、协调发展，是我国卫生与健康事业的显著优势。中西医结合在抗击新型冠状病毒肺炎疫情斗争中也发挥了重要贡献。

1982 年，国务院学位委员会将“中西医结合”设置为一级学科，招收中西医结合研究生，促进了中西医结合学科建设。中西医结合虽源自中国传统医学与现代医学，但其学科与专业划分又有别于中医学和西医学的划分，其学科发展也将面临更加繁重的任务。中西医结合药学也有望成为新的中西医结合二级学科。同时，对中西医结合专业硕士和专业博士学位的设置和学生培养有望成为未来学科发展的新热点。

（二）中西医结合学科内涵

1．研究对象和医学理论 中医学理论与西医学理论是在不同历史背景条件下形成的两种医学理论体系。无论是中医学还是西医学，两者的研究对象都是人类的生命与健康，最终的目的都是要防治危害健康的各种疾病。因此，在辩证唯物论的哲学思想指导下，这两种不同的医学理论体系完全有可能随着当代科学技术的进步而不断发展，相互借鉴和启示，通过比较、分析、鉴别和验证，逐步做到有机结合，这正是中西医结合的学科内涵不断充实以及理论体系不断发展的必由途径。由于人类生命的结构和功能的高度复杂性，无论是中医学的传统理论，还是西医学的现代理论，对生命活动及疾病防治的本质性的揭示和理解都还远远不够，这也为中西医结合新理论的形成和发展提供了宽广的空间。

因此，中西医结合无论在基础研究还是在临床应用方面，以中医学经典理论及西医学现代理论为基础，通过实践和研究，用现代科学技术来诠释中医药的奥秘，用现代科学语言来阐明中西医结合提高疾病防治疗效的机制，从而促进中西医结合的理论和实践不断走向世界，推动世界结合医学的新发展。

2．知识基础和研究方法 中西医结合的知识基础，除了必要的自然科学基础及人文社会科学基础之外，还包括中医学和西医学的相关学科知识。在基础研究方面，中西医结合既重视中医基础理论，重视中医学对疾病的病因与病机的认识，关注中药学在理法方药等方面的基本原则，又充分应用现代医学、生物学、分子生物学、多组学、大数据、网络药理学、可视化技术、结构药理学等现代医学和生物医学基础理论和研究方法，深入揭示中医药（包括针刺等非药物疗法）对机体器官组织形态结构和功能的影响，揭示中医药作用的生物活性分子、多靶点调控及病理转归的规律，探讨中医药防治疾病的机制。

在临床方面，中西医结合既高度重视中医学的丰富实践经验及在中医诊断和防治各科疾病方面的临床理论，也十分关注西医各临床学科包括内科学、外科学、妇产科学、儿科学、肿瘤学、神经病学、眼科学、耳鼻喉科学、皮肤病与性病学等的理论、方法及最新进展。针对重大疾病、慢性复杂性疾病、突发性传染性疾病的难治环节，通过基础研究、药学、生物学与临床研究、多组学、大数据等多学科密切配合，大力促进中医、西医两套理论及方法相互取长补短，逐步有机结合，形成中西医结合特有的诊断及防治疾病的理论、思维和方法，创建具有我国特色的、能解决复杂性问题的诊疗体系。

中西医结合的研究方法，主要是用现代医学和现代科学技术方法研究中医及中西医结合提高防治疾病的疗效并揭示其科学机制。中西医结合研究发展进程，也是坚持多学科理论，知识和技术相互渗透、结合和交融的过程。

（三）中西医结合学科设置

中西医结合学科包括中西医结合基础和中西医结合临床两个二级学科。另外，一些中医药高校还自设了中西医结合护理学、中西医结合药理学、中西医结合康复医学等二级学科。

1．中西医结合基础包括：揭示疾病和证候生物学基础的研究；临床有效方法的作用机理研究；相关中医理论的科学内涵研究；人体形态与功能的基础研究；疾病发生发展与治疗的基础研究。

2．中西医结合临床包括：重大疾病、突发性传染性疾病、慢性复杂性疾病难治环节的病理和生物学基础；中西医结合方法有机运用及其疗效；中西医结合方法的作用机理研究等。

二、我国中西医结合学科设置与人才培养现状和问题

（一）中西医结合学科设置与学位授予

1982 年，国务院学位委员会将“中西医结合”设置为一级学科，招收中西医结合研究生，促进了中西医结合学科建设；由国务院学位委员会、教育部颁发的现行 2011 年版《医学学位授予和人才培养学科目录》医学门类设 11 个一级学科，其中中西医结合可授予医学、理学学位，下设 2 个二级学科（中西医结合基础和中西医结合临床）。近十年来，中西医结合学科有了突飞猛进的发展，临床需求日益增大，如何面向世界科技前沿和人民生命健康，应对多样化的人才需求调整学科结构，成为学科长远发展需要面临和解决的迫切问题。

（二）学位授权点数量结构分析

我国中西医结合学科分布和学位授权点还存在区域分布不平衡的问题，在学科特色、人才梯队的建设和研究生培养方面也需要进一步的协同发展。截至 2021 年年底，国内 80 个大学设立中西医结合一级学科以及中西医结合临床与中西医结合基础等二级学科，其中学士学位授权点 51 个，学术型硕博士学位授权点 69 个。硕博学位授权点中，硕士一级学科授权点 29 个，硕士二级学科授权点 9 个，博士一级学科授权点 30 个，博士二级学科授权点 1 个。从地域上看，北京市拥有最多的中西医结合学位授权点（共 8 个），其次是辽宁省和山东省（分别有 6 个）。此外，仅从中西医结合一级学科博士学位授权点来看，华东地区最高，其次是中南地区，东北、西北和西南地区相对较低，边疆地区学科授权点则较少。

（三）中西医结合教育国内现状与问题

中西医结合是将中医及西医两种理论有机结合并熟练运用于基础和临床的医学模式，在培养过程中，要求学生熟练掌握这两套理论，并可熟练运用于基础研究和临床诊疗中。理论上，中西医结合学科应是高门槛，然而从高考招生现状来看并非如此。有研究发现，很多学生对中医和西医两套理论的学习方法存在困惑，对毕业后的就业心存担忧，并由此建议改革中西医结合专业的教育模式和执业注册体系。从中西医结合教育者的角度出发，在教学过程中也存在培养目标不明确、教材建设不完善、临床基地缺乏等问题[2]。因此，中西医结合学生的培养过程中应明确培养目标，并制定总体计划。

此外，目前从事中西医结合教学、科研和临床工作的医教研人才中，大多偏重于中医或西医，中西医融会贯通的人才缺乏，亟须加强中西医并重的高质量人才的培养[3]。再者，目前国

内大多数西医医生在学习培训阶段，忽视中医学习，在临床诊治方面，中西医结合疗法的使用更是少之又少，因此亟须扭转西医学生的观念，拓宽其视角，完善西医学习中医制度，加大中医和中西医结合学科相关知识的教学，将有利于在西医医院推广中西医结合疗法，提高临床疗效。

三、国外中西医结合学科设置与人才培养模式和经验

自从西汉张骞出使西域之后，中医药开始在海外兴盛起来，且逐渐渗透到世界各国的医学临床实践中。世界卫生组织指出："21 世纪的医学将从'疾病医学'向'健康医学'发展、从重治疗向重预防发展"；"从群体治疗向个体治疗发展、从生物治疗向身心综合治疗发展"。在"一带一路"背景下，国家中医药管理局、国家发展和改革委员会为推进中医药文化对外传播，制定了《中医药"一带一路"发展规划（2016—2020）》。目前中医药已遍布全球 183 个国家和地区，签署了 86 个政府间的中医药合作协议，17 个海外中医药中心业已建立运行，受到各国民众的欢迎。

（一）美欧替代医学人才培养模式

在大多数西方国家，中医药被认为是补充或替代医学部分。随着中西医结合体系研究在很多国家的医学研究中心兴起，中医针灸、传统中药与西药联用广泛流行[4]。1996 年，美国国立卫生研究院（NIH）在全国的替代医学研究中心设立了中医博士后项目，由此美国的中医教育形成了中医学院、医学院里的中医教育、西医师的中医继续教育课程、NIH 中医博士后项目 4 种模式。2018 年开始的针对欧洲西医医生的高层次中医教育项目——首届上海 - 汉堡中医研究生项目，是欧洲第一个以西医临床医学硕士为起点的中医研究生学位课程项目，由上海中医药大学和德国汉堡大学中医中心、汉堡大学医学院职业教育学院合办[5]。

（二）日韩中医药学发展模式经验

在日本、韩国等亚洲国家，中医药是国家卫生体系的重要部分之一。2004 年日本政府文部省颁布通知，要求所有综合大学的医学部和医科大学在药理学中增设"和汉药概论"。2006 年颁布的《日本国家药典》也涵盖了草药内容，具有法律效力，2006 年日本医师考试题目中设有中医药问题。目前日本有 80 所大学开设汉方医学课程，20 余所大学设有汉方医学和生药研究部门，研究人员近 3 万。日本政府成立中医药研究所，民间成立中医药研究会，面向社会举办汉方培训班[6]。日本现拥有包含汉方医学学士、硕士和针灸博士学位的教育体系[7]。

在韩国，中西结合医学被认为是 21 世纪的新医学潮流。韩国成立了大型东西医协诊中心，相关疾病的临床项目涉及中医药领域多个核心内容，如中药新药研发、中药标准化及开发、中药新药临床研究、针灸机理研究等[7]。中西医结合教育在韩国已经成为 21 世纪新医潮下国家医学教育体系的一部分，中药产品在韩国也具有比较高的接受度。

（三）国外整合医学发展启示作用

国外的整合医学对我国中西医结合的发展也具有借鉴意义。美国很多机构将中医的多种要素（例如草药、针灸、按摩、推拿等）作为对患者治疗或促进健康的重要部分。中医在美国有着广泛的应用，并成为美国整合医学中的重要组成部分[8]。同时美国整合医学还将气功与太极、瑜伽、音乐治疗、饮食与营养，以及运动、冥想、灵气、艺术等形式融入患者康复管理与综合照料中。美国在癌症方面对整合医学思想的利用也是一个新兴而有潜力的方向。

（四）国外整合医学对我国中西医结合领域发展的启示和展望[8]

1．立足个人，全程照料 对患者照料立足于个人，形成预防、治疗、康复全程中西医结合照料，为患者提供疾病科普知识，减轻患者对疾病的恐惧，增强生存幸福感。

2．挖掘中医，发挥特色 深度挖掘中医学宝库，发挥中西医结合在患者照料康复方面明显的优势和特色。中医在美国整合医学治疗癌症手段中占据重要部分。中医重在以人为本综合调养。中医理论有五音入五脏之说，同时有传统气功、太极拳、八段锦；中医调理注重药食同源，阴阳调整，顾护养胃，扶正固本；中医治疗强调治未病，“未病先防，既病防变，愈后防复”。但我国迄今未有效将中医与西医结合，运用在重大疾病照料康复中，除经济水平限制，更多是对疾病患者生活质量缺乏重视，未形成中西医结合照料理念。

3．综合管理，团队协作 对患者进行综合管理，多学科团队紧密联系，构建以患者为中心的综合服务模式是未来中西医结合重要发展方向。充分调动医院、患者、家庭及社会各方积极性，建立患者治疗和照料中西医结合综合体系及方案。同时，中西医结合可以使中医在重大疾病治疗中起多重作用，解决西医无法解决的问题，如西医手术前患者的紧张焦虑状态的调整，术后疼痛或肿瘤疼痛的缓解，中医都可以发挥举足轻重的作用。

4．综合评价，推广方案 形成适合患者治疗、照料、康复的中西医结合评价体系。借助现代科学手段，获取中西医结合治疗大数据信息，提供中西医结合治疗依据，规范治疗方法，开展中西医结合临床研究，研发具有可推广性的中西医结合共性技术及诊疗方案，形成具有高质量临床研究证据的中西医结合技术，建立具有中西医结合特色的评价方法，最终形成中西医结合治疗、照料、康复指南。

四、我国中西医结合学科发展与人才培养展望和趋势

（一）中西医结合学科发展机遇与展望

自新中国成立以来，党和国家领导人都对中西医结合学科发展十分重视，出台了一系列促进中西医结合发展的国家政策，经过广大中西医结合工作者的艰辛探索和开拓进取，中西医结合得到了长足的发展，取得了丰硕成果。2016 年，习近平总书记在全国卫生与健康大会上明确了新时期卫生与健康工作方针：“以基层为重点，以改革创新为动力，预防为主，中西医并重，将健康融入所有政策，人民共建共享。”2018 年，政府工作报告中提出“支持中医药事业传承创新发展。鼓励中西医结合。”2019 年，国务院发布《关于促进中医药传承创新发展的意见》，强调要坚持中西医并重，推动中医药和西医药相互补充、协调发展。2021 年 5 月，习近平总书记在河南省南阳市考察时再次指示：进一步发展中医药，解读中医药学原理，走中西医结合的道路。

2021 年 1 月 22 日，国务院办公厅印发《关于加快中医药特色发展的若干政策措施》（以下简称《政策措施》），要求遵循中医药发展规律，守正创新，紧扣中医药特色发展，提出了 7 个方面 28 条具体政策措施，针对问题，举措有力，再次彰显了党中央、国务院发展中医药事业的决心和意志。《政策措施》的出台顺应时势，突出中医药特色和优势，将促进新时代中医药事业乃至中西医结合事业的振兴与发展。

自 1982 年设立中西医结合一级学科以来，中西医结合学科在我国共有中国中医科学院、

北京中医药大学、北京大学医学部和复旦大学上海医学院等69个硕博学位授权点，建立了完善的学术型研究生培养体系。学科在长期的发展过程中形成了自身的系统知识体系，针对中西医结合研究自身的特点和相关科学问题，通过理论研究、科学实验、社会调查、统计分析等多种途径，实现自身理论体系的创新与发展，不断拓展中西医结合研究的理论内涵和科学技术体系。不断蓬勃发展中的中西医结合学科，涌现出越来越多实力强劲的科教研平台、基地、实验室和国际合作教学研究平台等，这些强大的硬件为培养更多优质中西医结合人才提供了强有力的支撑条件。

人才培养方面，学科坚持以能力培养为核心，拓宽知识基础，中西医汇聚融通，重视中医、西医理论体系及相互的内涵特点和认识疾病的规律，将西医辨病与中医辨证有机结合，努力培养掌握传统医学和现代医学知识、具有精深的专业知识和技能、具有创新能力的中西医结合人才。积极培育中青年科技创新人才，逐步建立全链条中西医结合学科人才培养新模式，推动有中西医结合特色的人才培养体系建立，建设一流的中西医结合研究和人才培养基地。

发展中西医结合学科的基础要健全中西医结合教育体系，培养中西医结合人才以推动中西医结合事业的发展[9]。主要包括：构建多层次、金字塔系的中西医结合教育办学体系，促进和完善中西医结合学历教育，扩大高层次中西医结合人才培养规模；充分利用现有中医药和卫生资源，积极发展中西医结合继续教育；进一步加强中西医结合学科带头人和学科骨干的培养；培养和造就应对突发公共卫生事件的中西医结合医疗救治专业技术队伍；为培养中西医结合专业硕士、专业博士学位创造条件，完善中西医结合医师培养与执业相关制度建设；积极建设中西医结合医疗、科研及教学基地。

随着中西医结合在公共卫生体系中的作用日益增大，有必要在原有的中西医结合硕士和博士学术学位培养体系基础上，增加高水平中西医结合专业型临床人才培养和供给，进一步推进高水平综合性高校及医院深度参与中医药发展。中西医结合学科将遵循“中西并举、传承创新”的理念，不忘初心、牢记使命，努力开创新时代中西医结合工作新局面。

（二）中西医结合学术型人才培养目标

面向中西医结合学科需求，坚持立德树人根本任务，以学术研究为导向，培养在高校、科研机构、三甲医院等从事中西医结合教学和研究的高端专业人才，培养重在学术创新，具有原创精神和能力，适应党和国家事业发展需要，德才兼备的中西医结合研究型人才。

1．硕士学位培养目标　培养具有一定的人文和社会科学知识，熟悉中西医结合的历史和现状，了解并掌握本学科的最新进展，能胜任中西医结合临床医疗与医学研究、胜任中西医结合基础研究和教学工作的高层次人才。

热爱祖国，拥护中国共产党的领导，具有坚定的政治思想和社会主义核心价值观。具备良好的人文精神，热爱医疗卫生事业；具有实事求是的科学态度、严谨治学的科学作风，恪守学术道德，遵守学术规范。

应系统掌握中西医结合临床医学知识、专业基础理论知识和人文、社科及相关自然科学知识，了解前沿进展；掌握基本的科研方法和技能，具备一定的科学研究能力，能在导师指导下完成课题研究；熟练掌握及应用一门外语；能够较准确地表达与交流自己的研究成果，具有较好的交流、合作和表达能力。

2．博士学位培养目标　培养具有厚实的人文和社会科学知识，熟悉中西医结合的历史和现状，熟悉本学科的新进展，在某一领域或者方向有深入研究，具备独立从事临床医疗、临床医学研究、临床教学能力或中西医结合基础研究与教学能力的高层次人才。

热爱祖国，拥护中国共产党的领导，具有坚定的政治思想和社会主义核心价值观。具备良好的人文精神，热爱医疗卫生事业；具有实事求是的科学态度、严谨治学的科学作风，恪守学术道德，遵守学术规范。

系统掌握中西医结合临床医学知识，具有坚实的专业基础理论知识和宽广的人文、社科及相关自然科学知识；掌握本专业的基础理论和知识；透彻了解和把握课题研究相关的重要理论、核心概念及其历史脉络；有敏锐的思辨和分析能力，主动跟踪学术前沿发展，对本学科研究涉及的科学问题具有鉴别和解决问题的能力，能独立从事本专业科学研究与教学工作；在中西医结合临床或基础领域的科学和（或）专业技术上有创新性成果；精通一门外语；具备科学、规范的撰写学术论文和研究报告的能力，能够充分展示学术成果、进行学术交流，具有较好的交流、合作和表达能力。

编写人员

王彦青（复旦大学）、米文丽（复旦大学）、吴根诚（复旦大学）

参考文献

[1] 陈可冀，吕爱平，陈士奎，等．中国中西医结合医学发展状况调查报告．中国中西医结合杂志 [J]，2006，26（6）：485-488．

[2] 杨胜兰，薛卡明，陈瑞，等．中西医结合内科学教学改革探析 [J]．中国中西医结合杂志，2014，34（1）：99-100．

[3] 贺松其，孙海涛，吕志平．综合性大学及医科院校中西医结合学科建设方法与策略初探 [J]．中医教育，2020，39（1）：37-40．

[4] 陈二员．中医在美国的发展历程与现状 [J]．中国中医药信息杂志，2008，15（7）：1-2．

[5] 中德合作开办欧洲首个中医研究生课程项目 [J]．中医药导报，2018，24（21）：131．

[6] 王诗恒，刘剑锋，秦培洁，等．日本汉方药产业管理现状概况 [J]．世界中医药，2021，16（2）：351-354．

[7] 苏芮，苏右竹，苏庆民，等．“一带一路”沿线东北亚国家中医药政策及市场调查 [J]．环球中医药，2018，11（12）：2008-2010．

[8] 和鸿鹏．美国补充与整合健康资助的兴起、发展与困境 [J]．中国科技论坛，2017（8）：175-184．

[9] 雷晓明，王国佐，邓奕辉，等．发展中西医结合教育培养中西医结合人才 [J]．中国中西医结合杂志，2018，38（12）：11-12．

第二节　中西医结合专业学位发展与应用型人才培养

一、中西医结合专业学位发展概况

对标世界一流，创建具有中国原创优势的中西医结合专业，需要设立中西医结合专业学位，这也吻合我国对研究生教育需求的变化，即由过去的培养学术型人才为主的策略转变为目前的以培养应用型人才为主[1]。中西医结合专业学位与人才培养属于我国独创，其基础研究的理念和方法以及临床治疗的思路和模式，既不同于传统的中医学，也有别于现代医学，是取二者之长，相互借鉴，相互补充，以期达到中西医相互促进、共同发展的目的，是我国拥有原创优势的新医药学。其研究对象是人类的生命与健康，其目的是科学防治危害人类健康的各种疾病。中西医结合专业学位人才应现代医学基础扎实、中医学理论精通，同时具备整合思维和实践能力，可融会贯通中西医学来解决临床问题和进行临床研究。

生源交叉多元，定位多方位人才培养。以生源专业背景看，中西医结合人才培养可分为3种模式，一是本科为中医学专业的学生，此部分学生由于本科期间系统学习了中医学的知识，故而在中西医结合硕士培养期间应侧重对其进行现代医学内容的培训以及促进现代医学与中医学的融合。二是临床医学专业的学生，这部分学生经过本科阶段的系统学习，已经熟练掌握了现代医学的基础知识和临床技能，此部分学生在中西医结合硕士专业学位培养期间应着重进行中医学相关知识的培训与实践。三是中西医临床医学专业的本科生，这部分学生在本科期间接受了中西医医学的知识，初步具备了中西医结合的思维和技能，这部分学生在中西医硕士专业学位培养期间可继续加强中西医结合思维和技能的培养。中西医结合专业硕士和博士是中医学和现代医学发展到一定阶段的必然产物，随着人类医学文明的发展、中西医结合研究的深入以及临床实践和临床证据的逐渐丰富，无论将中西医结合专业学位的培养归属于中医学还是现代医学都呈现出一定的不足，在很大程度上模糊了中西医结合专业学位的培养目标。中西医结合是为医疗领域培养更高层次的医学专门人才，相对于中西医结合学术型人才的教育培养，中西医结合专业硕士和博士更侧重于解决临床实际问题能力的培养。同时，根据国务院学位委员会、教育部印发的《专业学位研究生教育发展方案（2020—2025）》，到2025年硕士专业学位研究生的招生规模将达到研究生招生总规模的2/3。因此中西医结合专业学位的设立也是主动适应学位与研究生教育改革发展的需要。

二、我国中西医结合专业学位设置与人才培养现状

1954年7月9日，毛泽东在关于中医工作的指示中强调，西医要跟中医学习，具备两套本领，以便中西医结合，有统一的中国新医学、新药学[3]。从而首次出现“中西医结合”一词。卫生部于1955年12月开始有重点地在北京、上海、成都、天津、广州、武汉组织西医离职学习中医的6个学习班，组织和号召西医医生学习研究中医学[4]。1958年，全国医药界出现学习中医、研究中医的高潮。1958年10月11日，毛泽东在给杨尚昆的信中谈到西医离

职学习中医的问题，“我看如能在1958年每个省、市、自治区办一个70～80人的西医离职学习班，以两年为期，则在1960年冬或1961年春，我们就有大约2000名这样的中西结合的高级医生。”[5]1982年，国务院学位委员会将“中西医结合”设置为一级学科，招收中西医结合研究生，促进了中西医结合学科建设。1992年，国家标准《学科分类与代码》又将“中西医结合医学”设置为一门新学科，促进了中西医结合把学科建设作为主要发展方向和历史任务。在我国，中西医结合是一支与中医、西医并列的医疗卫生力量，而且“三支力量都要大力发展，长期并存”[6]。

2019年7月24日，习近平总书记亲自主持召开的中央全面深化改革委员会第九次会议，审议通过了《关于促进中医药传承创新发展的意见》，强调坚持中西医并重，推动中医药和西医药相互补充、协调发展，是我国卫生与健康事业的显著优势。

1992年，泸州医学院在中医专业本科生中试行“中西医结合方向”教学改革探索至今，我国已有复旦大学、中国中医科学院、北京中医药大学、北京大学、北京协和医学院等80余个中西医结合学位授权点。其中包括首都医科大学、河北大学等31个硕士一级学科授权点，山西医科大学、中国医科大学等22个硕士二级学科授权点，北京大学、复旦大学、北京协和医学院等25个博士一级学科授权点，河北医科大学、哈尔滨医科大学等11个博士二级学科授权点。2021年，显示招收中西医临床医学专业本科的院校有41所（其中综合性院校6所、综合性医科院校12所、中医药院校23所），招收中西医结合硕士的院校有67所（其中综合性院校13所、综合性医科院校24所、中医药院校23所，科研院所及其他类型高校7所）。而且北京中医药大学、暨南大学等已经开始在中医目录下招收中西医结合临床（专业学位）学生。

随着中西医结合在医药卫生体系中的作用日益增大，尤其是2020年开始的新冠肺炎疫情，对我国中西医结合领域高水平、高层次应用型人才培养提出挑战。因此有必要在原有的中西医结合硕士和博士学术学位培养体系基础上，增加高水平中西医结合专业型临床人才培养和供给，进一步推进高水平综合性高校及医院深度参与中医药发展。中西医结合学科将遵循“中西并举、传承创新”的理念，不忘初心、牢记使命，努力开创新时代中西医结合工作新局面。

三、国外中西医结合专业学位设置与人才培养模式

中西医结合专业学位与人才培养属于我国独创，是中国古代智慧与现代医学实践相结合的产物。20世纪70年代，世界卫生组织提出了“促进和发展传统医学”的口号，对我国开展中西医结合研究的经验给予了高度关注。各国在加强对中医学研究的同时，对中医教育事业也日益重视[7]。但毋庸置疑，与国内外中西医结合研究的异常活跃相比，中西医结合教育却没有跟上步伐，且不成体系。基于目前中西医结合归属于中医学招生的现实，首先，我们可以借鉴美国医学院协会在全国范围内开展的医学院培养目标研究，在我国开展中西医结合教育的培养目标研究，即为中西医结合专业学位的培养提出清晰明了而又详细全面的培养目标，并对目标的规范性和操作性进行审视评估。其次，应借鉴国外如韩国东医学院东西医结合教育（六年制），日本西学中模式（六年制医科大学毕业生），建立中西医结合长学制教育模式[8]。同时，以（(TS=（integrated traditional and western medicine)）OR TS=（integrative medicine)) AND TS=(education)为检索式检索 Web of Science 核心库，获取数据并提取后利用 Citespace 可视化软件进行分析。通过关键词频次及关键词聚类可以看出目前国际上对中西医结合/结合医学教育研究的研究热点主要集中在如下 3 个方面，结合我们前期开展的一些调查数据分析如下。

1．循证实践　中西医结合是中医学和现代医学相结合的产物，是利用现代医学来发展中医药，达到最终形成一种充满中国智慧，并充分有效借鉴和利用世界一切优秀医药资源为我国乃至世界人民健康服务的医学体系。而临床证据成为评价医学治疗措施有效性、安全性的主要依据，也是国家卫生药物政策的重要参考内容之一。有效、安全一直是中医药赖以生存和发展的根本保证，也是中医药几千年来服务中国、走向世界的价值所在[9]。进行中西医结合专业学位研究生培养，既要培养学生中医临证的能力，还要培养学生进行循证实践的能力，掌握"证"与"证据"的内在联系与辩证关系，提升临床能力。

2．课程设置　世界医学教育联合会 1999 年公布的《本科医学教育国际标准》，提出制定全球性医学教育核心课程体系的必要，这为中西医结合专业学位的设立提出了课程体系方面的借鉴，在此更应体现中西医之间的融合特色。基于我国不同专业本科毕业生攻读中西医结合专业学位的培养方案制定开展的问卷调查，得出如表 8-1 的结果。专家普遍认为，不论报考学生的本科为何种专业，包括课程设置在内的中西医结合专业学位研究生培养方案都应该重新制定。当然也表现一定程度的倾向性，如本科专业为中医学更倾向于"参考中医专业学位研究生培养方案，加入部分临床医学内容"，而本科专业为临床医学的则更倾向于"参考临床医学专业学位研究生培养方案，加入部分中医药内容"，虽然这部分内容的专家选择率较少，但是值得在制定全新的中西医结合专业学位研究生培养方案时予以参考。

表 8-1　不同本科专业背景攻读中西医结合专业学位的培养方案制定调查结果

序号	本科专业	调查结果［人（百分比）］		
		参考临床医学专业学位研究生培养方案，加入部分中医药内容	参考中医专业学位研究生培养方案，加入部分临床医学内容	重新制定全新的中西医结合专业学位研究生培养方案
1	中西医临床医学	123（16.76%）	130（17.71%）	455（61.99%）
2	中医学	118（16.08%）	185（25.15%）	406（55.26%）
3	临床医学	180（24.54%）	113（15.43%）	411（56.02%）

3．阿育吠陀　阿育吠陀是世界三大传统医学之一，也是印度等南亚国家传统医药的主要组成部分，至今仍在南亚及东南亚等地区的医疗卫生事业中发挥着重要作用[10]。中国和印度作为两个传统医药大国，有上千年的交流历史，故在现代化和国际化进程中可以相互借鉴和合作，共同推动传统医药的复兴与发展[11]，中西医结合教育也概莫能外。

四、我国中西医结合专业学位发展与人才培养展望

（一）中西医结合专业学位教育势在必行

1．必要性 中医传承精华，疫情防治成亮点。2020 年 6 月，习近平总书记指出，中西医结合、中西药并用，是这次疫情防控的一大特点，也是中医药传承精华、守正创新的生动实践。2021 年 5 月，习近平总书记在河南南阳考察时进一步强调“注重用现代科学解读中医药学原理，走中西医结合的道路”，为中西医结合专业人才培养事业指明了方向。无论从新冠肺炎疫情防控，还是构建起强大的公共卫生体系，都迫切需要中西医结合学科发挥更大的作用。其中，最重要的一环是完善中西医结合临床人才的培养，而中西医结合博士和硕士学位体系的完善是保障高水平中西医结合临床人才培养和供给的必要条件，也是推进高水平综合性（大学）医药院校及综合性医院深度参与中医药和中西医结合发展的有效手段之一。同时，中西医结合专业学位也是“更加积极主动地学习借鉴世界一切优秀文明成果”在临床医学中的具体实践，是我国医学创新的典范。

社会需求增长与专业学位设置不平衡。中西医结合专业学位的缺如是中西医结合医师供给不足的主要原因之一。我国拥有培养现代医学、中医的学术和专业博士、硕士学位的类别，以培养高水平临床医学和中医专业人才。中医和现代医学本科毕业生，有机会进行住院医师规范化培训和专业学位的培养。但是，在中西医结合领域，仅有中西医结合学术型博士和硕士培养类别，没有中西医结合专业学位类别，中西医结合本科毕业生没有进行中西医结合临床住院医师规范化培训和获得对应专业学位的机会。这些毕业生只能选择中医住院医师规范化培训和专业学位进行深造，导致高水平的中西医结合医师供给不足，热爱中西医结合临床专业的中医专业本科生和临床医学专业本科生，没有进入中西医结合高层次培养的途径。这种现状不能满足健康中国的战略需求，设置中西医结合专业博士和硕士的学位类别是建立高水平中西医结合临床人才培养途径，保障中西医结合高水平医师供给的重要举措，更是落实《中共中央 国务院关于促进中医药传承创新发展的意见》中关于“改革完善中西医结合教育，培养高层次中西医结合人才”的重要举措。

现代医学背景的学生通过国家统一组织的考试，进入中西医结合或中医学单位系统学习和研究中医学，培养中西医结合思维和使用中医学、现代医学两套手段看病，授予中西医结合专业学位。通过中医学的继承和发扬把中医传统的特色保留继承下来，通过现代化不断提高，与现代科学包括现代化医学结合起来，发展创新，才能实现中西医结合的理想[12]。故此，设立中西医结合专业学位是促进现代医学专业学生 / 医师学习中医学，中医学专业学生 / 医师学习现代医学的重要举措之一。

2．可行性 党中央、国务院在我国医疗卫生工作中，一贯主张中西医结合。经过中西医对抗、中西医汇通和中西医结合三个阶段后，中西医结合事业尤其在新中国成立后的几十年取得了长足发展，不论在医学院校、综合性医院还是在中医医院，都汇聚了一大批中西医结合临床人才，并形成了中西医互补、中西药并用的独具中国特色的诊疗模式和教学科研立足点，为中西医结合专业学位的设立提供了条件和机制保障并奠定了良好基础[13]。如现在的辨证论治体系中包括了单纯中医学范畴的中医辨证论治、中医病证结合、中医辨病论治和中医对症治疗 4 种，而归属于中西医结合范畴的则有中西医病证结合、辨病论治和中西医“疾病 - 表型 - 证

型”论治 3 种[14]。

经验逐渐积累，好生源来源广阔。目前，我国的 41 所高等院校（5 所综合性院校、13 所综合性医科院校、23 所中医药院校）设立中西医临床医学本科专业，67 所高等院校 / 研究院所（13 所综合性院校、24 所综合性医科院校、23 所中医药院校、7 所科研院所及其他类型高校）进行中西医结合硕士招生，30 所高等院校 / 研究院（综合性院校 7 所、综合性医科院校 9 所、中医药院校 13 所、科研院所 1 所）进行中西医结合博士招生，形成了中西医结合博士和硕士的教育和科研能力的培养体系，可满足本专业的教学和带教需求。除来自 191 所综合大学医学部或医科大学（含民办）的临床专业、75 所中医药大学（含民办）的中医专业的每年 82 万本科毕业生中对中西医结合感兴趣者作为可能生源外，还有来自各院校的 6900 名中西医结合专业学生作为稳定生源。

资质管理规范，就业岗位覆盖广。中西医结合医师是中西医结合博士和硕士毕业生可考取的执业资格；中国中西医结合学会、中国医师学会中西医结合分会是中西医结合博士和硕士毕业生学术交流和终身教育的学术组织；国家中医药管理局医政司、省市中医药管理局的医政处是中西医结合博 / 硕士和毕业行医的管理部门；699 所中西医结合医院、4221 所中医院、19963 所综合医院、8531 所专科医院的二级和三级科室是中西医结合博 / 硕士的就业岗位。

（二）中西医结合专业学位人才培养发展趋势

1．专业学位概况　中西医结合专业学位硕士是中西医结合领域专业型人才的较高学位，硕士教育旨在培养具备较扎实的中西医结合理论知识，并能较熟练掌握中西医结合诊疗技能，以防治常见病、多发病和疑难病的高层次临床人才。

中西医结合专业学位博士是中西医结合领域专业型人才的最高学位，博士教育旨在培养具备扎实的中西医结合理论知识，并能熟练掌握中西医结合诊疗技能，以防治常见病、多发病和疑难病的高层次临床人才。

中国是唯一拥有中医学、中西结合医学和西医学三类医学体系的国家，目前已经有了中医学和西医学的专业学位，积极发展中西医结合专业硕士和博士学位教育，对于借用现代科学解读中医药学原理、巩固和提高防治疾病的水平、创立独具中国特色的临床医学人才队伍具有重要的战略意义。

2．未来就业趋势

（1）职业领域：中西医结合医师 / 教师 / 研究人员等。

（2）就业岗位：综合医院、专科医院、中西医结合医院、中医院二级和三级科室的医师岗位，未来可发展为中西医结合医师（主治医师、副主任医师、主任医师）、教师（讲师、副教授、教授）和研究人员（助理研究员、副研究员、研究员）。

（3）职业能力：掌握中西医结合临床技能，能独立处理常见病、多发病和疑难病，指导下级医师达到专科医师规范化培训要求的临床工作能力；能设计和实施中西医结合临床科学研究以及教学。

3．覆盖领域内涵　目前，已经初步形成了中西医结合诊断学、中西医结合内科学、中西医结合外科学、中西医结合妇产科学、中西医结合儿科学、中西医结合护理学等专业学位教育体系，但在具体学科领域设置中还有待进一步成熟，故而在具体领域设置中可资参考。

4．职业资格衔接　职业资格：中西医结合医师。

5．人才培养目标

（1）中西医结合硕士专业学位培养目标：培养热爱中西医结合事业，具有良好职业道德、人文素养和专业素质的中西医结合医师；按照二级学科进行培养，掌握较扎实的中西医结合基本理论、基本知识和基本技能，以及基本的中西医诊疗技术，具备较强临床分析和实践能力，以及良好的表达能力和医患沟通能力，能独立、规范承担本专业和相关专业的常见疾病诊治工作；掌握临床二级学科科学研究的基本方法，具有较强传承学习、临床研究能力，并有一定的临床教学能力，临床型的中西医结合硕士重在培养其临床思维和临床技能的熟练掌握，并跟踪学科最新动态，使其能对患者做出最有利的治疗策略；具有较熟练阅读本专业外文资料的能力和较好的外语交流能力。

（2）中西医结合博士专业学位培养目标：培养热爱中西医结合事业，具有良好职业道德、人文素养和专业素质的中西医结合医师；按照三级学科进行培养，掌握扎实的中西医结合基本理论、基本知识和基本技能，熟练地掌握中西医结合临床技能，具有较强的逻辑思维，具有较强的分析问题和解决问题的能力，以及良好的表达能力和医患沟通能力，能独立处理本学科常见病和某些疑难病；具有独立从事临床三级学科科研工作的能力，中西医结合博士毕业生培养目标在于输出具备中西医结合理论和技能的高水平的临床型人才；具有较熟练阅读本专业外文资料的能力和较好的外语交流能力。

6．培养体系设置

（1）培养环节：采取硕博连读的方式，进行一贯制的培养。硕士阶段 3 年，博士阶段 3 年。在硕士阶段结束后，经过考核，进入博士阶段。有分流和硕士出口机制。

硕士专业学位的培养分为 3 个环节：临床能力 24 个月，中医训练 12 个月（含中医内科、中医外科、中医妇科、中医儿科、中医五官科），西医学训练 12 个月（含内科、外科、妇科、儿科、急诊科）；完成 6 个月硕士学位课程；科研能力 6 个月，结合临床问题、检索文献、撰写综述或系统综述、完成临床研究设计。

博士专业学位培养分 3 个环节：临床能力 12 个月，选择专科，进行中西医结合临床工作技能训练，相关医技科室轮转、随师出诊；完成 6 个月博士学位课程；科研能力 18 个月，实施临床科学研究，总结研究结果、专业论文书写发表、学位论文答辩。

（2）课程体系：硕士阶段选修 6 门课程，博士阶段选修 8 门课程（不重复选修硕士期间的课程）。硕士阶段的课程含必修课和选修课。

具体包括：政治理论（自然辩证法、科学社会主义），外国语，专业课（备选 6 门，选 2 门），专业基础课（备选 6 门，选 2 门），医学统计、计算机应用、临床研究设计（含中医特色的研究方法）、形态学研究方法、分子生物学研究方法、系统生物学、网络药理学、生物信息学、实验动物学、相关法律法规。

7．学位授予标准

（1）中西医结合硕士学位授予标准：拥护中国共产党的领导，拥护社会主义制度、热爱祖国、具有良好的医德医风、团结协作、身体健康、愿为中西医结合事业贡献者。

具有较强的临床分析和思维能力、能独立处理所在二级学科的 3 个及以上三级学科的常见病、多发病，能对住院医师进行业务指导，达到国家中医药管理局和国务院学位办联合颁发的《中医、中西医结合临床医学专业学位临床能力考核体系》硕士阶段要求的临床能力。

掌握中西医结合学科的基础理论和系统专业知识。掌握临床研究方法，结合临床问题，能设计中西医结合临床研究计划，完成一篇核心期刊论文、并通过答辩。掌握一门外语，具有较熟练的阅读专业外文文献的能力。

（2）中西医结合博士专业学位授予标准：拥护中国共产党的领导，拥护社会主义制度、热爱祖国、具有良好的医德医风、团结协作、身体健康、愿为中西医结合事业贡献者。

具有较严密的逻辑思维和较强的分析问题、解决问题的能力，熟练地掌握中西医结合学科的临床技能、能独立处理中西医结合学科的常见病、多发病，能对下级医师进行业务指导，达到国家中医药管理局和国务院学位办联合颁发的《中医、中西医结合临床医学专业学位临床能力考核体系》博士阶段要求的临床能力。掌握中西医结合学科的坚实宽广的基础理论和系统深入的专业知识。

具有独立从事临床科研工作的能力，能结合临床问题、选定临床科研课题，设计中西医结合临床研究计划，实施临床研究，完成一篇具有一定实用价值的学位论文，并通过答辩。掌握一门外语，能熟练地阅读专业外文文献，具有一定的听、说、写的能力。

8．就业前景分析　党和国家一贯重视中西医结合发展，尤其在新型冠状病毒肺炎疫情中，习近平总书记就中西医结合作了一系列重要指示，各地各部门均加强了中西医结合联动机制和平台建设，对高水平中西医结合临床专业人才的需求加大、要求更高。目前我国有 19 963 所综合医院、8531 所专科医院、4221 所中医院、699 所中西医结合医院。各类医院的二级、三级科室、中西医结合科都是中西医结合专业博士和硕士毕业生的就业岗位。

9．未来发展规划　基于稳步发展的方针，成熟一批，批准一批，经过 5 ～ 10 年的努力，在中医药大学 / 中医药科研院所以及综合大学医学部 / 医科大学 / 科研院所建立中西医结合硕士和博士培养体系，建立和健全中西医结合住院医师规范化培训基地，有序地开始中西医结合本科教育，建立高水平中西医结合人才的供给体系，满足对慢性病和新发传染病的防控需求。并探索建立综合性大学 / 医科院校、综合性医院与中医药院校、中医医院相适应的中西医结合硕士 / 博士招生与培养机制。

10．质量管控评估　基于中西医结合的学科交叉特点，充分利用综合性大学或医药大学多学科优势，设置由公共学位课、专业学位课和专业选修课组成的课程体系，突出课程内容的交叉性、前沿性和启发性。尤其引导加强中西医结合方向知识融汇的选课，鼓励学生跨专业、跨学院选课，增加其学识的厚度和宽度，医工结合、医药结合、医史医文结合，为今后中西医临床思维的形成和医学创新性融合打下坚实基础。

编写人员

董竞成（复旦大学），韩晶岩（北京大学），尚东（大连医科大学），高振（复旦大学）

参考文献

[1] 张珍，王志龙，金丽娇，等．临床医学专业研究生培养质量评价指标体系的构建 [J]．中国继续医学教育，2022，14（10）：133-136．

[2] 国务院学位委员会．教育部关于印发《专业学位研究生教育发展方案（2020—2025)》的通知［EB/OL］.（2020-09-25）［2022-06-02］. http：//www.moe.gov.cn/srcsite/A22/moe_826/202009/t20200930_492590.html.
[3] 李洪河．毛泽东关于发展中医药的思想和实践［J］．党的文献，2008（5）：49-53.
[4] 陆岭．建国以来中西医结合的国家政策与机构建设［J］．中国科技史料，1999（3）：4-12.
[5] 罗元生．毛泽东情系中医［J］．党史博采（上），2022（3）：15-19.
[6] 中华医学会，中国中西医结合学会．中国中西医结合学科史［M］．北京：中国科学技术出版社，2010：4.
[7] 吕爱平．国外中西医结合研究进展［C］//2006井冈山中西医结合发展研究论坛论文集．2006：6-15.
[8] 王炜，朱虹，钱静．境外医学教育对中西医结合教学的启示［J］．复旦教育论坛，2009，7（5）：92-96.
[9] 国家中医药管理局．中国中医药循证医学中心成立［2019-03-15］. http：//bgs.satcm.gov.cn/gongzuodongtai/2019-03-15/9319.html.
[10] 李晓莉，孙铭，王张．印度传统医学阿育吠陀及其发展现状［J］．亚太传统医药，2021，17（6）：1-5.
[11] 王张．“一带一路”建设背景下的中印传统医药交流与合作［J］．南亚研究季刊，2020，36（2）：69-76.
[12] 靳士英．对邓铁涛教授学术成就的认识［J］．湖北民族学院学报（医学版），2005，22（1）：37-41.
[13] 董竞成．中国传统医学比较研究［M］．上海：上海科学技术出版社，2019：25.
[14] 董竞成，高振．中国传统医学科研方法概论［M］．北京：人民卫生出版社，2021.

第九章　药学发展与人才培养

第一节　药学学科发展与学术型人才培养

一、药学学科发展概况

现代药学学科的建立始于19世纪末20世纪初。磺胺、青霉素等药物的发明与发展为保障人类的健康繁衍做出了重大贡献，也使药学学科形成了以化学研究为主导的发展时期。20世纪80年代以来，现代生命科学和生物技术的快速发展为药学发展提供了新的发展机遇。因此，现代药学学科是以化学、生命科学、医学等相关学科为基础的一门综合性学科，其内容主要包括：药物靶标的发现与确证、药物发现、药物设计、药物作用机制、药物传输、药物质量控制、药物临床应用和药物监管等方面的相关理论和科学技术问题。随着科技不断地发展，一些新兴学科如基因组学、蛋白质组学、代谢组学、化学生物学、结构生物学、计算机和信息科学、社会管理学等不断渗入药学学科。多学科理论、技术的交叉和发展，有力地推动着药学学科的进步。就整个药学学科的发展来看，美国的药学学科专业设置相对比较全面和完善，我国药学学科专业设置比较接近于英国、德国等欧洲国家模式[1]。

新中国成立以来，我国药学学科逐渐形成了完整的教学和人才培养体系，为药学行业培养了大量的科研和产业人才。药学基础学科体系设置已趋于完善，涵盖了药物化学、药理学、药剂学和生药学等大学科门类，但是与美国相比，我国的临床药学专业相对薄弱[2]。目前，我国还未建立临床药学博士专业学位的完整培养体系，只在部分高校设置了临床药学专业或方向，如中国药科大学、复旦大学、北京大学、四川大学及沈阳药科大学等，但是培养模式较之药学专业学位博士（Pharm.D.）仍具有较大区别。中国药科大学与沈阳药科大学已成立了医药商学院，培养药品流通及管理环节的专门人才，类似于美国药学院中的药房管理专业，但是涉及面更广，包括药品经济学、管理学、药事法规以及营销等，其他药学院仅设置了药事管理专业或方向，主要面向研究生招生以及向本科生授课。为了提高我国医药工业的水平，合肥工业大学与安徽中医学院联合于1997年在国内首创五年制的制药工程专业并在1998年将其加入本科新专业目录。目前，我国许多理工科和药学院校都开办了制药工程专业，大多数设立在化工学院。

《学位授予和人才培养学科目录（2011年）》中，药学学科是医学门类下设11个一级学科之一，可授医学、理学学位。药学一级学科下设药物化学、药剂学、生药学、药物分析学、微生物与生化药学、药理学6个二级学科。为响应国家对高层次人才的需求，国务院学位委员会、教育部于2009年印发了《学位授予和人才培养学科目录设置与管理办法》，学位授予单位可在一级学科目录下自主备案设置目录外二级学科或交叉学科。截至2020年6月，药学学科共有28个自设二级学科，包括化学生物学、临床药学、生物制品学、生物药学、中药与天然药物学、天然药物学、天然药物化学、天然药物制备工艺学、制药工程、药事管理学、药学信息学、社会发展与管理药学、医药经济与管理、医药经济学、药物经济学、社会与管理药学、药物生物信息学、海洋药物学、药物代谢动力学、药物早期成药性评价学、药物设计学、实验动物与比较药理、中医药生物工程学、免疫药物学、药用材料学、药用植物资源学、食品安全与检验技术、藏药学[3]。

药学学科如何面向世界科技前沿和人民生命健康，学科结构如何应对多样化的人才需求，成为药学学科长远发展需要面临和解决的迫切问题。近年来随着药学学科突飞猛进的发展，新兴学科不断交叉渗入，多学科的新理论、新技术不断丰富药学学科的内涵。随着药物与医学、生物学的不断交叉，新的学科方向不断涌现，社会和行业对于药学学生的要求也有了变化。我国在药学专业目录分科设置上的过度细化在一定程度上阻碍了学科的交叉融合。虽然相关学科在研究上的交叉近年来已经日益深入，但是未能在专业目录设置上体现出来。一些学校已着手进行专业调整，如北京大学新建了化学生物学及分子与细胞药理学等新兴交叉学科专业。

二、我国药学学科设置与人才培养的现状与问题

1．师资队伍 截至 2017 年 12 月 31 日，全国药学学科专任教师数共计 9444 人。副高级职称以上教师占比 68.47%；45 岁以下青年教师是本学科的主力，占比 68.78%。从学位授权点类型差异来看，一级学科和二级学科硕士学位授权点的各类别教师数量，以及具备海外经历、国际学术组织任职的教师比例等方面都低于一级学科博士学位授权点。从学科地区分布来看，东部地区教师在整体规模、具有博士学位、海外经历等数量方面都高于中部和西部地区。

2．人才培养 药学学科研究生培养侧重于科研能力，旨在加强知识学习和研究训练，使学生成为适应我国医药卫生事业发展需求和国际药学发展趋势的高层次研究型药学人才。国内药学学科研究生层次学制主要分为 3 年制的学术型硕士学位，2 年制的专业硕士学位和 3 年制或 4 年制的博士学位。

据统计资料显示，2017 年 12 月 31 日，全国药学学科硕士研究生在校人数 16 938 人，博士研究生在校 3923 人，授予硕士研究生学位 20 446 人，授予博士研究生学位 3602 人。从学位授权点类型差异来看，一级学科博士学位授权点的研究生与留学生的在校生人数和授予学位人数都高于一级学科和二级学科硕士学位授权点。从学科地区分布上来看，东部地区学科博士和硕士在校生、授予学位数、留学生在校生和授予学位数方面都高于中部和西部学科。从授予学位数量的高校排名来看，中国药科大学、沈阳药科大学、北京协和医学院以及北京大学等高校授予学位数量位居前列。

三、国外药学学科设置与人才培养的典型模式与经验

国外药学学科设置的基本标准与程序、论证内容与形式和批准机制因国家而异，如美国和加拿大共享学科专业分类系统 CIP[4]；英国与美国略有差异，2019 年前其学科专业分类系统称为 JACS，从 2019 年开始被 HECoS 全面取代；而日本等一些西方国家没有统一设置的学科专业目录，其专业设置根据药学及相关学科的发展和药物研发的技术要求而建立[3]。同时，医药

人才市场对药学专业的设置和发展具有重要影响，以下以美国、英国和日本为例做简要介绍。

美国药学学科专业主要分布在“生物学与生物医学（26）”和“健康职业与相关临床科学（51）”两个学科群，具体在药理学与毒理学（26.10）和药剂学、药物科学和管理（51.20）两个部分。对于新兴学科，CIP-2010专门设置了“26.1099（其他）”的代码，CIP-2020仍然保留了这一代码，各高等院校根据其学科发展状况在这个框架内可以自主开设学科专业，如26.1099药理学与毒理学（其他）[4]。

英国高等教育统计处与大学招生委员会从2002年开始通过协作制定了一个具有普适性的学科专业分类体系JACS为英国高校所普遍接受和参考，适用于研究生教育和普通高等教育。鉴于JACS分级体系有限，仅能容纳21个学科群（元音字母除外），不能适应新兴学科发展的需要，自2019年被“高等教育学科分类（HECoS）”和“常见聚集等级（common aggregation hierarchy，CAH）替代。前者是一个六位数的学科专业分类，但没有分级，为学科专业的扩展提供足够的空间。后者是学科专业的等级划分，是对前者的补充[5]。现行的HECoS系统从根本上打乱了原JACS系统纵向的学科体系和横向的学科联系，形成了扁平化结构的学科设置。将原来的毒理学和药学（B200）学科分成了药学（100251）、药理学（100277）、药物和酒精研究（101332）等学科，整合了原有的药理学（B210）、毒理学（B220）和药学（B230）学科。

1991年，日本政府对“大学设置基准大纲化”进行大规模改革，以充分发挥各高校办学的主动性[3]。日本各高校大多数设置药学科专攻类和药科学科专攻类两个大方向。药学科专攻类似临床药学，主要以药学部6年制学科的毕业生和对医疗药学研究感兴趣的学生为对象，从医疗药学及相关领域的基础科学开始，主要实践关于应用的研究，通过对临床药学的知识好奇心和科学问题解决能力的培养，培养掌握高水平的知识和技能的高尖端医疗教育研究者。药科学科专攻主要以药学部4年制学科的毕业生及对药物研发感兴趣的理科系的毕业生为对象，跨领域研究药学基础自然科学的诸学问（有机化学、物理化学、生物化学等）和药学固有的学问（药理学、卫生药学等），培养具有高水平的综合型学问素养和创造性的创药研究人员。

四、我国药学学科发展与人才培养展望

（一）学科发展背景

药学是在人类与疾病斗争的过程中逐渐产生并发展起来的一门科学，具有悠久的历史。药学学科属于医学门类，其专业设置是随着药物形式的多样化和化学、生物学、医学和管理学在药学中的应用逐步形成的。天然药物是人类最早使用的药物形式，因此药物学中最先出现的专业是以天然药物为研究对象的生药学（pharmacognosy）。随着有机化学的发展，以化学方法合成药物为主要研究内容的药物化学（medicinal chemistry）应运而生。与此同时，生物学尤其是生理学的进步使研究药物与机体的相互作用成为可能，药理学（pharmacology）随之建立并很快成为医学生的必修科目。为了解决将药物制成适合于医疗或预防应用的形式，研究药物配制理论、生产技术及质量控制的药剂学（pharmaceutics）也适时建立起来，从而形成了较为完整的药学学科体系。药物的应用环节在防病治病中具有重要的作用，因此欧美国家的药学院大多设立临床药学（clinical pharmacy）专业，旨在培养临床应用型药剂师，如

美国在临床药学蓬勃发展的基础上，建立了 Pharm.D. 专业学位教育，以解决临床合理用药问题。同时，为了研究和解决药物在流通和使用环节中存在的管理问题，许多药学院又设置了药房管理（pharmacy administration）专业，近年来又进一步演化为一门新兴学科即“监管科学（regulatory science）”。进入 21 世纪后，随着科技不断的发展，一些新兴学科如基因组学、蛋白质组学、代谢组学、化学生物学、结构生物学、信息学和社会管理学等不断渗入药学学科，一些药学院又设置了如药物代谢动力学、化学生物学、生物技术制药、社会药学及药学信息学等新兴学科门类[6-7]。

目前，我国药学一级学科下设的 6 个二级学科已培养出众多优秀的专业人才，但是随着科技的进步，二级学科的设置及其内涵已不能充分体现行业的发展，阻碍了学科提升，尤其体现在“生药学”“微生物与生化药学”以及“社会与管理药学”上。“生药学”更名为“生药学与天然药物学”可以更好拓展学科内涵和服务产业。国际上将以天然药物（欧美国家主要是植物药）为研究对象的学科基本上均以“Pharmacognosy（中译名为生药学）”设置，比较统一；而我国涉及天然药物（包括植物药、动物药和矿物药）研究的学科有“生药学”“天然药物化学”以及“中药学”，造成学科名称和内涵的混乱。将“生药学”更名有利于与国际对接，但可保留“Pharmacognosy”的英文学科名称。另外，中文“生药学”一词容易与“生物药物学”混淆，在学界和公众中均难以理解和把握，学科辨识度较差。原二级学科“微生物与生化药学”是在早期以疫苗、微生物转化药物、生化提取药物为代表的传统生物药命名的，后来基因工程药物和抗体药物及细胞治疗等新型生物药快速发展，这些新兴的生物药物明显不属于微生物药物或传统的生化药物，但是因为靠近“微生物与生化药学”领域，最近也归为本学科。因此将其更名为“微生物与生物技术药学”，从范围上可以涵盖所有的生物药，也包括了传统微生物转化药物（如甾体类药物）、微生物发酵产物等。社会与管理药学是一门交叉学科，涉及到法学、管理学和经济学等。法学是为指导我国已步入法制社会，国家食品药品监督管理机构在执法过程中必须以法律的授权按法定的程序，执行相关的监管活动。而管理学、经济学为手段的药事管理专业课程的另一个特点是可以借鉴经济学、管理学的分析方法，这也就有别于其他传统的药学理论课（药剂学、药物分析、药理学等），也有别于普通的经济学、管理学，是二者的有机结合。

（二）学科内涵及人才培养

1. 学科内涵 药学学科是一门与应用密切相关的学科。面对人类防病治病的重大需求和随环境变化带来的人类疾病谱的改变，药学学科必须不断吸收相关学科的最新理论和技术方法，通过交叉融合，不断完善自身的理论和技术体系，同时拓展和建立新的研究领域。

药学学科在长期的发展过程中形成了自身的系统知识体系，同时又在发展过程中不断吸收新的科学知识。药学学科现已形成了以下四大主要知识体系：围绕药物的发现和制备，以化学为基础的药物化学知识体系；以揭示药物有效性、安全性为主要目标，以生命科学为基础的药理学知识体系；以保障药物临床合理使用为主要目标，以医学为基础的临床药学知识体系；以确保药物使用的合法性与经济性为主要内容，以法学、管理学、经济学、信息学为基础的药品监管科学及社会和管理药学知识体系。药学研究还常常需要了解和掌握工程学、材料学、生物学、医学、计算机科学、信息科学、管理学、经济学、行为科学等多学科的知识和方法。药学学科在借鉴多学科理论与技术的基础上，针对药物研究自身的特点和相关科学问题，通过科学实验、社会调查、统计分析等多种途径，实现自身理论体系的创新与发展，不断拓展药物相关研究与开发的科学方法和技术体系。因此，药学学科内各学科方向的理论、研究方法与技术常具有相互交叉的性质。药学学科的特点，要求学习者必须掌握更宽广的多学科理论知识，注意培育将多学科的知识交叉融合、综合运用的能力，提高研究内容原始创新、研究方法移植和集成创新的意识和水平。

2．学科领域　根据学科自身发展的要求和社会需求，药学一级学科下属的主要学科方向有：药物化学、药剂学、药物分析学、药理学、生药学与天然药物学、微生物与生物技术药学、社会与管理药学。

（1）药物化学是研究药物分子的发现、制备及其构效关系的一门学科。药物化学研究的主要内容包括：药物发现的新方法和新技术发展，药物分子设计、合成和构效关系研究，天然活性物质的分离纯化、结构鉴定及结构修饰，从分子水平解释药物的作用机制，药物在体内性质的结构优化等。药物化学研究的主要任务是不断发展和完善药物化学学科的理论与方法；发现新化学实体，经结构改造和优化，提供高效、低毒的化合物；发展绿色、经济的制备技术。现代药物化学研究还要和药理学、分子生物学、信息及计算机等学科结合，参与到药物分子设计、药物作用新靶点发现以及作用机制等的研究中，不断充实药物化学的内容。

（2）药剂学是研究药物剂型、制剂和递药系统的一门学科。药剂学研究的主要内容包括：药物剂型、制剂和递药系统的设计理论、处方、制备工艺、体内释放和转运过程，研究和开发安全有效、稳定及用药顺应性好的剂型和制剂等。随着科学技术的发展，新的药物传递系统及其载体材料（如纳米材料）、药用辅料、药用包装材料等的研究也受到重视。药剂学研究的主要任务是将包括化学药物、生物药物和天然药物在内的原料药物制备成适用于疾病治疗、预防或诊断的药品。现代药剂学研究也涉及药物与药用辅料、药用包装材料与药物、药物制剂与机体（细胞或分子水平）的相互作用，以及药物剂型与治疗效果的关系。

（3）药物分析学是研究与发展药物研发、制造和使用中分析科学技术的一门学科。主要是应用或集成化学、物理学、生物医学等新理论和新技术，发展药物活性成分和药物效应分子的分析新技术和新方法，用于解决药物学和药理学研究中的科学技术问题，支撑药物源头发现与研发、药品质量控制、制药过程分析和控制、临床药物评价和临床精准用药。

（4）药理学是研究药物与机体（包括病原体）之间相互作用及作用机理和规律的一门学科。药理学分为基础药理学和临床药理学，其研究的主要内容是运用细胞分子生物学、医学科学的理论及前沿技术，开展药物靶点的发现与确证、药效学、药代动力学、药物安全性评价与临床用药方案等研究。药理学研究的主要任务是研究药物新靶点和阐明药物的药效、作用机理、作用特点、体内过程及药物毒理，为新药研究开发和临床合理用药提供理论依据。

（5）生药学与天然药物学是研究天然药物资源、品质与可持续利用的一门学科。生药学研究的主要内容是以天然来源的、未经加工或只经简单加工的、具有医疗或保健作用的植物、动物和矿物为研究对象，研究其品质和变化规律，发现新的药用资源，从中寻找有药理活性的药物先导物；探讨其资源的可持续利用：应用合成生物学与生物工程、生物转化/酶催化等现代生物技术研制重要天然药物。生药学研究的主要任务是研究和发掘天然药物资源，对其品质进行评价，通过人工繁殖（养殖）或野生抚育保障药物的可持续利用和天然药物的创制，以及应用现代生物合成方法为天然药物的研制和生产提供支撑。

（6）微生物与生物技术药学是研究生物技术药物、微生物药物、生化药物的新药发现、研究开发、生产技术、质量控制及临床应用的理论和技术的一门学科。生物技术药物的主要研究内容包括：采用基因工程、细胞工程、蛋白质工程、抗体工程等现代生物技术发现、研究和制造用于治疗、预防、诊断的药物，涉及生物技术药物分子设计与筛选、构效关系、作用机理、质量控制、中试和生产工艺研究等。微生物药物研究的内容包括：药用菌种、分子遗传与选育、微生物代谢、相关生物技术、微生物药物化学及药物代谢、分子机制、发酵工艺、生产工艺和质量控制等。生化药物的主要研究内容包括：生化药物资源的开发与综合利用，生化活性物质的分离和结构鉴定，先导物的发现与构效关系研究，生化药物的作用机制、生产工艺等。生物制药学的主要任务是为解决生物技术药物、微生物药物、生化药物的发现、作用机制、制备、质量控制、中试和工业生产等问题提供理论的探索与应用技术的支撑。

（7）社会与管理药学是应用管理学、信息学、法学、经济学、社会学和行为科学等多学科理论与方法，研究药品在研发、生产、上市、流通、使用和管理过程中的社会因素、管理活动及其规律的一门学科。社会与管理药学的主要内容包括：药事管理学、药事法学、药物政策学、药物经济学、药学信息学、药学伦理学、药物流行病学等。社会与管理药学的主要任务是研究解决药物研发、生产、上市、流通、使用、监管等各个环节中出现的社会问题，为药品的安全、有效、经济及规范、合理使用提供相关的理论和解决方案。

3．人才培养目标 硕士研究生是针对已获得学士学位或具有学士学位同等学力，通过在药学下属学科方向进行3年左右进一步的专门理论与技术知识系统学习，课程成绩合格，完成具有一定完整性和系统性的科学技术研究课题，撰写的硕士学位论文合格并通过毕业论文答辩者所授予的一种学位。鉴于所学的药学相关学科涉及到研究或应用的不同领域，因此可授予理学硕士或医学硕士学位。药学学科硕士研究生的培养目标是：有良好的人文和道德素养，掌握药学领域内较坚实的基础理论和较系统的专业知识，具备一定的独立从事药学相关教学和科学研究工作或担负专门技术工作、进行学术交流、自主持续学习本学科知识技能等能力的专门人才。

博士研究生为药学学科的最高学位，是授予通过3～4年（获得硕士学位者）或5～6年（获得学士学位并经专门机构审定具有直接攻读博士学位或硕博连读资格者）的药学下属学科方向系统深入学习，课程成绩合格，完成具有完整性、系统性和创新性的科学技术研究课题，撰写的博士学位论文合格并通过毕业论文答辩者的一种学位。鉴于所学的药学相关学科涉及研究或应用的不同领域，因此可授予理学博士或医学博士学位。药学学科博士的培养目标是：具有优良的人文、道德和学术素养，掌握药学及相关领域坚实宽广的基础理论，有系统深入的专业知识和研究技能，具有综合运用相关学科知识、技能解决药学学科领域内问题的能力，有比较敏锐的思辨和分析能力，能够跟踪学术前沿，判断学术价值，独立进行理论、知识和技术创新，能在科学或专业技术上做出创新性成果的专门人才。

编写人员

李聪（复旦大学）、蒋晨（复旦大学）、张雪梅（复旦大学）、戚建平（复旦大学）、茅以诚（复旦大学）、丁锦希（中国药科大学）、李志裕（中国药科大学）、叶敏（北京大学）、刘

新泳（山东大学）、何勤（四川大学）、范骁辉（浙江大学）、翟鑫（沈阳药科大学）、韩峰（南京医科大学）

参考文献

[1] 谢菊，廖文武，陈道峰．英、美、日三国现行药学学科专业设置及其启示［J］．学位与研究生教育，2007（8）：70-73．

[2] 马国，张鹏，王雨铮，等．美国 Pharm.D. 教育及其对我国临床药学教育的启示［J］．中国临床药学杂志，2013（6）：379-384．

[3] 教育部．学位授予单位（不含军队单位）自主设置二级学科名单（截至 2021 年 6 月 30 日）．［2021-11-12］（2022-04-22）．

[4] Accreditation Council for Pharmacy Education．Accreditation Standards and Key Elements for the Professional Program In Pharmacy Leading to the Doctor of Pharmacy Degree．Chicago，IL：Accreditation Council for Pharmacy Education. 2015．

[5] 韩双森，许为民，衣龙涛．英国研究生学科专业目录：演变轨迹与启示［J］．学位与研究生教育，2019（8）：71-77．

[6] 陈建俞，刘少雪．中美医学领域授予研究型博士学位的学科专业比较［J］．高等工程教育研究，2014（2）：137-142．

[7] 郤江波．中美学科专业目录比较及其启示，中国高教研究，2009（6）：45-47．

第二节　药学专业学位发展与应用型人才培养

一、药学专业学位发展概况

为适应社会发展对药学应用型专门人才的迫切需求，完善药学人才培养体系，2010 年 1 月，国务院学位委员会第二十七次会议审议决定设置药学硕士专业学位，并于同年 5 月印发了专业学位设置方案。药学硕士专业学位获得者应较好地掌握药学及与此相关的交叉学科专业知识；具有较强的技术研究、创新能力和解决实际问题的能力；能够分析本领域内急需解决的实际问题及产生的原因，并利用所学知识解决这些问题；能够胜任本领域的实际工作。药学专业学位具备独特的社会价值，其存在和发展与社会对药学类应用型人才的需求相适应，是药学研究生教育发展的必然趋势[1]。

（一）目标定位

药学产业具有鲜明的行业特色，由新药研发及评价、申报注册、生产流通、市场监管、临床用药等环节构成了清晰的行业链。药学产业的全面健康发展离不开在不同环节发挥核心作用的高层次应用型药学人才。药学硕士专业学位培养目标是：面向药物研发与技术转化、生产、流通、使用、监管等职业领域，培养具备良好的政治思想素质和职业道德素养，较好掌握药学及相关学科专业知识，具有较强的技术创新能力和解决实际问题能力的高层次、应用型药学专门人才[1]。

在培养方式方面，注重实现社会优质资源的最佳配置，采用“校内外合作培养”和“校内外双导师制”，严格把控招生入口和毕业出口，构建产教融合、协同育人的新机制；在课程设置方面，突出交叉性、实用性，重视思政、人文、社会科学课程，强调以应用为主线、以问题为中心对不同学科知识加以整合；在能力体系方面，注重分析能力和创造性解决实际问题能力的培养。

药学硕士专业学位的主要特征包括以下两个方面。

1. 应用性 以药学行业岗位需求为导向，着力培养药物研发与技术转化、生产、流通、使用、监管等职业领域高层次应用型人才。注重独立分析和解决问题的能力培养，服务于我国制药行业，保障患者用药的可及、有效和安全需求。

2. 实践性 主要指药学硕士专业学位研究生的培养以实践为导向，专业实践是培养的重要环节，通过实践掌握职业领域所需的技能和本领。根据《药学硕士专业学位研究生指导性培养方案》，药学硕士专业学位研究生的专业实践一般不少于 1 年。

（二）主要培养领域

药学硕士专业学位目前还没有设置全国统一的培养领域，据全国药学专业学位研究生教育指导委员会秘书处（以下简称秘书处）统计，过去 10 年各培养单位主要集中在工业药学、临床药学及管理药学三个领域培养学生，企业、医院、政府机构及相关管理部门为学生的主要就业单位。

1. 工业药学 紧密结合我国医药行业发展，以应用性问题为导向，面向药物研发与技术转化及生产。主要满足医药企业的药物研发机构和生产部门等岗位需求。

2. 临床药学 药学与临床紧密结合，一是依托医院资源和临床数据进行新药临床试验、新药上市后不良反应监测及再评价；二是提供临床药学服务，提高药物临床使用的有效性、安全性、合理性。主要满足医疗卫生机构、新药临床试验与管理机构、政府药品注册审评和药品不良反应监测部门等的相关岗位需求。

3. 管理药学 围绕药品全生命周期，运用管理学、经济学、法学等学科的理论方法和技术指导药学事业健康发展。主要满足政府药事监管部门、公共卫生机构、医药企业市场部与法务部等的相关岗位需求。

二、我国药学专业学位设置与人才培养的现状与问题

（一）培养现状

1. 培养单位 随着药学硕士专业学位的设置，在国家政策的引导支持和院校的积极努力下，我国药学硕士专业学位研究生教育快速发展，成为我国高层次应用型药学人才培养的重要途径。2010 年，38 所院校获批全国首批药学硕士专业学位授权点，并开始招生；2014 年、2015 年、2016 年、2017 年、2018 年、2019 年分别有 27 所、2 所、6 所、35 所、4 所、1 所院校获批新增药学硕士专业学位授权点。截至 2020 年 12 月，我国药学硕士专业学位授权点数量已达 113 个，覆盖全国 30 个省（自治区、直辖市）。授权点数量变化情况见图 9-1，不同

地区的授权点数量分布情况见表 9-1。

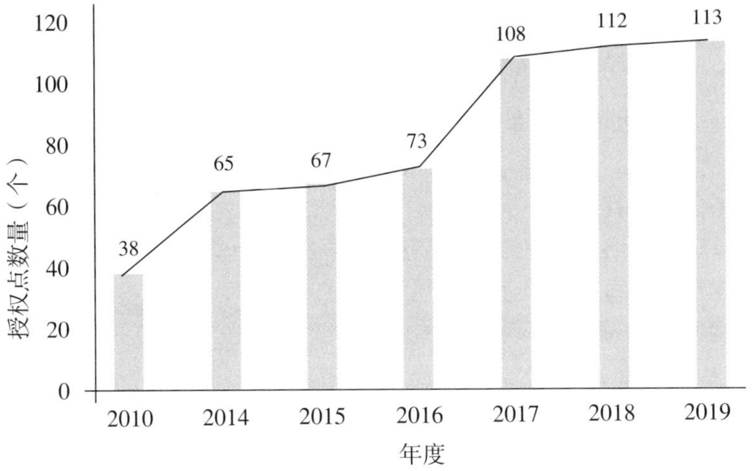

图 9-1　2010—2019 年我国药学硕士专业学位授权点数量

表 9-1　不同地区药学硕士专业学位授权点分布情况

地区	高校（院、所）数量（个）
东北地区	9
华北地区	14
华东地区	37
华中地区	18
华南地区	11
西南地区	13
西北地区	9

2．师资队伍　研究生导师在药学硕士专业学位研究生培养过程中发挥着第一责任人作用。据秘书处统计，截至 2020 年 12 月，全国共有药学硕士专业学位研究生校内导师 3926 人、校外导师 3067 名。部分导师在国际组织任职，如担任美国药典委员会的委员、国际药学联合会药学教育协会咨询委员会委员、亚洲化学生物学学会（ACBI）执行委员等；部分导师为国际顶级期刊杂志的编委和审稿专家；校外导师拥有高级工程师、主任药师、技术总监等职称或职务，具备较为丰富的行业实践经验。

3．实践基地　实践基地在药学硕士专业学位研究生培养过程中发挥着重要的作用。据秘书处统计，截至 2020 年 12 月，各培养单位与相关单位合作建立了 1236 家实践基地，合作单位包含医药企业（占比 57.52%）、医疗机构（占比 23.71%）、政府部门及事业单位（占比 18.77%）。例如中国药科大学先后与北京悦康药业集团有限公司、浙江华海药业股份有限公司合作建立实施基地。为了培养具有国际视野的高层次应用型人才，部分高校与企业合作建立境外实践基地。香港澳美制药有限公司例如中国药科大学与美国奥斯达药业合作建立境外实践基地，学生在增强专业技能的同时学习了解国际规则，拓展国际视野。

4．培养规模 据秘书处不完全统计，过去10年，药学硕士专业学位研究生招生规模不断扩大。2020年，全国招生规模近6000人，较2011年（招生规模近500人）增长近11倍。招生数量前10位的培养单位分别为中国药科大学、沈阳药科大学、浙江工业大学、广东药科大学、郑州大学、中国医科大学、北京协和医学院、山东大学、中山大学和南京中医药大学。

5．培养成效

（1）毕业生就业率与就业单位分布：据秘书处统计，全国药学硕士毕业生就业率一直保持在90%以上。以全国两所招生量最多的培养单位2018年毕业生为例，沈阳药科大学205名毕业生就业率为98%，中国药科大学221名毕业生就业率为99%。就业单位主要集中在医药企业和医疗机构。2013—2020年，56.2%（3957人）毕业生选择企业就职，21.5%（1518人）毕业生选择医疗卫生单位就职。

（2）学生培养与行业需求契合度：药学硕士专业学位研究生教育侧重于应用与实践，学生毕业后大多进入企业和医院，成为单位骨干，他们以企业、医院等用人单位为归属，具有明显的面向行业需求的职业性目标特征。

由于招收的绝大多数是应届本科毕业生，缺乏工作经验和实践能力，因此各培养单位在培养时通过校外实践基地来满足学生实践能力提升的需求，进一步提高行业需求契合度。

各培养单位通过强化专业实践和校外导师参与等环节，完善课程设置，逐步构建药学硕士实践能力培养体系；充分调动企业参与的积极性，切实将企业的现实需求与高校的培养良性对接[2]。据秘书处统计，过去10年，全国药学硕士培养单位建立的1236家实践基地共接收9971名学生进行专业实践。不少用人单位表示，企业实践提升了学生解决实际问题的能力。充分参与企业药物研发项目并且提前适应企业对员工的具体要求，使人才培养准确对接行业需求，学生就业竞争力明显提升。

（二）存在问题

1．尚未以法律形式明确药学专业学位教育的性质和地位 目前，《中华人民共和国学位条例》《中华人民共和国高等教育法》《中华人民共和国职业教育法》等相关法律法规中没有将药学专业学位与学术学位作为两种不同的学位类型予以明确规定。建议首先明确规定药学专业学位教育在国家高等教育体系中的层次，以及与学术学位教育同等重要的办学思想观念；其次明确药学专业学位体系和学术学位体系在一定条件下可以互相跨越、立交互通；在培养要求与评价标准上，应当规定专业学位教育必须突出职业性、实践性和复合性等方面的要求，且与学术学位教育相比，在人才培养目标与培养模式等方面仅存在类型上的区别，而非层次、水平上的区别。

2．药学专业学位与职业任职资格亟待衔接 目前，我国药学专业学位与职业资格证书还未实现较好的衔接。建议将获得药学专业学位作为参加职业资格考试的必要条件，或是将获得药学专业学位作为参加职业资格考试的优先条件[3]。通过采取不同的模式对药学专业学位与相应的职业资格考试进行匹配，有利于深化学校与行业用人单位的合作，推动高层次应用型药学人才培养更加切实符合社会和医药行业发展的需要。具体操作层面，建议充分调动药学相关学会或行业协会的主体能动性，逐步把药学专业学位教育的学习经历作为相应领域职业资格的基础。

3．药学专业学位质量标准亟待建立 “服务需求、提高质量、深化改革、内涵发展”是新时代专业学位研究生教育的改革大局。自设置至今，我国药学专业学位培养体系逐步完善，但从学位授权点专项评估结果看，各培养单位水平参差不齐，亟待建立药学专业学位质量标准，帮助培养单位了解现状、优势与不足，推动药学专业学位教育质量提升[4]。

4．药学高层次专业人才培养体系有待完善　目前，我国药学专业学位教育只有硕士层次，尚无博士层次，不能满足药学高等教育的现实情况和医药产业对高层次应用型人才的普遍需求。建议开展药学博士专业学位教育，以促进药物创制和转化、临床精准用药、药品全过程科学监管为出发点，培养高层次应用型药学人才。

三、国外药学专业学位设置与人才培养的典型模式与经验

（一）国外药学专业学位设置情况

药学学科国际公认的专业学位为药学博士（Pharm.D.），以美国最为成熟。美国的临床药学专业最早于 1966 年在加利福尼亚大学旧金山分校创立。2000 年后，已逐步取消 4 年制临床药学本科学位，目前全面实施的是 6 年制（或 2+4 年制）模式。其中，“2”即 2 年预科学习，或可用已修得同等学分的 4 年制本科学位代替，对本科专业不做要求；“4”即 4 年专业学习，前 3 年以课堂授课为主，后 1 年为临床实习。学生需在医院、社区药房、政府监管部门等地完成总计不少于 1500 学时的实践训练，最终授予药学博士（Pharm.D.）学位，不另设硕士学位[5]。

英国与美国较为类似，与美国不同的是，其仍采取传统的学分制，本科招生后进行 5 年的学习，学生需在最后一年完成毕业论文及答辩，最终授予药学硕士（M.Pharm.）学位。

德国临床药学教育是以通过国家药剂师考试为目的而设置的“2+2+1”模式，其中前 4 年为在大学的专业知识学习，后 1 年为在医院、零售药店、制药企业或大学实验室的实践训练。学生需在第 2 年、第 4 年及第 5 年结束时接受测试，全部通过后即可成为药师，取得的国家考试（Staatsexamen）证书相当于硕士学位。

自 2006 年起，日本将临床药学本科教育由 4 年延长至 6 年，学生在第 4 年结束时将接受专业知识考核、计算机测试及客观结构化临床技能测试（OSCEs），通过后可进入临床实习阶段，并在医院及社区药房各完成至少 11 周的实践训练。获得药学学士［学士（薬学）］学位后，学生可继续攻读药学博士［博士（薬学）］学位，学制 4 年，不另设硕士学位[6]。

（二）国内、外药学专业学位类别区分

国外与国内在学位设置上有较大区别，学术型和专业型人才在培养模式、学位授予等方面区分度明显。药学各方向的人才培养更注重在药学产业中的应用型人才培养。

在培养领域方面，国外药学专业学位教育以培养服务临床的专业型人才为主，代表为美国的 Pharm.D. 模式和欧洲的 M.Pharm. 模式。而国内药学专业学位教育除培养药学服务人才外，还培养药物研发与技术创新、生产及监管人才。

在学位层次方面，国外药学专业学位设置以博士层次教育居多，注重实践，而国内目前药学专业学位教育只有硕士层次。

在职业衔接方面，国外专业学位的获得是取得某一职业领域任职资格的必要条件，如美国执业药师必须拥有 Pharm.D. 学位，而在国内目前药学硕士专业学位教育与职业资格、职业认证没有较好的衔接。

在质量保障体系建设方面，目前美国设有药学教育委员会（accreditation council for

pharmacy education，ACPE）认证美国药学职业学位项目和药学继续教育机构，以确保和提升药学教育的质量。我国目前主要依托各类评估促进各学位授权点的建设，保证培养质量，还未有专门的认证机构负责药学专业学位教育的认证设计和整体推进，也没有建立药学专业学位教育认证的统一标准。

四、我国药学专业学位发展与人才培养展望

（一）推动药学博士专业学位教育势在必行

1．培养高层次应用型人才，满足我国医药产业高速发展需求 医药产业是一个高投入、高回报、高风险的高新技术产业，是当今世界上发展最快、竞争最激烈的国际化产业。2011 年至 2019 年，我国医药产业科技活动经费投入及项目数逐年递增，其中 2019 年医药制造业高技术产业研究与试验发展项目经费为 684 亿元。随着医药创新型融资企业接连上市，资本向创新药物研发领域集聚，急需大量有扎实药学基础和复合型知识背景的高层次应用型人才，专注于结合我国具体国情，将基础研究的重大发现转化为创新产品和生产力，推动产业创新发展[7-8]。

2．解决药学“卡脖子”难题，保障国家医药安全 在当前国际形势下，限制我国药学行业发展的“卡脖子”问题日益凸显，如新药研发过程中关键技术的转化、新药临床试验的设计与实施，以及个体化用药精准治疗技术开发应用等。随着医药安全逐步成为关系民生的重大战略工程，我国迫切需要拥有完全自主的药物研发能力和完备的药品全链条监管体系。基于这一严峻形势，通过发展药学博士专业学位，将国家战略、行业需求、人才培养有机结合，是实现育人链、产业链、创新链的深度融合，促进药学行业瓶颈突破的核心途径。

2020 年，新冠肺炎疫情提示，我国应加大药品和疫苗的研发力度，推进精准医疗下的个体化用药，同时改革完善疫苗监管体制，持续深化审评审批制度改革，这对高层次应用型药学人才培养提出了新的要求和挑战。

3．与国际接轨，争取药学教育领域国际话语权 学位制度最早出现在西方大学，现代学位制度则是社会化大分工、高等教育和社会经济发展综合作用的产物。从美国、英国、德国、法国等国的经验看，学位制度体系的建立、完善、丰富和发展，都是借鉴与创新的有机结合。整体来看，社会经济越发展，学位类型越丰富，而且职业实践型、应用型为导向的研究生教育均在不断扩大。

从 1950 年美国南加州大学开始设置药学专业博士学位以来，美国、日本、英国、澳大利亚、新加坡、加拿大等国家均已先后开展药学专业学位教育。由此可见，高层次的药学专业学位教育是全球发展大趋势，是以“以治疗为中心”向“健康建设为中心”全球健康管理的大趋势所向。

4．药学高层次专业学位人才培养条件分析 从国内看，生源基础、培养经验、组织机制上都已经具备了较为成熟的条件。

（1）在生源基础方面，截至 2020 年 12 月全国已拥有 113 家药学硕士专业学位培养单位。2020 年，药学专业学位和学术学位硕士生的在校生人数分别接近 12 000 人和 24 000 人。

（2）在培养经验方面，我国培养药学类研究生的历史悠久，截至 2020 年 12 月全国有药学一级学科博士学位授权点 49 个，培养经验丰富。近年来，北京大学、复旦大学等积极探索

药学应用型博士研究生培养模式。

(3) 在教育管理方面，药学硕士专业学位建立了较为完备的制度体系，为培养高质量的药学硕士专业学位研究生保驾护航；同时也为各培养单位间建立稳定的相互学习借鉴机制。

(二) 药学博士专业学位的发展与人才培养展望

1．专业学位概况　药学博士专业学位（professional pharmaceutical doctor，PPD）是面向我国药学产业转型发展和实施“健康中国”战略需要而设置的一种高级专业学位，与现行的药学博士学术学位（PhD）处于同一层次，但培养模式和岗位需求不同。两者培养模式比较见表 9-2。

药学博士专业学位教育以促进新药研发及成果转化、临床精准用药、药品全过程科学监管为出发点。在培养方式方面，注重实现社会优质资源的最佳配置，采用“校内外合作培养”和“校内外双导师制”，构建产教融合、协同育人的新机制；在知识体系方面，传授基于大卫生观和大健康观的医学理念下的“新药科”知识体系，注重与工科、医科以及人工智能和大数据等知识体系的融合；在能力体系方面，培养博士满足医药行业多元化需求的创新实践能力，提高他们解决药品研发、应用和监管领域复杂问题的能力。

表 9-2　药学博士专业学位（PPD）与药学博士学术学位（PhD）培养模式比较

	PPD	PhD
培养目标	应用型人才	研究型人才
准入要求	具有较好的相关领域理论基础和较强的实践能力，且具有硕士学位或应届硕士毕业生	强调具备良好的学术潜质，且具有硕士学位或应届硕士毕业生或应届优秀本科生直接攻读
学制年限	基本学制 4 年 （应届硕士毕业生应到相关实践部门锻炼 1 年）	基本学制 4 年，直博生学制 5 ~ 6 年
课程要求	突出知识交叉性、实用性、实践性的特点；课程涵盖通识理论、领域专业拓展、行业实训等	侧重研究能力的培养；课程涵盖专业核心理论和科研训练
毕业条件	通过理论考核和实践考核、产出较高质量的应用型成果及毕业答辩考核	通过理论考核、发表较高质量的学术研究文章及毕业答辩考核
毕业论文要求	形式不限但强调应用属性，注重行业贡献及推广潜力	强调原创性，注重基础研究及理论意义

2．面向的职业领域、就业岗位及其职业能力要求　药学博士专业学位教育以促进新药创制和转化、临床精准用药、药品全过程科学监管为出发点，培养高层次应用型药学人才。

就业岗位涉及医药企业的药物研发机构和生产部门、医疗机构、药物临床试验机构、合同研究组织（Contract Research Organization，CRO）、药品检验与评价机构、各级政府药品审评部门和药品不良反应监测部门、公共卫生机构、医药企业市场部与法务部等。

职业能力包括独立分析和解决问题的能力、创新技术转化和应用能力；以信息化为抓手，解决药学产业发展和临床应用中关键问题的能力以及把科技成果转化为生产力的能力。

3．可能覆盖的领域及其内涵　为全面落实立德树人根本任务，进一步完善药学人才培养体系，培养药学领军人才，满足创新型国家建设对高层次应用型创新人才的需求，结合药学硕士的培养基础和行业发展需要，药学博士专业学位人才培养应包含转化药学、临床药学、管理药学三个领域。

（1）转化药学：紧密结合我国医药行业发展，以实际应用问题为导向，将药学基础研究成果转化为实际生产力，包括新药品种和药物研发过程中的关键技术，满足医药企业的药物研发机构和生产部门、高校和科研院所的岗位需求。

（2）临床药学：药学与临床紧密结合，一方面依托医院资源和临床数据进行药物临床试验研究、药物上市后不良反应监测以及再评价，另一方面以患者为中心，研究临床药物的合理应用，实现临床个体化用药，提高药物治疗水平的综合性应用。满足医院、公共卫生机构、药物临床试验机构、高校和科研院所、CRO公司、各级政府药品审评部门和药品不良反应监测部门等相关岗位需求。

（3）管理药学：围绕药品全生命周期，运用管理学、经济学、法学等学科的理论方法和技术指导药学事业健康发展，满足政府药事监管部门、公共卫生机构、医药企业市场部与法务部、高校和科研院所等相关岗位的需求。

4．与职业资格衔接 从培养过程全方位衔接以及以行业认证为基础，减免职业资格考试或缩短实践时间两方面探索。

（1）培养过程全方位衔接：将职业资格考核的知识结构和职业素养、职业能力融入专业学位研究生培养过程中，课程学习和实践训练等环节得到职业资格考试的认可，研究生毕业时，既获得学位证书，也能获得职业资格证书。

（2）以行业认证为基础，减免职业资格考试或缩短实践时间：行业协会、行业、教指委、相关领域教育协作组四方专家组成资质认证评估专家委员会，制订培养单位的资质认证评估标准、评估程序与实施细则，对药学专业博士的培养单位实行准入制。

获准进入的专业学位研究生培养单位，其课程设置须覆盖药学执业资格考试的知识点，专业学位研究生在申请执业药师资格时可免部分科目笔试。

如果药学专业学位博士培养过程要求有专业实践环节，博士研究生在读期间获得职业资格认证后，可缩短专业实践时间。

5．人才培养目标 面向行业（企业）实际，坚持以立德树人为根本，为医药产业培养高层次、应用型且具有全球视野的行业领军人才。

培养环节包括课程学习、行业实践和学位论文三个部分。

课程体系突出知识交叉性、实用性、实践性的特点。重视运用团队学习、专题研讨、现场研究、案例分析及社会调查等方法，提高学生知识水平和解决实践问题能力。

6．需要重点关注和考虑的问题

（1）药学博士专业学位和生物与医药博士专业学位的区分：工程博士（生物与医药类别）是和生物与医药行业任职资格相联系的专业学位，面向生物技术、医药、食品、发酵、精细化学品、能源、环保等相关行业，主要培养具备开展工程科学研究、新产品研发，进行工程技术创新、解决复杂工程技术问题以及组织实施高水平工程技术项目等能力的领域领军人才。

工程博士（生物与医药类别）虽然与药学博士专业学位同定位于医药行业高层次应用型人才的培养，但前者更偏重于药物的生产和制造，而后者则是基于新药研发的产业链，涵盖创新药物成药性评价、关键技术应用转化、临床个体化用药、国家药物政策和药品监管等方向。两者在人才培养方向上有根本的区别。

（2）药学博士专业学位与药学博士（Pharm.D.）的区分：药学博士（Pharm.D.）在美国属于第一级专业学位（first professional degree）。第一级专业学位作为美国专业学位研究生教育的特殊层次，与专业任职资格紧密衔接，是在完成从事某个专门职业所需的学术要求和具有超过学士学位的专业能力水平后，申请对应职业资格证书或执业执照的必要条件之一。Pharm. D. 在美国是获取执业药师资格或成为临床药师的必要条件，学制一般为 4 年，课程上侧重于与临床相关的生物、医学知识以及专业实践，虽然冠以“博士（doctor）”称号，但是不需要做独立的研究或者论文写作，属于学士后学位层次，更接近于我国的药学硕士专业学位临床药学方向，在培养层次上低于 PPD，在培养模式上也完全不同于 PPD。

我国部分高校如北京大学、复旦大学目前开展了 Pharm.D. 项目试点，以此推动我国高层次临床药师的培养。该项目的培养模式效仿美国的 Pharm.D. 项目，但授予的学位为博士层次、学术学位，不同于美国的 Pharm.D. 项目。与目前试点开展的 Pharm.D. 项目不同的是，PPD 紧扣药物产业链，不局限于临床药学领域中临床合理用药和用药监测方向，而是涵盖转化药学、临床药学、管理药学三大研究领域，立足培养整个药学产业发展急需的高层次应用型人才。

（3）药学博士专业学位与药学硕士专业学位的区分：药学博士专业学位（PPD）和药学硕士专业学位（M.Pharm.）都是旨在培养应用型人才，但二者培养的水平层次有所不同。

药学硕士专业学位主要培养药物生产、使用、流通、监管、服务等领域的高层次、应用型专门人才，培养领域主要集中在工业药学、临床药学、管理药学等 3 个领域。

药学博士专业学位是硕士教育在培养层次上的提升。药学博士专业学位获得者为药学产业界的领军人才，不仅强调具备更为扎实的专业理论基础，了解更为前沿的学术动态，而且更注重融理论与实践为一体，使其具备在新药研发、临床应用和监管中解决复杂问题、研判共性问题、设计前瞻性制度的能力。

编写人员

丁锦希（中国药科大学）、范骁辉（浙江大学）、顾洁（中国药科大学）、韩峰（南京医科大学）、何勤（四川大学）、胡庆华（中国药科大学）、李聪（复旦大学）、陆涛（中国药科大学）、刘新泳（山东大学）、周德敏（北京大学）、张雪梅（复旦大学）、翟鑫（沈阳药科大学）

参考文献

[1] 全国专业学位研究生教育指导委员会．专业学位类别（领域）博士、硕士学位基本要求［M］．北京：高等教育出版社，2015．

[2] 顾洁．药学硕士专业学位研究生实践教学体系探析［J］．药学教育，2017（2）：6-10．

[3] 汪辉．日本专业学位改革的特点与问题［J］．学位与研究生教育，2009（1）：72-77．

[4] 李军，林梦泉，朱金明．教育认证发展现状及对我国教育认证构想［J］．中国高等教育，2013（19）：29-32．

[5] Ibrahim S M，Adam M，Hisham A.A qualitative approach to improving advanced pharmacy

practice experiences in an ACPE international certified program [J]. American Journal of Pharmaceutical Education，2019（83）：231-237.

[6] 东京大学. 东京大学药学系研究科和药学部. http：//www.f.u-tokyo.ac.jp/.

[7] 王唯佳. 聚焦医药产业数据，关注产业发展未来 [J]. 中国发展，2018，18（1）：13-18.

[8] 丁锦希，李轶，韩晓睿，等. 国家医保目录动态调整机制的改革成效与发展思路 [J]. 中国医疗保险，2021（5）：40-46.

第十章　中药学发展与人才培养

第一节　中药学一级学科发展与学术型人才培养

一、中药学一级学科发展概况

新中国成立后，国家重视中医药事业发展，建立了一批中医药高等院校以及中医药科研院所，加强中医药学科建设，培养专业的中药学人才。1956 年，在成都、北京、上海和广州相继建立了中医学院，开设了中药学课程；到 1958 年，相继增设了中药学本科专业；1959 年，在成都、河南招收中药学本科生；1981 年，中药学被国务院学位委员会批准了首批中药学硕士学位授予单位；1984 年，国务院学位委员会批准设立中药学博士学位授予单位，并在成都招收了中药学第一位博士生。截至 2020 年，全国共有 58 个中药学博士或硕士学位授予单位。中药学一级学科经过不断发展，多学科交叉互融，已经形成了较完整的理论体系。

国家高度重视一级学科国家级重点学科的遴选和建设，1988 年公布了第一批国家级重点学科，成都中医药大学中药学一级学科入选；2002 年公布了第二批国家级重点学科，北京中医药大学、上海中医药大学、南京中医药大学和成都中医药大学的中药学一级学科入选；2007 年公布了第三批国家级重点学科，北京中医药大学、黑龙江中医药大学、上海中医药大学、南京中医药大学和成都中医药大学的中药学一级学科被评选为国家一级重点学科。从 2010 年开始，设置中药学硕士专业学位。目前中药学一级学科的人才培养体系按学位层次分有学士、硕士、博士三个层次；按学位类型分有学术学位和专业学位两种类型，已形成了较完整的中药学人才培养体系。2017 年，教育部、财政部、国家发展和改革委员会联合发布《关于公布世界一流大学和一流学科建设高校及建设学科名单的通知》，天津中医药大学、上海中医药大学、南京中医药大学、中国药科大学、成都中医药大学和北京中医药大学的中药学一级学科被列入“双一流”建设学科。随后于 2022 年列入第二轮“双一流”建设范围[1]。

二、我国中药学一级学科设置与人才培养的现状与问题

截至 2020 年，我国有近 100 所高等院校开设了中药学专业，在中药学一级学科下设多个二级学科，如中药化学、中药炮制学、中药鉴定学、中药药理学、中药药剂学、临床中药学、民族药学等，理论体系较完整。不同地区中药学博硕士学位授权点分布见表 10-1。

表 10-1 不同地区中药学博硕士学位授权点分布情况

地区	博士授权点（所）	硕士授权点（所）
东北地区	6	7
华北地区	4	15
华东地区	7	13
华中地区	4	7
华南地区	2	3
西南地区	2	7
西北地区	3	6

由于学科背景与研究对象的特殊性，作为中医学的分支，我国中药学研究总体上处于国际先进水平。但作为药物科学的一个分支领域，在药效物质基础与作用机理、药物体内过程、制药技术水平等方面，与国际领先水平尚有较大差距。本学科的国家级人才数量、省部级重点实验室、国家科技发明奖等均较少。与西医院校比较，中医院校的招生人数较少。中药学教育需要从单一教学模式向内涵式发展，进一步强化实践，通过调整课程设置加强学生动手能力和中医药思维等的培养。大健康产业的蓬勃发展，给中药领域带来了机遇和新的挑战；随着科学技术高速发展，中药的研究方法、现代化程度也在不断进步，给中药学一级学科注入了新思想、新方向，促进了中医药领域的发展。中药学一级学科建设能否适应并抓住机遇，提高其社会地位，需要中药学专业人士共同努力和探索，从人才培养开始奠定基础。

另外，与国外进行中医药的交流、与各国政府或机构合作创办国际中医药大学以及开展中医药教育等方面还有待扩大和发展，因此需要加强中医药涉外人员如市场调查人员、科研协作人员、合资管理人员、医疗教学人员、翻译写作人员、跨国经营人员等的培养，从而加速中医药国际化的进程。

三、国外中药学一级学科设置与人才培养的典型模式与经验

国外中医药教育的一个显著特点是与中国合作办学，引入中国优质的教育资源，在中国中医药教育界的支持下得到较快发展。国外中医药教育现有 1 ～ 5 年不同学制，招生对象也包括一些医学专业人员，如医生、护士、治疗师、康复医学人员等。专业设置有中医专业、针灸专业、养生康复保健专业等，较少直接开设中药学专业。开设的中药学、方剂学、药用植物学等中药学课程，常作为中医学等专业的专业课程。教学方式以课堂教学为主，也有一定学时的见习和实习 [2-3]。在中药研究方面，很多国家成立了专门的研究机构，相关研究工作发展迅速。

目前，日本已在全国建立了 10 多所汉方药专业研究机构。此外，超过 40 所药科大学或医科大学的药学部也都建立了专门的生药研究部门。日本汉方药的发展历程为我国中药学的发展及经典名方的开发提供了可借鉴的经验 [6]。日本汉方药在国际市场上具有重要地位，北里大学东洋医学综合研究所是目前日本最大的汉方药研究机构，下设 5 个研究部门：基础研究部下设生物化学、生理学、病理学、免疫血清、生药学和实验动物等研究室 [4]；临床研究部下设诊

断、药物疗法和物理疗法研究室；药草生产部下设药草园、药草人工气象室；研究部负责研究生和进修生的管理；事务部负责后勤工作。东洋医学综合研究所从基础和临床两方面对汉方医学学术流派、临床经验、汉方药理药化、生理生化等方面进行全面系统的研究，被世界卫生组织指定为传统医学合作中心。富山医科药科大学和汉药研究所是日本国立的汉方药综合研究所，由汉方药学部、生物实验部、临床利用部、病态生物化学部、化学应用部、药物代谢工程部、临床科学研究部、附属药效分析中心及汉方诊断学部等构成，各部门互相协作，以及与大学内医学部、药学部共同研究，具备了从基础研究到临床一整套完善的汉方药研究体制[5]。

欧洲国家中，法国是较早接受中医药的国家。法国中医药教育的重点在于针灸和中药，涉及推拿和气功等。目前，法国有10多所大学增设了药用植物系、草药研究所和中药制剂研究室。法国的中医药研究机构大多隶属于相关的学会、协会或者大学和医院的研究所（室），也有一些个人的研究机构，其研究范围涉及中医药文献翻译、方法学研究、基础研究、临床研究，以及现代医学与传统医学相互关系的研究[7]。

德国的中医药教育起步较晚，虽无完整的中医药教育体系，但有30多个医学院开设了针灸课程，另有10多所大学开设了“中国医学”讲座。德国有中医药学术团体数十个，多融合医疗、教学和科研多种职能于一体，大多有自己的定期或不定期的学术刊物，并开办多种形式的学习班、培训班和座谈会，还组织大批学员到中国学习和进修。德国也有一些中医药研究机构，较有影响的有德国中医研究所、德国中国传统医学研究院等[7]。

1972年，美国总统尼克松访华之后，美国“中医热”“针灸热”随之掀起，之后美国的中医药学教育快速发展。到20世纪80年代，开始出现了小规模的中医学院，此后，中医学院的数量和规模迅速发展。至20世纪90年代，中医药课程开始走进了许多著名大学的课堂（如哈佛大学、耶鲁大学、斯坦福大学、加州大学等）和一些大的西医医院和医疗中心，并越来越多地被列入西医师的继续教育课程。美国推出的传统医学教育，就中医药教育而言共有5种形式：兴办补充替代医学学院，此类学院大约有80所，遍布美国各州，主要的专业为针灸、中药和脊柱按摩，学制一般为3～4年；把补充替代医学纳入正规的医学院校，当前60%的医学院开设此类课程；中医药继续教育、西医师针灸教育、博士后流动站。中医药教育工作的发展为促进中医药学在美国主流社会的普及，以及中医药的推广应用发挥了巨大的作用[8-9]。

四、我国中药学一级学科发展与人才培养展望

（一）总体形势和基础

1．总体形势　随着社会进步、经济发展和社会需求的不断改变更新，中药学一级学科也在飞速发展，提升了我国独具特色的现代中医药高等教育体系，在人才培养、科学研究、社会服务、文化传承创新、国际交流与合作等方面取得了诸多成就，为构建我国中医药卫生与健康服务体系提供了强有力的保障。

在社会服务方面，中药学一级学科相关单位发挥人才和技术优势，面向大健康企业、医院、药农等多层次人群开办培训班，组织专家开展中药产业人才培训、临床中药学服务和实践培训、中药炮制理论与技术培训、道地药材种植技术培训等，助力传承和培训中药学行业专业人才，助力大健康高质量发展，服务社会公益。积极开展校企合作，与企业共建研究院、博士

后工作站、研究生实习基地，联合承担重大科技计划项目，提升企业创新能力，促进成果转化，服务产业发展，在推进中成药国际注册中发挥重要作用，产生了显著的社会和经济效益。通过加强重大疾病防治中药研发、实施科技成果转化，从而服务健康中国。面向世界科技前沿，发挥了中药研究“国家队”引领示范作用。积极响应国家精准扶贫号召，本学科派出专家团队、科技特派员、志愿者服务队等，深入扶贫一线，对山区企业、合作社、药农开展中药材种植技术和产地加工培训、中药材知识科普讲座等。

在中药创新研究及开发应用中，中药学相关院所充分发挥各自的研究平台和地方资源优势，与企业通力合作，开展了大量的中药创新研究和创新产品开发，在产学研方面取得重大突破，涌现出大量的成果转化，包括专利转化和新药研发批文的获得等。近 5 年，获批的新药临床批件、新药证书、保健食品等共计 100 余项。

在资政辅政工作中，针对国家以及地方的重要战略政策、发展规划、行业标准和相关法规，本学科专家学者积极献计献策，为推动中药的健康发展提供强有力的智力支持。2016—2020 年共计完成资政辅政项目 121 项，充分发挥了专业特色和国家高端智库的作用。

在中药学的文化传承与科普工作中，通过传承工作室、名师工作坊，培养教学名师和骨干，促进青年教师成长；通过实习基地等实体平台，传承、弘扬和创新优秀中医药文化，普及中医药知识、推广合理用药；通过中医药文化宣传、健康指导、行业调研等社会实践活动，增强社会责任感和使命感；通过“中医药文化进校园”系列活动，让中小学生更早地接触到中医药这个中华文化瑰宝；通过中医药博物馆、中药标本馆、中药百草园等实习和科普基地，向市民普及中医药知识；通过志愿服务开展各种形式的讲座、宣传教育活动，推广和扩大中药学社会影响。

大量事实表明，中药学一级学科在保障中华民族繁衍昌盛、传承中华优秀传统文化中不可或缺并且不可替代，同时也在不断适应社会发展需求，服务、创新和发展能力不断进步。

2．政策支持 近年来，党和国家对中医药的发展给予了大量的政策支持和战略指导。党的十八届五中全会战略部署制定的《“健康中国 2030”规划纲要》明确提出“提高中医药服务能力、推进中医药继承创新”的战略目标[10]；国务院印发的《中医药发展战略规划（2016—2030）》明确指出本学科在经济社会发展中的重要作用，要提升中医药健康服务能力，不断激发中医药发展潜力和活力[11]。2019 年 10 月，中共中央、国务院印发《关于促进中医药传承创新发展的意见》，国务院召开全国中医药大会，各地各有关部门凝心聚力、锐意进取，形成了共同推进中医药发展的良好局面[12]。2020 年 6 月 2 日，习近平总书记在专家学者座谈会上指出，中西医结合、中西药并用，是新冠肺炎疫情防控的一大特点，也是中医药传承精华、守正创新的生动实践，强调要改革完善中药审评审批机制，促进中药新药研发和产业发展。国家发布的相应政策措施，通过调整中药注册分类，开辟具有中医药特色的注册申报路径，优化古代经典名方中药复方制剂注册审批，构建“三结合”的审评证据体系等创新举措[13-14]，在保持中药传统优势的基础上，进一步加大以临床价值为导向的中药创新研制力度，激发创新要素，向传统中医药领域聚集，为中药产业优化结构、转换动能注入新的活力。

在“十三五”期间，本学科依托各地的基地、平台、专家团队，发挥自身优势，针对健康中国战略，在行业人才培训、产业服务、脱贫攻坚工程、新冠肺炎疫情防控、中医药文化传承创新、科学普及和资政辅政等方面做出了突出贡献，产生了广泛的影响力，为服务国家重大需求、发展弘扬中医药贡献力量。

针对2020年突发的新冠肺炎疫情，中药学一级学科专家从政府决策论证、抗疫用药筛选、产品研发等多方面开展疫情防控工作，构建疫情防控中药研发应急体系，通过多渠道向全球传播和共享中医药抗疫方案。特别是在新冠肺炎疫情防控救治中，中医药充分发挥自身优势，全程深度介入，筛选出“三药三方”（金花清感颗粒、莲花清瘟胶囊、血必净注射液、清肺排毒汤、化湿败毒方、宣肺败毒方）等有效方药，形成覆盖预防、治疗和康复全过程的中医药诊疗方案，为抗击疫情做出了重要贡献。

3．学科基础　现今国内已有将近100所高等院校开设了中药学专业，并下设了多个二级学科领域。中药学一级学科的主要研究领域包括中药基础理论研究、中药资源研究、中药鉴定研究、中药化学研究、中药炮制研究、中药制剂研究、中药质量控制、中药药理研究等。中药学一级学科还分化出多个体现学科交叉与融合、具有学科发展潜力的培育学科，如分子生药学、中药信息学、中药制药工程学、中药生物工程学、中药药事管理学、中药商品学等。

目前，中医药在世界上近200个国家或地区得到不同程度的应用。国际上，很多国家的医药学术机构已重视中药的研究。通过与中国合作办学，促进国外中医药教育快速发展。同时，国外中药的发展也面临一些问题，如中药的科学内涵尚未被国际社会普遍理解和接受，中药国际化人才缺乏，中药特点的国际标准规范有待形成等。

中药学一级学科主要培养适应社会发展需要，具备中医药思维、基础理论知识和技能，并对中药品质评价和质量控制、中成药制备、中药制剂分析和中药研究开发等具有一定专业能力的高级专门人才，能从事中药鉴定、炮制、制剂、临床合理用药、药品经营管理及中药研究与开发等方面的工作。

目前，一级学科分类已较为成熟，其中相对优势的二级学科，主要有中药化学、中药分析与质量评价、中药资源、中药鉴定等。相对薄弱的学科则集中体现在传统、经典学科方向，如中药药性理论、中药炮制机理等。在真正意义上的中药药理学方面，也还有较大的差距。

4．学科建设　基于国内外中药学发展现状，在中药学一级学科现有类别基础上，可进一步加强学科内涵建设，通过发扬优势学科、弥补短板学科，为中药的全面、可持续发展奠定基础。建设内容可包括：课程内容优化，加强中药学一级学科理论基础教学和实践教学，体现中药学与中医学的交叉、中药学与其他人文自然科学的交叉；教学内容的改革与更新，更新理论教学和实验教学内容，将学科发展的新思想、新思路和新技术融入教学中；教学与科研并重，以科研促教学，以教学提升科研，以学科发展促进专业建设，以专业建设带动学科发展；加强专业及创新创业实验室建设，逐步形成基本实践能力与操作技能、专业技术应用能力与专业技能、综合实践能力与综合技能有机结合的实践教学体系；加强对外交流与合作，进一步拓宽与国外中医药交流渠道，加强中医药涉外人员的培养，加速中药国际化的进程。

我国中药学一级学科发展迅速，具有广阔的发展前景。国家大力发展中医药教育事业，投入大量的人力、物力建设中医药院校，培养大批专业人才，使中药学的传承在国家正规教育的轨道上快速发展。“中医药现代化研究与产业化开发”“创新药物和中药现代化”“国家重大新药创制专项”等一批重大项目的实施，使中医药创新能力显著增强。基于中药学一级学科现有类别，进行学科内涵建设具有可行性，可通过整合各方要素，开展协同创新，为进一步构筑一流中药学一级学科，使中药学一级学科能够持续快速发展奠定基础。

（二）未来展望

1．学科历史及概况 在原始时代，人类对药物的认识和觅食活动紧密相连。我国古籍中记载有“神农尝百草……一日而遇七十毒”的传说，生动地反映了人们认识药物的艰难过程。很久以来，我国一直把药学称为“本草学”。从历代的本草著作中，可以勾勒出中药学的形成和发展的轨迹。西周时代的《诗经》收录了100多种药用动、植物名称，并记载了某些品种的采集、性状、产地及服用季节等。战国时期的《五十二病方》涉及药物240余种，对其炮制、制剂、用法及禁忌等均有记述。《神农本草经》系统总结了汉以前的药学成就，对中药的药性与功效、产地、采集与加工、真伪鉴别等进行了描述。南朝刘宋时期的《雷公炮炙论》是我国第一本炮制专著，标志着本草学新分支学科的产生。唐代《新修本草》由国家组织修订而成，是世界上公开颁布的最早药典，推动了中药应用的规范化和标准化。宋代的《太平惠民和剂局方》作为我国历史上由官方颁布的第一部制剂规范，对中药药剂的发展有里程碑式的意义。明代的《本草纲目》在阐述中医理法方药的同时，还广泛介绍了植物学、动物学、矿物学、冶金学等多学科知识，其影响远远超出了本草学范围，对中药学发展起到了重要的推动作用。清代的《晶珠本草》对藏药的来源、性味及功效进行了描述。民国时期，随着西方药学知识和化学、生物学、物理学等近代科学技术在我国的迅速传播和发展，初步建立了以中药为主要研究对象的中药鉴定学、中药化学、中药制剂学、中药药理学、中药炮制学等新的分支学科。

新中国成立以后，随着现代自然科学的迅速发展及中药事业自身发展的需要，中药的现代研究取得了瞩目成就，多个分支学科都取得了显著发展。中药鉴定学在本草考证、基原鉴定、性状及显微鉴定、理化鉴定等方面取得突破；中药化学利用现代科学技术对常用传统中药进行较系统的化学成分研究，发现了许多新药；中药药理学在系统药理学、症候药理学及药代动力学等方面的研究均取得较好的进展；结合中医临床用药理论和经验，中药炮制学在对古今炮制文献进行整理和研究的同时，应用多种现代科学技术，探索炮制原理，寻找制定合理的炮制方法，改进炮制工艺，制定饮片质量标准；中药制剂学在工艺、剂型、质量控制等方面都取得了较大成就；中药资源学在全国性药源普查的基础上，开展了中药资源评价与动态规律研究、中药新品种新资源的寻找与发现研究及中药资源合理开发与综合利用研究。

随着现代科学技术不断发展，学科交叉融合日益加深，中药学一级学科分化日趋成熟，形成了由中药资源学、中药炮制学、中药鉴定学、中药化学、中药分析学、中药药理学、中药药剂学、临床中药学和民族药学等多个学科组成的中药学一级学科群。

2．学科内涵 中药学是以中医药理论为指导，研究中药相关理论、技术与方法的一门学科，其研究领域涵盖中药资源、鉴定、炮制、应用与流通全过程，包括中药基本理论、资源利用、物质基础、体内过程、药理毒理、药物制剂、质量控制、新药研发与生产、营销与管理等方面。

（1）研究对象与方法：中药学是以中医药理论为指导，以为临床防治疾病提供安全有效和稳定可控的药物为目标，以中药及相关产品为研究对象，在继承传统中医药理论与现代科学技术成果的基础上，对中药资源、药效物质基础、质量评价与控制、体内过程、安全性与有效性评价以及饮片及成药生产与创制、临床安全合理用药等开展研究，并在研究过程中不断创新理论与方法。

（2）理论知识基础：中药学已有较完整的理论体系，包括中药药性、药材道地性、中药炮制、中药鉴定、中药制剂与给药系统、中药配伍理论等，并有中医学、中西医结合、药学、化学、物理学、生物学等多个一级学科的相关基础理论、方法与技术，为中药学一级学科的发展奠定了基础。

（3）应用体系：从科学研究角度，合理开发中药及相关产品，推动中药学学术发展与创新；从人才培养角度，培养中药学领域的各级各类专业人才；从服务社会角度，为临床提供安全有效、经济适用的药物，为中药产业和医疗健康保障体系提供学术和人才支撑。

3．学科方向

（1）中药资源学：主要研究中药资源的形成、种类构成、时空分布、数量、质量、开发、保护、更新、可持续利用和管理等。

（2）中药鉴定学：研究和探讨中药的来源、性状、显微特征、理化鉴别、质量标准及寻找新药源等的理论和实践问题。

（3）中药化学：主要研究中药中有效成分或药效物质基础的化学结构、理化性质、提取分离方法与技术、结构鉴定（或确定）、检识与分析方法，以及有效成分的化学结构修饰与改造、生物转化及代谢等，同时也涉及有效成分或药效物质基础的结构与药效之间的关系，以及外界条件对这些成分消长的影响等研究内容。

（4）中药分析学：研究内容涉及中药质量评价研究、中药质量控制体系研究、体内中药分析研究、中药分析新技术和新方法的研究、中药标准物质研究等内容。

（5）中药药理学：研究内容分为中药药物效应动力学和中药药物代谢动力学两部分。

（6）中药炮制学：研究中药炮制理论、工艺、规格、质量标准、历史沿革及其发展方向。

（7）中药药剂学：研究中药药剂的配制理论、生产技术、质量控制与合理应用等。

（8）临床中药学：研究内容包括中药防治疑难病症的研究、中药药性理论及其资源的研究、中药本草及文献研究、中药不良反应和毒副作用及中药药源性疾病研究等。

（9）民族药学：主要研究民族药物的基本理论和用药经验，以及其资源、鉴定、质量标准、药效物质基础，药效作用机理、炮制、制剂等。

由以上二级学科方向组成的学科群，推动了人才培养质量、科学研究水平和服务社会能力的提高。

围绕国家战略目标和中医药事业、产业，以及区域经济、社会发展的需求，各培养单位结合自身的特色和优势，以目标为导向，整合资源，体现学科分化与交叉融合，优化学科结构布局，涌现出一批新兴、交叉、边缘学科或方向，如中药生物技术、分子生药学、中药制药工程与技术、中药药事管理学、中药市场营销学、现代中药创制、中药信息学等。

新兴、交叉学科或方向的出现，促进了中药学一级学科的发展。但是，应注意处理好内涵与外延的关系，避免外延无限扩大，要在夯实传统二级学科的基础上，不断完善学科体系，凝练研究方向，培育基础扎实、特色鲜明的高水平的人才和科研团队，推动中医药产业的发展。

4．人才培养目标　对接国家中医药“传承精华、守正创新”发展战略需求及创新药物发展战略对中药学高层次专业人才培养的需求，以培养适应中医药事业发展需要的拔尖创新型人才为目标，以培养研究生科学精神和创新能力为基点，结合各学位点授权单位发展战略和学科发展的实际情况，制定科学合理的培养目标。

（1）硕士研究生培养目标：学生应当拥护中国共产党领导，努力学习马克思列宁主义、毛泽东思想、中国特色社会主义理论体系，深入学习习近平总书记新时代中国特色社会主义思想及系列重要讲话精神和治国理政新理念新思想新战略，坚定中国特色社会主义道路自信、理论自信、制度自信、文化自信，树立中国特色社会主义共同理想；应当树立爱国主义思想，具有团结统一、爱好和平、勤劳勇敢、自强不息的精神；应当增强法治观念，遵守宪法、法律、法规，遵守公民道德规范，遵守学校管理制度，具有良好的道德品质和行为习惯；热爱中医药事业，学风严谨，具备中医药的辩证思维和科学思维，了解本学科或研究领域的国内外基本动态，掌握中药学一级学科的基础理论、专业知识及相关技术，具有一定的外文写作能力，具有合作从事科学研究或独立承担专业技术工作的能力，可在科研院所、各类相关产业企业及政府管理部门从事与中药学相关的专业研发、技术、管理等工作的卓越人才。

（2）博士研究生培养目标：学生应当拥护中国共产党领导，努力学习马克思列宁主义、毛泽东思想、中国特色社会主义理论体系，深入学习习近平总书记新时代中国特色社会主义思想及系列重要讲话精神和治国理政新理念新思想新战略，坚定中国特色社会主义道路自信、理论自信、制度自信、文化自信，树立中国特色社会主义共同理想；应当树立爱国主义思想，具有团结统一、爱好和平、勤劳勇敢、自强不息的精神；应当增强法治观念，遵守宪法、法律、法规，遵守公民道德规范，遵守学校管理制度，具有良好的道德品质和行为习惯；热爱中医药事业，学风严谨，具备中医药的辩证思维和科学思维，有坚实、宽广的中药学理论知识，系统深入地掌握本学科的专门知识及相关技术，了解本学科或研究领域的国内外学术发展动态，具有独立从事科学研究或独立承担专业技术研发的能力，并能做出有一定创新性的工作，具备较好的外文写作能力和国际学术交流能力，可在高等院校、科研院所、相关企业科研部门及政府管理部门从事教学、科研以及创造性工作的拔尖创新人才。

未来，中药学一级学科将进一步精准把握社会需求，重点服务国家战略，强化传承与创新，基于学术积淀和战略定位，准确定位人才培养模式，加强理论知识，注重学术能力提高，培养学生的国际视野。

编写人员

徐宏喜（上海中医药大学），孔令义（中国药科大学），舒静（上海中医药大学），雷海民（北京中医药大学），邱峰（天津中医药大学），谭宁华（中国药科大学），曹鹏（南京中医药大学），詹若挺（广州中医药大学），杨波（黑龙江中医药大学），刘胜（上海中医药大学），张彤（上海中医药大学），郑昌武（上海中医药大学），张永太（上海中医药大学），高建平（上海中医药大学），倪梁红（上海中医药大学），袁满（上海中医药大学），郑敏（上海中医药大学）。

参考文献

[1] 教育部，财政部，国家发展改革委．关于公布世界一流大学和一流学科建设高校及建设学科名单的通知（教研函〔2017〕2号）[EB/OL]．(2017-09-21) [2022-03-17]．http：//www.moe．gov．cn/srcsite/A22/moe_843/201709/t20170921_314942．html．

[2] 范为宇．国外中医药教育概况［J］．中国中医药信息杂志，2001，8（7）：90-92．
[3] 李红．中医药在国外发展的特点和启示［J］．中华中医药杂志，2006，21（6）：359-361．
[4] 董丽丽，李野，刘春波．日本汉方药发展概况及其借鉴意义［J］．国际医药卫生导报，2004（13）：66-68．
[5] 张志军．日本富山医科药科大学和汉药研究所简介及研究概要［J］．国外医学（中医中药分册），1994，16（6）：23-26．
[6] 丁腾，李耿，张红，等．日本汉方药产业发展现状分析及思考［J］．中国现代中药，2018，20（7）：785-790．
[7] 傅延龄，马艳红．国外中医药发展概况［M］．北京：中国中医药出版社，2006．
[8] 刘润兰，宋强．美国的中医药教育发展现状［J］．世界中西医结合杂志，2012，7（11）：998．
[9] 侯建春，郭文芳．美国中医药教育概况［J］．世界中西医结合杂志，2011，6（10）：912．
[10] 中共中央 国务院．"健康中国 2030"规划纲要［J］．中华人民共和国国务院公报，2016（23），5-20．
[11] 国务院．中医药发展战略规划纲要（2016-2030 年）（国发〔2016〕15 号）［EB/OL］．（2016-02-26）［2022-03-17］．http：//www.gov.cn/zhengce/content/2016-02/26/content_5046678.htm?list=cqus6．
[12] 中共中央，国务院．关于促进中医药传承创新发展的意见［EB/OL］．（2019-10-26）［2022-03-17］．http：//www.gov.cn/zhengce/2019-10/26/content_5445336.htm．
[13] 国务院办公厅．关于加快中医药特色发展若干政策措施（国办发〔2021〕3 号）［EB/OL］．（2021-02-09）［2022-03-17］．http：//www.gov.cn/zhengce/content/2021-02/09/content_5586278.htm．
[14] 国家药品监督管理局，国家中医药管理局．古代经典名方中药复方制剂简化注册审批管理规定（2018 年第 27 号）［EB/OL］．（2018-05-29）［2022-03-17］．https：//www.cde.org.cn/main/policy/view/52d7e94ea999af4688c234f739f76673．

第二节　中药学专业学位发展与应用型人才培养

一、中药学专业学位发展概况

中药学在我国有着悠久的历史，是中华民族在长期生产生活实践过程中，总结临床防治疾病经验所形成的具有中国传统医药特色的科学，是中华优秀传统文化的重要组成部分，是中华民族繁衍昌盛和人类健康不可或缺的保障体系。

我国中药学专业学位于 2010 年经国务院学位委员会批准设置，目前只设置硕士层次。中药学硕士专业学位（以下简称"本专业学位"）研究生教育定位于服务国家中医药事业高质量发展，对接中药现代化、国际化的国家战略需求，遵循传承精华、守正创新的指导思想，基础与应用紧密结合的发展思路，培养研究生的中医药思维和科学思维，强化职业导向，创新培养模式，使其成为专业和人文素质双优、知识和能力兼备、适应中医药事业发展需求的高级应用型人才。

本专业学位研究生教育经过10余年的发展，形成了较为完善的培养体系，取得了显著成绩。“十三五”期间，依托全国各培养单位及其培养基地与用人单位，充分发挥自身优势，根据健康中国战略提出的要求，在研究生培养、导师队伍和实践基地建设，以及行业人才培训、中药研发、产业服务、脱贫攻坚、新冠肺炎疫情防控、中医药文化传承创新和资政辅政等方面都做出了突出贡献，产生了广泛影响，为服务国家重大需求、发展弘扬中医药做出了重要贡献。但是，与社会预期和行业需求相比，本专业学位研究生教育仍有一定差距，需要通过进一步完善人才培养模式和层次等途径实现进一步发展，为祖国中医药事业高质量发展做出更大贡献。

（一）创建与起步阶段（2010—2013年）

为适应我国中医药事业发展对中药学高层次应用型专门人才的迫切需求，完善中药学人才培养体系，创新中药学人才培养模式，提高中药学人才培养质量，国务院学位委员会于2010年印发了《中药学硕士专业学位设置方案》[1]。

《中药学硕士专业学位设置方案》核心内容包括：中药学硕士专业学位培养目标是培养热爱中医药事业，具备良好的专业素质和职业道德，系统掌握本学科基本理论和专业技能，具有较强的实践能力和创新精神的高层次、应用型的中药学专门人才；教学内容要突出知识交叉性、实用性、创新性的特点，实现“工与学”有机结合，从“以学科为中心划分”转变为“以知识或问题（能力）为中心划分”的人才培养模式；教学方式采用课程讲授、案例研讨和专业实习等多种形式，以能力与技术培养为核心，重视实践教学，注重教师讲授与学生研讨、模拟、案例教学的有机结合；学位论文须与中药产业的实际需要相结合，体现学生运用中药学及相关学科理论、知识、方法和技术分析、解决中药学实际问题的能力。

2010年，全国首批40个中药学硕士专业学位授权点获批。2011年，首次开始招生，正式开始硕士研究生的培养。

（二）改革与发展阶段（2014—2020年）

我国医药产业结构正面临着重大变革和战略性转变，特别是中药制药企业面临激烈竞争。专业知识扎实、创新能力强、综合素质高的复合应用型人才，是提高核心竞争力的根本，这与本专业学位人才培养目标相契合。本专业学位研究生教育作为高校与企业之间的桥梁，能够为中医药产业结构改造升级提供强大智力支撑，实现高校和企业双赢。2015年出版的《专业学位类别（领域）博士、硕士学位基本要求》中的《中药学硕士专业学位基本要求》，明确规定了我国中药学硕士专业学位获得者应具备的基本素质和能力、应掌握的基本知识、应接受的实践训练以及学位论文基本要求等，为推进中药学硕士专业学位研究生教育评价、开展质量监督提供了依据[2]。

如同其他新生事物一样，本专业学位研究生教育在十年建设中，无论是导师遴选、课程体系、实践教学、学位论文，还是培养规模、培养模式、培养过程、培养成效都客观存在一些需要不断改革和逐步完善的问题，尤其是与学术学位的差异化培养等方面。在此期间，各培养单位进行了多种形式的改革探索，始终坚持以行业和职业需求为导向，以实践能力培养为重点，以产学结合为途径，建立与行业和经济社会发展相适应、具有中国特色的中药学专业学位研究生培养模式。截至 2020 年，全国共有 49 所培养单位（高校、科研院所）设置本专业学位，招生方向涵盖中药的研发、生产、监管、流通、管理、服务等相关领域；课程和实践教学、培养过程管理、学位论文、科研项目及其成果等内涵建设不断加强；招生规模大幅度增加；就业率稳步提高，社会认可度逐年提升。

二、我国中药学专业学位设置与人才培养的现状

（一）培养单位、招生方向与培养规模

目前，我国本专业学位人才培养主体为高等院校，培养模式一般采用学校与企业联合培养。自 2011 年招收首批中药学专业学位硕士研究生以来，全国共有 49 所培养单位（高校、科研院所）设置本专业学位，其中医药类院校 35 家、综合性院校 7 所、农业类院校 4 所、民族类院校 2 所、商业类院校 1 所；对 49 所培养单位进行区域划分，华东和华北地区分布院校最多，均为 9 所。2013—2020 年共培养了 3959 名专业学位硕士。

据其中 45 所培养单位数据统计，2016—2020 年招生方向和招生人数有一定的差异。招生方向贯穿中药的研发、生产、监管、流通、管理、服务等全链条，主要集中在中药制药技术、中药资源与鉴定、中药新药研发、中药质量与分析、临床中药学五个方向，设置前四个方向的单位较多，另有一些其他特色方向；招生人数呈逐年上升趋势，2020 年达 1728 人，2016—2020 年招生人数共 4815 人，尤其中药制药技术和临床中药学方向增长较快（图 10-1）。

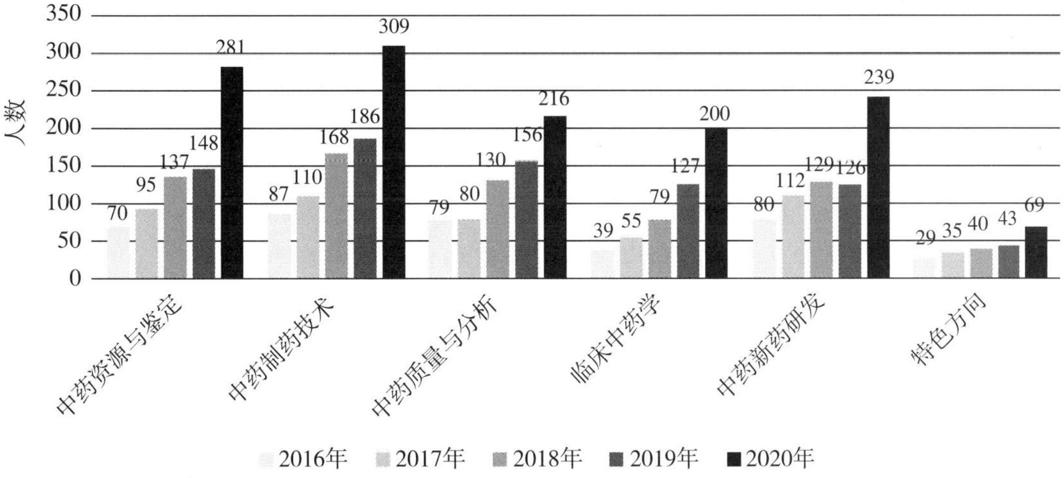

图 10-1　中药学硕士专业学位各方向招生情况（2016—2020 年）

（二）师资队伍

导师是研究生培养的第一责任人，各培养单位积极采取切实有效的措施，造就了一支立德树人的专业学位研究生导师队伍。据 45 所培养单位数据统计，2020 年导师数量约达 2650 人，其中校内导师约 1700 人，校外导师约 950 人。

从导师类型来看，各培养单位基本上呈现为专任导师与兼职导师数量1.47 ：1的比例，少部分单位只有专任导师，导师队伍比较稳定。各培养单位大多为“校内＋校外”导师师资结构，校内导师与校外导师比例约为1.78 ：1，少部分单位仅有校内导师，导师结构能够适应专业学位培养的特点和要求。从导师年龄层次来看，各培养单位分布较均匀，40岁以下、40～50岁和50岁以上三个年龄层导师比例约为1 ：1.95 ：1.51，高年资导师较多，带教经验丰富，师资质量较高。从导师职称来看，正高、副高和中级的导师比例约为8.70 ：6.64 ：1，高级职称导师较多，部分单位有一定数量的中级职称导师，导师的整体学术水平高、职业水平高。因此本专业学位导师队伍结构合理、师资雄厚。

（三）实践基地

各培养单位根据本专业学位的特点，紧紧围绕培养目标和行业人才需求，建立了一批满足人才培养需求的实践教学基地。据45所培养单位数据统计，2016—2020年全国共创建实践基地956个，包括校内科研教学平台397个，校外培养（实训）基地548个，国际联合培养基地平台11个。从占比上看，校内培养基地与校外培养基地比例为1 ：1.38，各培养单位对于中药学专业学位研究生的职业能力培养普遍比较重视。

（四）培养成效

1．研发情况 通过统计本专业学位研究生在学期间参与科研项目、发表论文、课题获奖、授权专利、新药批件与转化等数据发现，2016—2020年45所培养单位本专业学位研究生参与科研项目2830项；发表学术论文5593篇，其中SCI论文多达1980篇；获得省部级以上科研奖项129项；参与申请专利602件和授权专利442件，转化授权专利82件，专利转化金额1.55亿元；新药证书9件，临床批件14件。

2．就业与行业需求 据45所培养单位数据统计，2016—2020年中药学专业学位硕士研究生就业主要分布在中药生产、质量评价与控制、新药研发、药品注册、流通管理、临床及社会服务等领域。通过对各培养单位历届毕业生就业去向调查发现，毕业生中近一半都分布在制药企业和医疗机构（图10-2），可见专业学位毕业生的专业对口率高。同时用人单位对各培养单位中药学硕士专业学位毕业生的工作态度、团队协作、专业知识和工作胜任能力方面均给予了高度评价。部分毕业生在工作单位取得卓著成绩，已成为各企事业单位的中坚力量。

（五）中药学硕士专业学位与硕士学术学位招生人数比较分析

据45所培养单位数据统计，我国本专业学位年招生人数和年毕业人数基本呈现递增态势（图10-3），与2016年比较，2017—2020年本专业学位年招生人数的平均增幅为36.50%，高于中药学硕士学术学位14.85%；年就业率达到98%以上。总体反映了我国对于本专业学位人才的社会需求大，毕业生就业前景广阔，专业发展前景良好。

三、国外中药教育情况简介

国外中药教育的一个显著特点是与国内合作办学，引入我国优质的教育资源，在我国中药教育界的支持下，国外中药教育得到发展。国外中药教育现有学位教育、职业教育、课程教育、短期培训、学术讲座等，招生对象包括一些药学专业人员，专业设置有草药专业及养生康复保健专业等，开设的课程包括中医基础理论、汉语、中药学、方剂学、药用植物学、食疗与

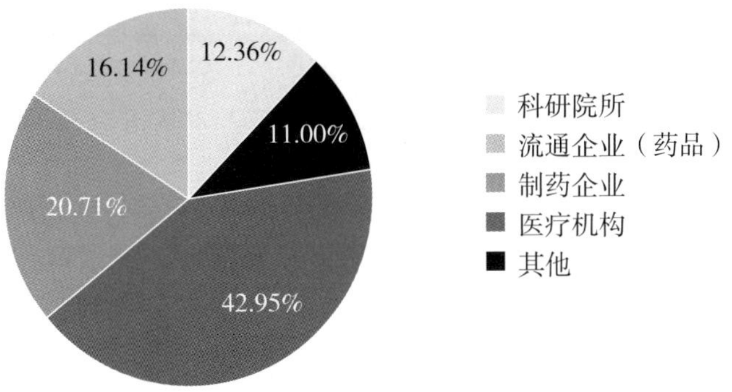

图 10-2 中药学硕士专业学位毕业生就业分布图（2016—2020 年）

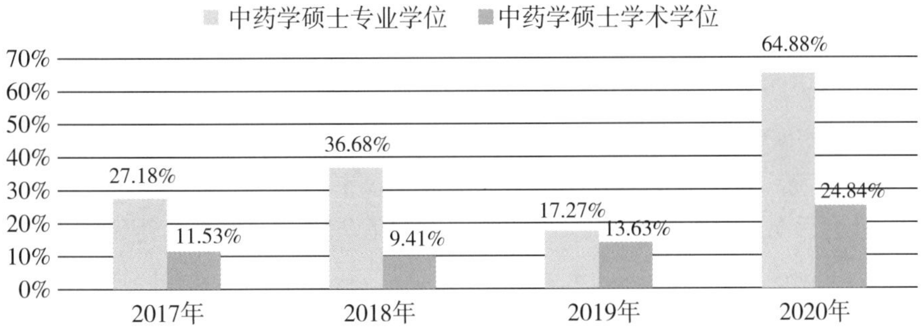

图 10-3 中药学硕士专业学位与硕士学术学位年招生人数增幅情况（与 2016 年比较，2017—2020 年）

营养疗法等，学制为全日制或业余。值得一提的是，中药在日本的发展是“以教带药”，即以中药的教育培训来带动中药产品销售。通过成立中药研究会，大量培训研究会会员店中的药剂师，再由大批药剂师向公众讲授和传播中药文化和理念，促进中药在日本市场销售。“以教带药”的发展模式在日本不断推广，从而形成了如今日本中药的产业销售规模。

四、我国中药学专业学位发展与人才培养展望

（一）总体形势、条件与基础

1. 总体形势 2016 年 12 月 25 日，第十二届全国人大常委会第二十五次会议审议通过了《中华人民共和国中医药法》，并自 2017 年 7 月 1 日起施行。2019 年 8 月 26 日，第十三届全国人大常委会第十二次会议表决通过了新修订的《中华人民共和国药品管理法》，并于 2019 年 12 月 1 日起施行。“十三五”期间我国中药产业飞速发展，截至 2020 年我国中医药健康产业的市场规模已经达到 2.83 万亿元，其中中药工业总产值达到 2.00 万亿元，约占整个医药产业工业总产值的 1/3，实现翻倍，预计到 2025 年将突破 4.81 万亿元，年均复合增长率保持在 20% 左右。中药产业的发展得到了越来越广泛的关注。

2016 年 2 月 26 日，国务院颁发的《中医药发展战略规划纲要（2016—2030 年）》在重点任务中提出：要全面提升中药产业发展水平，加强中药资源保护利用，推进中药材规范化种植养殖，促进中药工业转型升级，构建现代中药材流通体系[3]。2019 年 10 月 25 日，中共中央、

国务院印发《关于促进中医药传承创新发展的意见》，一方面强调大力推动中药质量提升和产业高质量发展，加强中药材质量控制，促进中药饮片和中成药质量提升，改革完善中药注册管理，加强中药质量安全监管；另一方面强调加强中医药人才队伍建设，改革人才培养模式[4]。同时全国中医药大会召开，各地各有关部门凝心聚力、锐意进取，形成了共同推进中医药发展的良好局面。特别是中医药充分发挥自身优势，全程深度介入新冠肺炎疫情防控救治，筛选出"三药三方"（金花清感颗粒、莲花清瘟胶囊、血必净注射液，清肺排毒汤、化湿败毒方、宣肺败毒方）等有效方药，形成覆盖预防、治疗和康复全过程的中医药诊疗方案并走向国际防疫前线，为抗击疫情作出了重要贡献。

这些政策措施在保持中药传统优势的基础上，进一步加大以临床价值为导向的中药创新研制力度，激发创新要素向传统中医药领域聚集，为中药行业的人才培养、产业优化结构、转换动能注入新的活力。同时这些纲领性文件将相关部门对中医药产业发展的重视程度提升到了一个新高度。

2．条件与基础 中医药的飞速发展，提升了我国独具特色的现代中医药高等教育体系。招生方向涵盖中药行业全产业链。目前，中医药在世界上近 200 个国家或地区得到不同程度的应用，国外中药教育得到一定发展。自 2011 年招生以来，除了前述的人才培养和科技研发，本专业学位在社会服务、资政辅政和中药学的文化传承与科普方面也取得了诸多成就，为构建我国中医药卫生与健康服务体系以及中药健康产业的发展提供了强有力的保障，在传承中华优秀传统文化等方面也发挥了重要作用。

在社会服务方面，中药学专业积极发挥各培养单位中医药人才和技术优势，面向中医药大健康企业、医院、药农等多层次人群开办培训班、培训点，组织专家开展多层次中药产业人才培训、临床中药学服务和实践培训、中药炮制理论与技术提高培训、地道药材种植技术培训等，助力传承和培训中药学行业专业人员，服务社会公益。积极开展校地合作，与企业共建研究院、博士后工作站、研究生实习基地，联合承担重大科技计划，提升企业创新能力，促进成果转化，服务产业发展，在推进中成药国际注册中发挥重要作用，产生了显著社会经济效益。面向科技前沿，发挥中药研究国家队引领示范作用，实施科技成果转化、加强重大疾病药物研发，服务健康中国战略。积极响应国家精准扶贫号召，各个院所派出专家团队、科技特派员、志愿者服务队等亲临贫困地区，深入扶贫一线，对山区企业、合作社、药农开展中药材种植技术和产地加工培训，为药农提供田间地头技术指导和服务，积极推动科技扶贫工作，推进乡村振兴。在 2019 年突发新冠肺炎疫情期间，积极组织专家，从政府决策论证、抗疫用药筛选、产品研发等多方位开展疫情防控工作，构建疫情防控中药研发应急体系，并通过多种渠道向全球传播和共享中医药抗疫方案，助力全球新冠肺炎疫情防控，为提高临床疗效做出贡献。

在资政辅政工作中，本专业专家学者针对中药相关的国家及地方重要战略政策、发展规划、行业标准审定和起草咨询以及相关法规制定，积极献计献策，为中药行业健康发展提供了强有力的智力支持，充分发挥了专业特色和国家高端智库的作用。

在推动中药学文化传承与科普工作中，本专业工作者们群策群力，通过传承工作室、名师工作坊、教学传承等多种形式，培养教学名师、教学骨干，促进青年教师成长。通过药用植物实习基地等实体平台，传承、弘扬和创新博大精深的优秀中医药文化，普及医药知识、推广合理用药。通过中医药文化宣传、健康指导、行业调研等社会实践活动，增强民众社会责任感和使命感。通过“中医药文化进校园”系列活动，让中小学生更早地接触到中药这个瑰宝。通过对市民开放中医药博物馆、中药标本馆、中药百草园等实习和科普基地，向民众普及中药知识。此外，科研人员和研究生开展各种形式的志愿服务和宣传教育活动，扩大中药学的社会影响；通过座谈、主题报告、中医药展览、中药学知识宣讲，走进中小学课堂、社区和街道开展丰富多彩的科普宣传活动，宣扬科学精神，用科学思想和科学方法来诠释中药学的内涵。

（二）展望

1．专业学位概况　自 2011 年招收首批中药学硕士专业学位研究生以来，全国共有 49 所培养单位设置本专业学位，2013—2020 年共培养了 3959 名专业学院硕士。“十三五”期间在校生 4815 名，2020 年招生人数达到 1728 人，招生方向包括中药制药技术、中药资源与鉴定、中药新药研发、中药质量与分析、临床中药学、其他特色方向等。

中药学硕士专业学位将进一步服务国家中医药事业的发展，对接中药现代化、国际化的国家战略需求，遵循传承和创新的指导思想，基础与应用结合的发展思路，强化职业导向，创新培养模式，培养专业和人文素质双优，知识和能力兼备，适应中医药事业发展需求的高水平应用型人才。

2．面向的职业领域和就业岗位及其职业能力要求　中药产业的可持续快速发展过程中，科技是关键，人才是核心。中药产业现代化发展迫切需要大批掌握现代科学技术的高层次应用型专门人才。在目前中医药产业发展的主要领域内大力发展专业学位研究生教育，完善培养模式，是我国中医药高等院校服务国家经济建设和社会发展需要的责任和担当。本专业学位研究生教育的突出特点是学术性与职业性紧密结合，是培养单位与企业之间的桥梁和纽带，将为中药产业的改造升级提供强大智力支撑，为中药产业的创新发展提供内生动力。

本专业学位的就业范围涵盖中药的研发、生产、监管、流通、管理、服务等职业领域，具体包括中药新产品研发、中药制剂和中药饮片生产与质量控制、中药材资源保护和质量评价、中药流通和药事管理、医院制剂与临床中药学等工作岗位。

职业能力要求包括独立分析和解决问题的能力、创新技术转化和应用能力；以信息化为抓手，解决中药学产业发展和临床应用中关键问题的能力以及把科技成果转化为生产力的能力。

3．可能涵盖的专业领域及其内涵　根据我国中医药行业发展趋势，为进一步完善本专业学位培养体系，满足创新型国家建设对中药学高级应用专门人才的需求，建议本专业学位领域设置以解决实际应用问题为导向，主要集中在中药质量评价与资源开发、中药药效与安全性评价、中药活性物质研究与产品开发、中药检验与分析、中药制药工程与技术、中药监管科学和临床中药学等领域。同时鼓励各培养单位结合自身优势，拓展特色领域，创建创新交叉领域。

（1）中药质量评价与资源开发：以中药学、中药炮制学、中药化学、中药分析学、中药资源学、药用植物学等专业知识为基础，以中药炮制技术继承与创新、中药质量标准制定、中药检测和中药资源开发为重点，解决中药生产、检测、流通、资源开发等过程中出现的相关问题，培养适应我国中医药事业发展需要，能在中药生产、检测、使用、研发等领域从事中药炮制技术、中药质量标准制定、中药质量检测、中药资源开发等工作，具有必备的理论知识、实践能力、专业素养的高级应用型专门人才。

（2）中药药效与安全性评价：以中药药理学、药理学、毒理学、药物代谢动力学等专业知识为基础，研究中药的药效学、作用机制和体内过程，构建适合中药作用特点的药效学与作用机制及体内代谢的评价方法和体系；探究中药毒性的物质基础和作用机制，建立科学的中药安全性评价方法，指导中药新药研制和中药临床用药，培养适应我国中医药事业发展需要，能在中药研发等领域从事中药药效与安全性评价等工作，具有必备的理论知识、实践能力、专业素养的高级应用型专门人才。

（3）中药活性物质研究与产品开发：以中药化学、中药药剂学、中药分析学、中药药理学等专业知识为基础，以中药活性物质研究为基石，以中药新药研发及其产品制造过程与技术为主线，解决中药功效物质基础、中药新药研发、中药制剂产品等开发过程中出现的问题，培养适应我国中医药事业发展需要，能在中药研发和生产等领域从事中药活性物质挖掘与中药新药及产品应用研发等工作，具有必备的理论知识、实践能力、专业素养的高级应用型专门人才。

（4）中药检验与分析：以中药学、中药鉴定学、中药化学和中药分析学等专业知识为基础，通过系统理论学习及实践性训练，培养适应我国中医药事业发展需要，能在中药检验检测与中药质量评价等领域从事中药饮片真伪辨识、优劣品质鉴定、中药质控及标准制定等工作，具有必备的理论知识、实践能力、专业素养的高级应用型专门人才。

（5）中药制药工程与技术：以中药化学、中药制剂学、化工原理、中药制药工艺学、中药制药设备与车间设计、中药制药分离工程等专业知识为基础，解决中药制药工业中具体的工程问题，培养适应我国中医药事业发展需要，能在中药生产等领域从事中药药物制备、中药药品生产工艺流程和工程设计、中药药品生产过程质量控制和管理等工作，具有必备的理论知识、实践能力、专业素养的高级应用型专门人才。

（6）中药监管科学：以中药学学科相关专业知识为基础，运用多学科交叉融合创新实践，以中药监管决策为研究对象定向研发新工具、新标准、新方法和新技术，提升中药监管效能，培养适应我国中医药事业发展需要，能在中药监管等领域从事中药监管政策研究、监管技术攻关和监管技术培训等工作，具有必备的理论知识、实践能力、专业素养的高级应用型专门人才。

（7）临床中药学：以中药学、中医学、化学等专业知识为基础，在中医药理论指导下，以临床用药为核心，以确保临床用药安全、有效、合理为前提，着眼于科学阐述中药药性理论、探讨中药临床有效与安全的应用原则，追踪中药临床疗效，评价中药多成分作用，为解决中医临床常见、多发、疑难病治疗提供科学依据，培养适应我国中医药事业发展需要，能在中药临床使用等领域从事中药临床研究、开发、临床合理用药等工作，具有必备的理论知识、实践能力、专业素养的高级应用型人才。

4．人才培养目标和基本要求 中药学硕士专业学位的人才培养目标是贯彻落实健康中国战略，面向中药学行业需求，坚持立德树人，培养热爱中医药事业，具备良好政治思想、学术道德、专业素养以及职业精神，具有良好的中医药思维和科学思维，能胜任中药的研发、生产、监管、流通、管理、服务等工作的高层次、应用型中药学专门人才。

人才培养基本要求是掌握中药学及相关学科基本理论、专业知识与技能，具有较强的实践能力和创新精神，能结合实际工作发现问题、提出问题、分析和解决问题，能够胜任中药相关的企业、医院、科研院所、临床试验机构、检验与评价机构、公共卫生机构、政府部门等行业相关岗位的实际工作。

具体人才培养目标和基本要求包括以下几项。

（1）培养掌握马克思列宁主义、毛泽东思想、邓小平理论、“三个代表”重要思想、科学发展观、习近平新时代中国特色社会主义思想，拥护社会主义制度，坚持四项基本原则，具有健康的心理和体魄，热爱中医药事业，具有双思维，遵纪守法，品行端正，志愿为发展祖国中药学事业服务的高层次应用型中药学科技人才。

（2）培养具备良好专业素质和职业道德，系统掌握本学科基本理论和专业技能，具有较强实践能力和创新创业精神，能结合实际工作发现问题、提出问题、分析和解决问题，胜任中药新产品研发、中药制剂和中药饮片生产与质量控制、中药材资源保护和质量评价、中药流通和药事管理、医院制剂与临床中药学等工作的高层次应用型的中药学专门人才。

（3）熟练掌握一门外语，能够用于专业交流、外文文献阅读和写作，具有较强的信息处理和交流沟通的能力。

（4）采用全日制和非全日制两种学习方式，学习年限一般为 3 年。

（5）采用课程学习、实践教学和学位论文研究相结合的培养方式。课程学习阶段主要培养学生掌握相关领域的基础理论和专业知识，原则上要求在校内学习。实践教学阶段主要培养学生解决本领域实际问题的能力，原则上要求到实践单位进行专业实践，可采用集中实践与分段实践相结合的方式。学位论文是专业实践的具体体现，倡导由校内相应学科、专业的研究生指导教师（简称校内导师）与联合培养单位推荐的业务水平高、责任心强的具有丰富经验的技术或管理人员担任联合指导教师（简称校外导师）联合指导，即“校内外双导师制”。校内导师负责指导研究生课程学习和培养的全过程协调，校外导师负责指导研究生实践活动，校内导师与实践单位导师按照集体培养的方式，根据本专业培养方案的要求以及每个研究生的具体情况，制订培养计划，定期检查实施情况。

（6）教学内容要充分反映中药学实践领域对专门人才的知识与素质要求，突出知识交叉性、实用性、创新性的特点，实现“工与学”有机结合，从“以学科为中心划分”转变为“以知识或问题（能力）为中心划分”的人才培养模式，以知识或问题（能力）为主线把不同学科知识加以综合，重视人文、社会科学课程，注重分析能力和创造性解决实际问题能力的培养。课程内容根据行业发展动态适时调整。教学方式采用课程讲授（鼓励在线课程和思政课程建设）、案例研讨和专业实践等多种形式，以能力与技术培养为核心，重视实践教学。

建议课程设置约 24 学分，包括：公共课（约 4 学分）为国家规定的相关公共课程，如政治理论课、应用英语等课程；通识理论知识（约 6 学分）为从事中药学工作应具备的通用理论知识及中药学前沿科学技术知识，如中药材规范化生产技术、中药质量评价方法与技术、中药资源开发方法学、中药药效评价与新药开发、中药毒理及安全性评价、中药和天然药研发实例与解读、中药新药注册法规及相关技术指导原则、中药检验与分析新技术新方法、中药制药工程与技术、高级临床中药学实践等课程；领域专业知识（约 6 学分）为从事本领域技术工作应具备的专业知识，如中药炮制、中药质量控制、中药资源开发、中药新药研发与申报、中药检验、中药制药、中药合理用药及其滥用与不良反应监测等不同领域的专业知识；专业知识拓展（约 4 学分）为从事本领域技术工作应具备的专业拓展知识，如中药学综合知识与技术、中药知识产权保护、中药智能制造技术、中药商品流通管理、中药企业管理、药物结构解析、药事法规、生物信息学、药物经济学等不同领域的专业知识；专业实践（约 4 学分）为研究生须在培养单位指定的实践单位进行专业实践，并完成学位论文研究工作。专业实践时间一般不少于1年。

（7）学位论文须与中药行业的实际需要相结合，体现学生运用中药学及相关学科理论、知识和方法分析、解决中药学实际问题的能力。必须恪守学术道德和科研诚信。选题要紧密结合中药学及相关领域科技转化、注册与申报、生产与技术改革、推广与流通、中药服务及中药监管等实际问题，注重针对性、实用性。论文类型可以是研究报告、调研报告、设计方案、产品开发、案例分析、项目管理方案、技术改革方案等，也可以是解决问题的新思想、新方法、新进展，还可以是具有先进性和实用性的新工艺、新技术和新设计，或者相关研究论文。论文答辩形式可多种多样，倡导答辩委员会成员中须有中药学实践领域具有专业技术职务的专家。

（8）专任教师须具有较强的专业实践能力和较高的教育教学水平。聘请在中药研发、注册、生产、流通、应用、监管等环节有丰富实践经验的专家参与教学，倡导构建“双导师型”的师资结构。

（9）课程和专业实践考核合格，并通过专业学位的开题报告、中期考核和论文答辩者，授予中药学硕士专业学位。

5．需要重点关注和考虑的问题 今后仍应积极推进中药学硕士专业学位与中药学硕士学术学位的差异化培养，完善中药学硕士专业学位培养国家标准，积极探索中药学博士专业学位人才培养，以及中药学专业学位研究生教育与中药学类执业资格考试的有效衔接。

编写人员

谭宁华（中国药科大学）、孔令义（中国药科大学）、胡立宏（南京中医药大学）、匡海学（黑龙江中医药大学）、丁锦希（中国药科大学）、雷海民（北京中医药大学）、徐宏喜（上海中医药大学）、曹鹏（南京中医药大学）、邱峰（天津中医药大学）、韩波（成都中医药大学）、杨波（黑龙江中医药大学）、詹若挺（广州中医药大学）、张立平（北京中医药大学）、程建明（南京中医药大学）、郑利敏（中国药科大学）。

参考文献

[1] 国务院学位委员会．关于印发金融硕士等19种专业学位设置方案的通知．学位〔2010〕15号［EB/OL］．(2010-05-13)．http：//www.moe.gov.cn/srcsite/A22/moe_833/201005/t20100513_92739.html．

[2] 全国专业学位研究生教育指导委员会．专业学位类别（领域）博士、硕士学位基本要求［M］．北京：高等教育出版社，2015：419-423．

[3] 中共中央 国务院印发《“健康中国2030”规划纲要》［EB/OL］．(2016-10-25)．http：//www.gov.cn/xinwen/2016-10/25/content_5124174.htm．

[4] 中共中央 国务院关于促进中医药传承创新发展的意见（2019年10月20日）［EB/OL］．(2019-10-26)．http：//www.gov.cn/zhengce/2019-10/26/content_5445336.htm．

第十一章　特种医学发展与人才培养

第一节　特种医学学科发展与学术型人才培养

一、特种医学学科发展概况

特种医学是 2011 年新设立的隶属于医学门类的一级学科，是依据医学学科之间在分离与交叉并进的趋势下，将分别隶属于基础医学和公共卫生与预防医学等相关学科整合而成的特色学科。特种医学学科的基本内涵是研究在特殊环境条件下所有人群特有的卫生保健需求，解决各类特殊医学问题。学科内涵强调了“三特”（特定的环境、特定的人群、特定的疾病及干预措施）概念，具体是以在特殊自然环境、特殊作业环境和特殊作业模式下开展各类活动的人群为对象，开展有针对性的从分子、细胞到整体水平的研究与医学实践，重点解决特殊环境条件和特殊职业因素作用于人体所引起的生理、心理和病理变化、伤病发生发展的机制和规律，研究其预防、诊断和救治以及环境适应性、健康维护和促进等各种医学问题。特种医学经历十年的建设和发展，特别是随着社会经济发展的客观需求逐步增加、人类活动范围不断扩大，包括向太空、深海、高原、热区和极地等扩展，各种环境因素对人体产生的生理、心理以及病理变化也愈加复杂，并形成了具有鲜明特色的学科体系[1]。随着国家重大战略的深度推进，在自然科学等科技快速发展的有力推动下，通过学科自身内涵发展、学科体系完善和学科方向的优化，我国特种医学也得到了快速发展，在研究和解决特殊环境对人体影响等重大问题方面取得重要进展，实现多个关键技术的突破，并在多个方面已引领本学科领域国际前沿。

（一）特种医学学科起源

尽管特种医学作为一级学科仍是一门年轻学科，但其下设的主干学科方向（二级学科）大多有着相当悠久的历史。航海医学的起源可追溯到公元前桨船时期，那时的海军已编有医务人员，军医的职能主要是在海战中救治伤员。19 世纪 30—40 年代，潜水医学亦由萌芽到正式形成[2]。航空医学在国外起源于 18 世纪末和 19 世纪初，是随着飞行器的诞生、飞行人员出现生理和病理变化等而产生。高原医学研究历史悠久，公元 100 年左右就有史料记载了平原人进入高原出现“大头痛山”症状，即出现头痛、头晕、呕吐等症状[3]。放射医学始于 19 世纪末，是随着放射性核素 X 线的发现以及镭作为放射治疗制剂和 X 线作为放射学诊断工具等而产生[4-5]。职业病学在国外起源于 20 世纪初，其背景为 1917 年人类历史发生第一次坦克大战时出现的群发性军事烟雾、一氧化碳中毒事件和生产三硝基甲苯（TNT）雇员中发生的大量由 TNT 引发的白内障等[6]。应激医学萌芽于 20 世纪 30 年代，国外学者首次将“应激”（stress）引入医学和生理学领域，并被描述为“由于广泛的致病因子引起的一种综合征”[7]。运动医学在医疗卫生和体育运动的不断发展结合中诞生，第一次世界大战后，随着奥林匹克运动会的恢复，运动医学实现了快速发展，此后不久便已成为一门具有独立理论基础的学科。

在国内，特种医学下设的二级学科大多起步于20世纪50年代。国内航空航天医学在1949年前几乎为空白，新中国成立后，随着人民解放军空军的成立开始出现航空医学的教学、医疗和科研工作，并随着飞行器的发展而发展。航海医学在我国有着相当悠久的历史，明代郑和七次出使西洋，其船队配有医官和医士共180名，负责航行中医疗保障和疾病预防，但我国现代航海医学是从人民解放军海军成立后，按照军事航海的要求逐渐发展起来的。20世纪50年代初，随着西藏和平解放，我国开始了高原医学研究。此后，随着青藏高原社会、经济和国防建设发展，高原医学不断发展壮大。我国职业病学起源于20世纪50年代，以包含工业卫生和职业病两部分内容的《工业卫生学》专著出版为标志，开启了职业病学学科的建设。我国应激研究早在20世纪50年代已经开展，但“应激医学”作为学科方向起步较晚，2006年编著出版了国内第一部系统介绍应激医学相关知识的《应激医学》[8]。国内的运动医学始于20世纪50年代，由当时的“医师督导医疗体育”更名为“运动医学”。

（二）特种医学学科发展概况

特种医学相关的学科方向，大多经历了学科的初创时期、发展时期、成熟时期和完善时期。航空与航天医学经历了学科的萌芽时期（第一次世界大战期间）、形成时期（第二次世界大战期间）和成熟时期（第二次世界大战后）到航空医学发展与航天医学的融合迭代时期（现代）。国内的航空与航天医学从初创时期举办航空军医训练班、培养航空医学师资、建立航空医学及宇宙医学（空间医学）研究室，到后来1954年成立空军航空医学研究所、1960年在原第四军医大学组建航空医学系并招收航空医学本科生、1968年成立中国航天医学工程研究所和1984年成立中国民用航空医学研究室等，目前已建立了完整独立的学科体系和理论[9, 10]。

19世纪末，随着蒸汽机航海时代的开始，各海军强国纷纷建立了培养海军医学专业人员的院校和航海医学研究机构，利用自然科学和医学科学的成就，结合海军的实际，加强了航海条件下的卫生建设，为航海医学发展奠定了良好的基础。自20世纪中后期以来，舰船进入了电子化、自动化为主要标志的现代化时期，航海医学亦随之进入了全面发展的新阶段，建立了航海卫生学、航海流行病学、航海心理学、舰艇医学、航海三防医学等较为完善的学科体系。

自19世纪30年代起，随着西欧工业革命接近尾声，潜水作业和潜水员队伍需求不断增大，再加上各类潜水疾病和事故频繁发生，潜水医学亦由萌芽走向正式形成，并创立潜水减压理论原型，进入体系化发展阶段。新中国成立以后，我国于1954年成立海军卫生勤务研究所，1960年成立潜水医学研究室，陆续建立潜水医学研究和保障机构，开展潜水医学研究、潜水伤病救治以及重大潜水工程和援潜救生作业的医学保障等。为满足潜水医学人才培养需求，1960年在原第二军医大学设立了海军医学系，开启了培养海军医学专业本科生的历史，代表着我国航海与潜水医学专业人才培养的正式开始。经过数十年的探索和实践，我国航海与潜水医学整体水平进入世界先进国家行列。

我国的高原医学虽然起步稍晚，但发展迅速。20世纪50—60年代，我国学者率先提出了高原心脏病、高原肺水肿的诊断和命名，并制定了高原病分型方案[11]。1999年在原第三军医大学组建了高原军事医学系，开启了高原医学本科生的培养，并自主设置了高原医学博士点，开始了高原医学高层次人才培养。2005年出版了《高原军事医学》《高原病理生理学》《高原疾病学》等专著、教材，明确了高原医学的学科内涵，构建了高原医学学科体系和人才培养体系，高原医学研究成果在保障青藏铁路建设保障中发挥重要作用，获得国家科技进步特等奖[12-13]。经过多年发展，我国的高原医学步入世界先进行列，在急性高原病的现场救治等多个领域达到国际领先水平。

20 世纪 20 年代，放射医学在临床上已开始放射诊断以及基于 X 线源、钴源、镭源的放射治疗。到了 20 世纪 70 年代，放射诊断学、放射治疗学与核医学已成为放射医学与临床医学深度交叉的三大支柱[4]。在职业病学科领域，世界卫生组织先后制订了相关指导性法规及职业病目录，国际劳工组织于 2010 年颁布了新的职业病目录，扩大了职业病范围，设计了开放性条款。我国在 2002 年颁布职业病防治法和国家法定职业病目录，2013 年颁布的国家法定职业病目录为 132 种。运动医学是在医疗卫生和体育运动的不断发展结合中诞生的。我国的古代武术骨伤治疗师是中国运动医学的最早代表。在国际上，早在 20 世纪 30 年代运动医学已成为一门完整的有理论基础的独立学科，成立了国际运动医学联合会（FIMS）。我国运动医学自 1978 年恢复高考后，成立了中国运动医学会，近 15 年来我国的竞技体育伴随着国家经济和科技的强大而发展，也极大推动了运动医学的快速发展。

现代技术领域的进展极大推动了特种医学学科的发展。随着人类对自然环境探索范围的不断扩大和医学技术的整体进步，特种医学的理论与当代生命科学、理学、工学和医学前沿理论与技术得到广泛交叉与实质性融合，并不断完善与发展。如航空与航天医学学科与基础医学、临床医学、心理学、生物学、信息学、工程学等进一步交叉，并与航空航天工程技术、人因工程、空间生物学等深度融合；在运动医学领域，现代康复理念及康复器材的开发、生物材料的应用等促进了运动医学的发展，体育运动需求的不断增加也使运动医学的内涵得到不断充实、丰富和发展；法医学理论、技术和方法体系发展是一个多学科融合和创新的过程。3D 面部重建技术、DNA 指纹技术和 STR 遗传标记技术等已成为法庭科学领域最重要的分析技术。由此可见，世界新技术革命和医学、生物学等学科的迅速发展和相互渗透，有力推动了特种医学学科全面快速发展。

二、我国特种医学学科设置与人才培养的现状与问题

我国特种医学作为一级学科的教育始于 2011 年，并已建立涵盖硕士和博士学位研究生的教育体系。1960 年航空医学和航海医学开始招收本科生，1986 年法医学进入全国普通高等学校本科专业目录，2001 年高原医学开始招收本科学生，建立了涵盖本科、研究生（硕士和博士学位）的教育体系。特种医学学科除了航空与航天医学、航海与潜水医学、高原医学、放射医学、应激医学、职业病学和运动医学之外，一些培养单位还自设二级学科，如热带医学等。目前特种医学在全国有 9 个博士学位授权单位和 6 个硕士学位授权单位。

在 2011 年设立特种医学一级学科之前，其下设的相关学科方向分别隶属于基础医学（包括航空与航天医学、航海与潜水医学、高原医学、法医学和放射医学）、公共卫生与预防医学（职业病学）等一级学科，培养了大量各层次本学科人才，为国内相关单位输送了大量特种医学人才，并已成为特种医学学科领域的重要力量，其中一些已成为各学科方向的学科带头人和学术、技术骨干。高原医学经过 20 年的建设与发展，已形成较为独立、完整的高原医学学科体系，培养的学生全部赴高原地区任职。航空医学和航海医学早在 20 世纪 80—90 年代初就

分别设立硕士和博士学位授权点并招收硕士生和博士生，航空与航天医学还于2017年开始招收八年制航空航天医学专业博士。

特种医学作为一门年轻学科目前仍然处于初创时期，其学科体系、学科内涵和知识体系等仍有待于进一步优化和完善。随着国家重大战略的深度推进，国家社会经济发展的客观需求逐步增加，对于特种医学人才的需求也随之增加，但是目前本学科人才培养的数量和规模还难以满足实际需求，特种医学专业的社会认可度和关注度仍有待于提高。

三、国外特种医学学科设置与人才培养的典型模式与经验

特种医学早期的主要学科方向是航空与航天医学和航海与潜水医学。西方一些发达国家相继建立了与之经济社会发展程度相适应的学科和人才培养体系，但其具体表现形式各异。在培养模式上，以一些西方国家为例，医学专业培养目标始终反映“日益变化的社会需要、医学模式和社会发展”。通过加强基础与临床课程的整合，拓宽医学生的知识面，早期接触临床，将专业培训贯穿教学全过程，将全科教学融入教学计划中，将医学教育的重点由技能型转向能力型，更好地培养出具有时代性的高素质医学专业人才。

航空与航天医学早期主要在美国、俄罗斯（前苏联）等国家设置。美国空军航空航天医学院、海军航空航天医学院和陆军航空医学中心以及俄罗斯基洛夫军事医学院等院校设立航空航天医学专业。重点研究领域有高空缺氧对机体的影响与防护、高过载（高G）对机体的影响与防护等。在培养模式上，美国和俄罗斯有很大不同。美国是从医科大学毕业后再进行航空航天医学专业培训，强调航空航天环境的特殊性，并要求学习飞行技术，属于毕业后继续教育类型。俄罗斯（前苏联）是生长型教育，即从本科招收6年制航空航天医学专业学生，强调航空航天医学装备的重要性，培养学生在“人-机-环境-任务”中综合考虑和解决问题的能力。

美国、俄罗斯、英国、法国、德国和日本等几十个国家均设置航海医学专业。重点研究方向包括潜水医学、潜艇医学、航海卫生及环境医学、海上作业能力、核辐射防护学等。这些学科设置主要以军方高校和研究机构为依托单位，包括美国海军医学研究所，前苏联基洛甫军事医学院等。在培养模式上，人才培养主要来源于普通医学专业本科生，并进行航海医学职业教育及航海相关医学专业研究生的培养。美国海军医学作业训练中心包括海军水下学院、海军远征医学院及海军特种作战学院和海军水面作战医学院，主要开展海军潜水军医、放射卫生军医、潜艇军医、航空军医及远征医学小组和特种作战医学人员的专业知识和技能培育，甚至面对不同岗位需要，进行岗前任职能力培训和考核。俄罗斯在海军医学专业本科生中设置潜水医学课程，并对潜水医师开展任职教育。欧美国家基本都将潜水医学作为任职教育课程，针对潜水医师开展系统化分层级培训。这种重视特殊环境下所需特殊技能的模块式培养，有助于航海医学专业人员的职业素质和技能培养。研究生招收和培养遵循常规原则，但发达国家并不限制生源专业，能够吸纳物理学、数学和软件科学等背景的学生开展学位研究，这对潜水医学这样的交叉学科尤为重要。

运动医学学科设置在国际上主要集中在欧美等西方国家和地区，呈现出体育学、骨科学、生理学和外科学等多学科交叉的研究视角。前沿热点主要围绕适度参与体育运动的好处，运动过度或不当引起的身体伤害等方面，且在不同时期呈现出交叉、融合、分化、更新、转换的特点。

在学科归属方面，由于国际上不同国家对学科划分层级及各层级下设置的学科名称及数目存在较大的不同，在国外尚未见有特种医学一级学科的设置，因此，我国设立的特种医学一级学科属下的二级学科在国外大多归属于医学门类下的不同的一、二级学科或生物医学学科，如在美国学科目录分类 CIP 中，航天航空医学分别归属于航天航空医学住院医师培训和航天航空生理学与医学，后者偏重基础研究；但按照美国医学专业委员会（ABMS）专业目录，航天航空医学隶属于预防医学；再如，运动医学在美国 CIP 学科分类中分别归类在住院医师、研究助理和专科医师教育，但在英国 JACS 分类中，将运动医学归类于生物科学学科。

四、我国特种医学学科发展与人才培养展望

（一）加强特种医学学科体系建设，提升服务国家战略需求的能力

1. 特种医学学科的总体形势　随着我国国民经济建设快速发展，深海、西部、高原、太空、热带和极地等区域发展已经列入我国重点发展区域，建设航空航天及海洋强国已作为中国特色社会主义事业的重要组成部分；为了维护国家利益和国防军队建设需要，我国进行了国防和军队改革，加快推进国防和军队现代化建设。这对特殊环境从业人员医学保障、健康维护、作业能力提高及特种伤病防治提出了更高的要求，包括具有相适应的医学保障能力和现场特种伤病救治技术及能力以及提供相应的专业技术人才。

在自然科学等科技快速发展的有力推动下，通过学科自身内涵发展、学科体系完善和学科方向的优化，特种医学必将迎来新一轮的快速发展，为研究特殊环境对人体影响等重大问题开辟了新的空间，在更多方面引领本学科领域国际前沿，实现更多突破。航空航天发展事关国家安全维护和利益拓展，已成为国际综合战略争新的制高点。随着空天飞行器的加速更新迭代及民用航空的快速发展，其呈现出的长航时、大速度、高过载、富信息（指新型飞行器信息量大、来源广、类型多）等特点对飞行人员身心素质和医学防护提出了巨大的挑战。本学科着眼国家和军队空天战略转型，以空天飞行人体效能增强为核心，开展飞行人员精准选鉴、智能评估、先进防护和卓越训练的基础理论与集成转化研究，以建立我国新一代空天飞行医学评鉴训（指医学评估、医学鉴定、医学训练，也称生理心理训练）和防护的人才、技术、装备、标准和勤务体系为目标。随着海上贸易的迅速发展以及我国海军逐步强大，舰员在各大洋、各种海况下的作业人数和作业时间剧增，保护舰员作业能力、维护舰员身体健康急需航海医学的快速发展。通过提升我国航海医学水平，提高远海医疗保障能力，实施综合性的预防医学措施，开展职业安全和健康保障，提高海上作业人员伤病防治的水平，从而确保建设海洋强国这一基本国策的实现。海洋战略的持续发展，亟须潜水医学的支撑，深海探索、救助打捞、援潜救生、特种作战均离不开潜水医学。各类海洋和内水科学研究也在蓬勃兴起，科学家进入水下研究地理、化学、水产、溶洞、沉船、环保等活动正在变得常态化。而休闲运动潜水，则如雨后春笋，参与者早已过百万。潜水的核心就是医学，我国潜水医学的任务和挑战必将更加艰巨。

在其他学科方向领域，应激医学研究注重以应激的发生、应激适应和应激损伤及其机制、应激性疾病的防治为主要目标。早期的重点在于躯体（环境）应激对机体的影响，而近年来的应激医学研究重点转向于心理应激，并在应激生物学、应激心理学、心理精神活动和行为反应的物质基础、应激性疾病的分子机制及防治措施等方面[14]。随着我国竞技体育的高速发展与

全民健身的兴起，全国人民的运动积极性空前高涨，健身运动已成为人民的基本需求。国内运动医学行业与国际顶尖国家间的发展差距正不断缩小，行业各项规定标准日益规范，具有广大的生源基础，培养了充足的人才梯队，积累了丰富的培养经验与师资力量。不断深入的基础研究与临床经验积累，为学科带来更多的高新技术与发展方向。

在学科支撑条件方面，我国特种医学相关学科方向已经历半个多世纪的建设和发展，形成了较为完整的人才培养、科学研究和服务保障体系，并为我国特种医学的发展奠定了坚实的基础。目前拥有航空与航天医学国家重点学科、军队重点学科和教育部重点实验室等，建立了从高气压分子生物学、细胞生物学、各类疾病模型、大型人体模拟潜水等研究平台。此外，国内相关院校、研究机构和企业形成的特种医学相关领域保障技术协同创新机制也是支持和推动本学科人才培养的重要条件。

2. 加强学科内涵建设和完善学科体系的思考 特种医学是2011年设立的新的一级学科，只经历了十年的建设和发展，特别是随着社会发展客观需求的逐步增加和人类活动范围不断扩大，尤其是近十年重大科学发现与方法创新促进基础研究不断深入，使得特种医学学科不断涌现新生长点。然而，特种医学学科的发展也面临一些挑战，特别是需要加强学科内涵和学科体系及知识体系建设，优化学科结构，按照特种医学学科内涵和“三特”概念，结合国家社会经济发展的重大需求，逐步构建和完善学科体系。

（1）加强学科体系构建，推进内涵发展。研究在特殊环境条件下所有人群特有的卫生保健需求，解决在实践中涉及到的各种特殊医学问题是特种医学学科的实质性内涵。围绕本学科内涵，已设置了航空与航天医学、航海与潜水医学和高原医学等学科方向。然而，热带医学和极地医学同样是研究热带地区和极地特殊环境条件下所有人群特有的卫生保健需求，解决在热带高温高湿和极地严寒、干燥、烈风、强紫外线及极昼极夜等恶劣自然环境条件下所涉及的各种医学问题[15-16]。因此，从学科属性上界定，热带医学和极地医学与航空与航天医学、航海与潜水医学和高原医学一样符合学科内涵并具备“三特”概念，属于特种医学学科范畴。因此，热带医学和极地医学等学科方向符合特种医学学科内涵建设，并能拓宽特种医学的学科理论和完善学科体系，扩大特种医学学科范围。

热带医学和极地医学具有独立的学科理论体系。热带医学是一门古老学科，起源于19世纪末。在被誉为“热带医学之父”的Patrick Manson倡导下，于19世纪末相继成立的利物浦热带医学院、伦敦卫生与热带医学院，从此开启了热带医学教育和人才培养，推动了热带医学研究，并促进了热带医学教育和研究在欧洲、亚洲多国的兴起和发展。热带医学经过百年的发展，已经形成了独立完整的学科体系和理论[15]。极地医学是一门前瞻性的面向极地环境的应用型学科，我国极地医学起源可追溯到1984年我国首次开展极地科考工作。极地医学重点研究领域主要针对极地环境因素对机体功能的影响，重点探讨冻伤、极昼极夜导致昼夜节律紊乱、越冬综合征、极地心血管疾病等的病理生理机制[16-17]。极地医学针对这些特殊医学问题的长期研究，逐步形成了极地医学独立的学科理论。

热带医学和极地医学学科在服务国家重大战略、经济社会发展和国防建设中发挥重要作用。一是服务国家重大战略需要：“一带一路”建设的南线国家和地区、“海上丝绸之路”经济带的东盟和南亚国家等均处于热带地区，解决热带地区各种医学问题已成为国家经济社会发展和服务国家战略的重大需求。海南省作为“海上丝绸之路”经济带的起点区域，热带医学已作为海南全省重点发展的特色学科。此外，中非合作是我国重大的国际战略，中国技术援助非洲合作控制热带病已成为中非合作的重要内容。极地的资源价值、科研价值和环境价值对人类的未来发展有重大意义，尤其是数量庞大的矿物和生物资源，以及航道资源，这些已引起了世界各国的高度关注[18-19]。二是服务国防和军队建设需要：解决特殊环境下的特殊医学问题对于军事作业医学保障有着十分重要的作用和意义。随着赴热区国际维和、远航护航等任务常态化，再加上部队热区作业的高劳动强度，使得军人群体受到热损伤的问题日益凸显。因此，加强热带医学学科建设有利于解决热区卫生保障及热带病防控等的各种医学问题，为维护热带地区作业人员的健康和作业能力提供重要技术支撑[20]。

在热带医学和极地医学的基础条件建设方面：热带医学自初建迄今已经历了一百多年的建设和发展，如今随着国家热带病研究中心等的成立和国家经济社会和国防建设需求的增加，热带医学又迎来了一个快速发展的契机：建立了“国家热带病研究中心”、4 个教育部、卫健委和军队重点实验室等；高校自设热带医学硕士和博士学位授权点[21-22]。经过几代人的努力，已建立并具有较好基础的“科研 - 临床 - 检验 - 教学 - 现场‘五位一体’”的学科建设模式。随着国家部门和高校先后成立“极地医学联合实验室”、“极地生命与健康研究中心”和“海洋生物医药与极地医学研究室”以及开设《极地医学》课程等，这些机构的设置都为极地医学人才的培养提供了重要的平台保障，也为极地医学学科发展奠定了重要基础。

（2）拆分“航海和潜水医学”为“航海医学”和“潜水医学”有其必要性。一是两个科学方向关注的医学问题不同。航海医学重点关注航海相关的“水平面方向”环境的特殊医学问题，而潜水医学是研究水下和高气压环境中的医学问题；此外，在海上开展的潜水活动只占人类潜水的一部分，更多的潜水活动正在江河湖等内陆水域以及矿坑、溶洞、人造水池等水体内进行。二是两个学科理论体系的不同，各自具有独立且自成一体的学科理论体系。潜水医学面对水下环境和高气压相关医学问题，其针对的核心环境因素是高气压。潜水医学的主要内容，包括“潜水减压理论、减压方法、主要潜水疾病防治”，均是围绕着高气压特殊因素展开的，使得潜水医学具有完全独立的理论体系，也具备从基础、临床、实践保障和预防全方位的学科要素，围绕共同目标整合形成一个完整的特种医学二级学科。

潜水医学作为一个学科方向能更好服务国家社会经济发展需求。未来 20 年潜水医学将在多方面迎来重大进步，包括：减压理论及算法模型研究将从当前的起步状态进入实质发展，并将应用于深潜减压技术的革新；人机工效学研究的进步也将推动国产新型潜水呼吸器的更新换代；饱和潜水以及潜艇救生与脱险的深度将得到进一步突破；潜水疾病机制和防治将由前期的缓慢积累转化为快速的转化应用；高气压治疗的综合能力也将快速得到提升。

（二）优化学科内涵，推动特种医学学科新发展

1．学科概况 特种医学是隶属于医学门类的一级学科，是伴随着医学向微观与宏观双向快速发展，医学学科之间在分离与交叉并进的趋势下，将分别隶属于基础医学、临床医学、公共卫生与预防医学等的相关学科整合而成的特色学科。特种医学是运用医学科学的基本原理和技术方法，以及自然科学相关理论与实践知识，研究在特殊环境条件下所有人群特有的卫生保健需求，解决在实践中涉及的各种特殊医学问题。其最终目的是从分子、细胞与整体水平认识特殊环境条件作用于人体所引起的生理及病理变化的现象及规律。特种医学学科按其学科内涵和学科体系建设的需要，其下设的学科方向应包括航空航天医学、航海医学、潜水医学、放射

与辐射医学、高原医学、热带医学、极地医学、应激医学、职业病学和运动医学 10 个学科方向。随着科学技术的不断进步，社会发展的客观需求逐步增强，人类活动范围在不断扩大，所面临的特殊环境条件和特殊职业对人体产生的生理学、病理学和心理学变化也愈加复杂，进而形成了具有鲜明特色的学科体系。特种医学一级学科的设立，为研究特殊环境对人体影响等重大问题开辟了新的空间，对相关伤病的预防、诊断与治疗奠定了新的基础。

2．学科内涵

（1）研究对象：运用医学科学的基本原理和技术方法，以及自然科学相关理论与实践知识，以在特殊自然环境、特殊作业环境和特殊作业模式下开展各类活动的人群为对象，开展有针对性的从分子、细胞到整体水平的研究与医学实践，重点解决特殊环境条件和特殊职业因素作用于人体所引起的生理、心理和病理变化、伤病发生发展的机制和规律，研究其预防、诊断和救治、健康维护与促进、环境适应性提升以及危害因素防护所涉及的各种特殊医学问题。

（2）理论基础：作为一门年轻的医学门类一级学科，特种医学学科在融合生物学、基础医学、临床医学、公共卫生与预防医学及心理学、管理学等多学科知识和理论的基础上，逐步形成了具有本学科特色的理论，这就是阐明在特殊环境条件下活动的所有人群，其体内正常或异常的生命活动现象及规律，解决特殊环境条件下所有人员特有的卫生保健、相关伤病的预防、诊断和救治等各种特殊医学问题。随着人类对自然环境探索范围的不断扩大和医学技术的整体进步，特种医学的理论与当代生命科学、理学、工学和医学前沿理论与技术广泛交叉与实质性融合，并将得到进一步完善与发展。

（3）知识基础：特种医学以实现特殊环境条件下人群的安全、健康和高效作业的需求为目标，综合集成生物学、基础医学、临床医学、预防医学、公共卫生、心理学、管理学以及理学和工学等多学科知识和理论，形成特种医学的基本理论和系统的专门知识，包括航空航天医学、航海医学、潜水医学、高原医学、热带医学、极地医学、放射与辐射医学以及应激医学、运动医学和职业病学等学科方向的理论和知识。

（4）研究方法：特种医学需要通过实验论证和作业环境模拟以揭示人体在特殊环境和特殊职业条件下，相应生理、心理及病理变化机制及规律，探究在特殊环境条件下从业或从事其他活动的人群中，机体组织器官的生理病理变化的规律，以及在内外影响因素作用下导致机体组织器官功能失常乃至停止的本质。其研究方法涉及医学与工程技术等自然科学学科的交叉融合，主要有实验室研究、现场调查、人群干预与防护等；对特殊环境条件下所有人群相关样本的实验室解析与监测，危险因素的实验室评价，人群健康指导与流行病学调查。特种防护技术的研究与现场应用等相关技术的运用、应用系统科学的方法在“人 - 机 - 环境 - 任务”中研究解决问题也是本学科的鲜明特色之一。

3．学科方向及其内涵

（1）航空航天医学是研究人在大气层和外层空间飞行时，外界环境因素（低压、缺氧、宇宙辐射等）及飞行因素（超重、失重等）对机体生理、心理、病理等的影响机制，寻找有效的防护措施，以保证飞行人员和航天人员的安全和健康并提高其作业效能，研究航空航天相关伤病的预防、诊断、治疗、康复、鉴定等各种医学问题并为航空航天工程技术发展提供医学数据的一个综合性的医学分支，是一门交叉、前沿、应用学科。其主要任务是研究解决人如何适应航空航天环境和飞行器；研究解决飞行器如何适应人的生理心理要求；研究解决“人 - 机 -

环境-任务”之间的相互适应问题。航空航天医学的主要研究方向包括航空航天生理学、航空航天生物动力学、航空航天心理学、航空航天卫生学、航空航天临床医学、航空航天人机工效学、航空航天医学工程学等[23]。

（2）航海医学研究航海及岛礁、码头等特殊环境条件下，引起航海人员的生理、心理和病理变化，以及相关伤病的发生、流行、预防、诊断和救治措施，使航海人员能够适应环境、保持健康、提高作业效能，为航海作业提供医学技术保障，是医学与航海科学相互融合的一门交叉学科。主要研究方向有航海卫生学、航海流行病学、航海心理学、航海伤病学等。

（3）潜水医学是研究水下和高气压环境中人体发生的生理、心理、病理反应及其防治措施的一门交叉性、应用性医学学科[24]。其主要任务是通过研究水下和高气压环境对机体的影响以及优化减压理论和方法，增强潜水疾病防治和潜水员健康维护能力，研制潜水和高气压装备，提升各类潜水方式的效率和安全性，为人类探索水下世界提供核心技术支撑。潜水医学的主要研究方向包括潜水生理学、潜水生物物理学、潜水心理学、潜水疾病学、潜水卫生学等。

（4）高原医学是研究高海拔环境中各种医学问题的一门综合性学科。其主要任务是研究高原低压低氧、寒冷等环境因素对人体的影响，人体对高原环境的习服适应规律、机制与促习服措施，以及高原疾病的发生机制、预防、诊断、治疗与康复，以提高人员在高原环境中的生存能力、作业能力和健康水平，是一门新型且具有生命力的前沿学科。高原医学的主要研究方向包括高原生理学、高原病理生理学、高原疾病学、高原流行病学、高原卫生学等。

（5）热带医学是研究人在热带地区和高温高湿环境中，外界因素（物理、化学和生物）作用于人体所引起的生理和病理变化、以及相关伤病发生发展的规律及其防护的一门综合性学科。其主要任务是维护热区从事所有活动人群的健康，提升作业效能，研究热损伤及其防护、热适应和热耐受、热带病诊治等的理论和技术，解决热带地区从事各类活动所涉及的各种特殊医学问题。研究方向包括热带生理学、热带病理生理学、热带病学、热带作业卫生学等。

（6）极地医学是研究极地自然环境因素对机体的影响，以及机体在极地环境下适应性和极地相关伤病发生与救治的交叉性学科。其主要任务是研究极地特殊环境对机体的心理生理适应和病理改变特点及其机制，探索预防和减轻极寒、强紫外线和极昼极夜等极地环境因素对极地作业人员健康的机制和救治策略，提高作业人员在极地环境中的生存能力、健康维护和作业效应。极地医学的主要研究方向包括极地人体生理学、极地病理生理学、极地心理学、极地伤病学等。

（7）放射与辐射医学是研究电离辐射、非电离辐射（微波辐射、光辐射/热辐射等）对生物机体的作用和损伤机理，研究辐射损伤诊治、辐射防护及辐射临床转化应用的一门医学综合性学科。本学科的发展与核物理、放射化学、基础医学及临床医学密切相关。放射与辐射医学主要应用现代科学技术，从分子、细胞和整体水平阐明电离辐射与非电离辐射生物效应的作用、机理及其防治；保护放射和辐射环境下工作和生活的人群身体健康，利用辐射对疾病进行诊疗，利用核技术对疾病进行研究和诊治、促进核科学技术的发展和原子能的和平利用。放射与辐射医学尤其关注放射性工作人员和公众的放射生物效应及其安全防护，包括各类辐射源、辐射装置、核设施及反应堆工作人员的安全与防护，接受辐射诊疗患者的保护，职业照射人员的健康管理，辐射监测、放射性废物的安全管理，核武器袭击的防护、核技术在医学方面的应用及临床转化等，关注环境辐射对人类健康的影响[15,25]。放射与辐射医学学科的主要研究方向包括：放射物理、放射化学、放射生物学、放射生物物理学、辐射免疫学、辐射遗传学、放射毒理学等。

（8）应激医学是研究人体对特殊环境、职业因素和需求等应激源的应对反应及其相关医学问题的一门综合性交叉学科。应激医学主要研究在特殊环境、作业模式下以及超出满足需求能力时人体应激反应的生理、心理特征及生物学基础，研究应激适应、工作和军事应激等的生物学机制以及促进应激适应、提高作业能力、维护身心健康的医学途径，研究不良应激所致的病理损伤及应激性疾病的发生发展规律、诊断、防护、治疗及康复措施。应激医学的主要研究方向包括应激测量学、应激生理学、应激神经生物学、应激生物学、应激心理学、心身医学等[26]。

（9）职业病学是研究职业人群在职业活动中，因接触有害因素引起伤病的诊断、救治、康复和保障措施的一门特殊学科。接触的有害因素主要有物理、化学、生物和其他有害因素，特殊作业空间和特殊作业模式等。主要研究任务是企业、事业单位、特种工程、特种行业等的职业人群在职业活动中接触有害因素的识别、评价，职业性伤病的发生机制和发生规律，职业性伤病的诊断、救治、康复和保障措施，以保障职业人群的健康，提高作业能力。主要研究方向包括识别、评价职业有害因素接触水平；粉尘引起的尘肺，物理因素引起的职业病，化学因素引起的职业病等[25]。

（10）运动医学是现代医学与运动相结合的综合性临床应用科学，其应用现代医学理论、方法和技术，研究与运动相关的医学问题。本学科从医学角度全面研究运动后人体所发生的生理和病理反应，运动导致伤病的发生发展机制，以及运动损伤救治和运动促进健康的基础和临床及体育医疗相关问题。同时，运用医学知识和技术对运动参加者进行医学监督和指导，防治运动伤病，保障运动参加者的健康，增强体质和提高竞技运动成绩。运动医学的主要研究方向包括运动损伤学、运动康复学、运动处方学、运动营养学等。

4．人才培养目标 硕士学位培养热爱祖国、遵纪守法、身心健康、品德良好，遵守学术规范，树立科学的世界观与方法论，具有良好的科学道德、科研作风和团队合作精神。掌握本学科坚实的基础理论、系统的专门知识，具有扎实的专业技能和较好的创新意识，具有从事科学研究或独立担负专门技术工作的能力。了解本学科的基本历史与现状以及本学科的发展趋势、研究前沿和热点，掌握1门外国语并有能力使用本专业的外文资料，具有从事科学研究、教学工作的能力或独立担负专门技术与管理工作的能力。学位获得者可在一般的教学、研究机构或相关部门从事专业性工作，也可进一步攻读相关学科的博士学位。培养方式是采取课程学习和论文研究工作相结合的方式，掌握所在学科方向相关研究领域的理论知识、专业技能和研究方法，培养学生分析问题和解决问题的能力。

博士学位培养热爱祖国，遵纪守法，具有为科学事业献身的精神、良好的品德和科学修养、健康的身体和良好的心理素质；遵守学术规范，在本门学科内掌握坚实宽广的基础理论和系统深入的专门知识，熟悉本学科国内外的研究现状，了解相近学科的知识，善于发现本学科的前沿性问题，并对之进行深入的原创性研究；掌握1～2门外语，能熟练使用本专业的外文资料，具有一定的外语写作和国内外学术交流的能力；具有独立从事科学研究和教学工作的能力与合作、协调能力，并在科学或专门技术上做出创造性成果；同时具备在现场开展工作、处理应急事件以及提供相应医疗服务的能力。学位获得者可在高等院校、科学研究单位和相关行业从事教育、研究和应用工作，也可在相关部门从事专业性管理等工作。培养方式是重点培养其科研创新思维和独立从事科研工作的能力，具备通过各种学习方法获取知识的能力和较强的学术交流能力，具备基本的学术判断和鉴别能力，加强优良学风和学术道德的培养。导师及研究生培养指导小组应将研究生的业务指导和思想教育、学风教育有机结合起来，全面培养提高研究生的综合素质。

编写人员

潘卫庆（海军军医大学）、常耀明（空军军医大学）、高福（海军军医大学）、徐伟刚（海军军医大学）、方以群（海军军医大学）、王维（中南大学）、蒋春雷（海军军医大学）、刘洪涛（军事科学院军事医学研究院）、高钰琪（陆军军医大学）、徐卫东（海军军医大学）、王伟忠（海军军医大学）、曹建平（苏州大学）、马骏（中山大学）、李群（海军军医大学）、朱占洲（海军军医大学）

参考文献

[1] 邓树勋，陈佩杰，乔德才．运动生理学导论［M］．北京：北京体育大学出版社，2007：407-425，452-458．
[2] Kindwall EP．A short history of diving and Diving Medicine．In：BoveAA［J］．Bove and Davis' Diving Medicine（4th Ed.）Saunders，2004：1-9．
[3] 高钰琪．高原军事医学［M］．重庆：重庆出版社，2005．
[4] Weber AL．History of head and neck radiology：past，present，and future［J］．Radiology．2001 Jan；218（1）：15-24．
[5] Dewey M．The future of radiology：adding value to clinical care［J］．Lancet．2018 Aug 11；392（10146）：472-473．
[6] 贺福初．军事医学概论［M］．北京：科学出版社，2011：312-319．
[7] Selye H．A syndrome produced by diverse nociousagents［J］．Nature，1936（138）：32．
[8] 蒋春雷．“应激”学科的前世今生［J］．生理通讯，2019（38）：154．
[9] 常耀明，张舒，苏洪余．航空航天医学全书 - 航空航天医学史［M］．西安：第四军医大学出版社，2013．
[10] 卢志平，梅亮，常耀明．中华医学百科全书 - 航空医学［M］．北京：中国协和医科大学出版社，2021．
[11] 格日力．中国高原医学研究回顾［J］．青海医学院学报，2005，26（1）：1-2．
[12] 高钰琪．高原病理生理学［M］．北京：人民卫生出版社，2006．
[13] 李素芝，高钰琪．高原疾病学［M］．北京：人民卫生出版社，2006．
[14] Liu YZ，Wang YX，Jiang CL．Inflammation：The common pathway of stress-related diseases［J］．Front Human Neurosci，2017（11）：316．
[15] Patrick Manson，Manson's Tropical Diseases（23rd Edition）［J］．Elsevier Limited，2014．
[16] 王温，王杨凯，谭兴，等．极地环境下人体功能变化及机制的研究进展［J］．第二军医大

学学报，2020（4106）：680-685.
[17] 许雅，孙金海，万建华，等. 极地环境下人体健康相关因素的研究进展［J］. 环境与职业医学，2016（3303）：289-292，296.
[18] 冯逸飞，王伟忠，黄罡，等. 极地特种医学仿真实验应用模式研究［J］. 第二军医大学学报，2019（4001）：90-93.
[19] 吕传禄，甘辉亮，李旭霞，等. 极地搜救医学问题的分析与思考［J］. 海军医学杂志，2021（4201）：123-124，128.
[20] 潘卫庆，毛青. 军事热带传染病学［M］. 上海：第二军医大学出版社，2017.
[21] 应元岳. 热带病学［M］. 北京：人民卫生出版社，1956.
[22] 钟惠澜. 热带医学［M］. 北京：人民卫生出版社，1986.
[23] 常耀明，胡文东，李曙光，等. 中华医学百科全书 - 军事人机工效学［M］. 北京：中国协和医科大学出版社，2021.
[24] 徐伟刚. 潜水医学［M］. 上海：科学出版社，2016：1-11.
[25] 刘德培. 中华医学百科全书·军队卫生学［M］. 北京：中国协和医科大学出版社，2017：52-54.
[26] 蒋春雷. 应激医学［M］. 上海：上海科学技术出版社，2021.

第二节　特种医学专业学位发展与应用型人才培养

一、特种医学专业学位发展概况

目前，国内特种医学所属专业均以学术型学位培养，尚未开展专业学位教育。

为解决特殊环境条件下医学保障和特种伤病救治能力和技术，我国特种医学经过多年建设和发展，大部分学科已经形成了独立的学科体系，培养了大批人才，服务于国家和军队建设。

1. 航海医学和潜水医学　我国航海与潜水医学工作最早可以追溯到明朝，新中国成立以后，建立了航海医学和潜水医学研究、培训训练、保障机构，开展航海医学和潜水医学研究、训练和重大任务的保障工作[1]。经过多年的研究、实践和训练，我国航海医学和潜水医学进入世界先进国家行列，培养了大量潜水和航海医生，建立我国潜水与航海医学研究、训练、保障体系[2]。1978 年开始培养航海与潜水医学硕士学位研究生，1990 年开始培养博士学位研究生。在航海医学和潜水医学研究生培养工作中，不仅进行航海与潜水医学基本理论、基本技能培养，而且结合航海和潜水医学作业需要，进行了航海和潜水医学应用技能培养，大部分毕业研究生具备航海医学和潜水医学现场作业保障能力和潜水伤病救治能力，毕业后成为海军防救部队、打捞局潜水公司、军队医院海潜科、高压氧科及相关临床科室的技术骨干，救治了大量危重型减压病伤病员等，保障一系列重大军事航海和潜水作业任务，发挥了重要作用。

2. 航空航天医学　我国航空航天医学已经建立了一套完整的具有中国特色航空航天医学

组织体系和保障体系，包括飞行员及航天员体检标准和体检制度，航空航天生理心理训练制度及卫生保障规定及措施等，对航空航天疾病和飞行人员及航天员常见病、多发病的防治研究取得了较大进展，制定了供氧、抗荷、弹射救生装备及航天飞行器、航天服等装备的生理卫生学标准，建立了几十家航空航天医学教学训练、科研、临床医疗机构，培养了一大批优秀的航空航天医学人才，也出版了一系列专业书籍和杂志，为我国航空航天医学的发展作出了卓越贡献[3]。

3．热带医学　随着医学的快速发展和热区的重要战略地位，人们在热区活动日益增加，国内很多单位陆续设立了热带医学研究机构，包括北京热带医学研究所、广州中医药大学热带医学研究所、海南医学院热带医学与检验学院、南方医科大学公共卫生与热带医学学院等，设立了国家热带病研究中心、“热带病防治研究”教育部重点实验室、热带转化医学教育部重点实验室、国家卫生健康委员会热带病防治重点实验室、国家热带病研究中心海南分中心、军队热带医学重点实验室等；海军军医大学自2014年起设立了在特种医学下的热带医学硕士和博士学位授予学科，陆军军医大学等也获准招收热带医学学科方向的硕士研究生。

4．高原医学　陆军军医大学（原第三军医大学）于2001年开始招收并培养高原医学专业本科生，总共招收17届871名高原专业本科学员，毕业学员762名。2014年开始自主设置“高原医学”学科方向博士学位授权学科点。毕业学员100%赴高原部队任职，80%以上从事高原医学医疗救治相关岗位工作，该校第二附属医院日喀则分院位于西藏日喀则地区，西藏军区总医院为临床实习基地，拥有雄厚的高原医学临床教学基础条件。青海大学于2006年开始招收内科学（高原医学方向）博士研究生。经过20多年的发展建设，目前已形成较为独立、完整的高原医学学科体系，建成专职的研究机构，在高原医学领域人才培养、科技创新、服务军民等方面取得显著成绩，局部学科达到国际水平[4]。

5．职业病学　职业病学是采用临床医学方法，研究职业病病因、发病机制、临床表现、诊断、治疗的一门学科。包括职业健康监护、生物样品毒物分析与检测、职业病诊断与鉴定、医学救援与康复、职业病患者劳动能力鉴定、职业流行病学调查与研究、职业健康危害风险评估、职业危害的远期影响以及有效预防[5]。我国职业病学科经历了“工业卫生与职业病学”“劳动卫生与职业病学”和“职业卫生与职业病学”阶段。在基础研究、职业流行病学调查、职业病诊疗技术研究、职业病目录的职业病诊断标准及职业病实验方法等方面有了长足的进步。根据职业病学的发展需要，职业病学开展学术型研究生培养。但是该专业需要大量的专业型研究生，为解决职业病学无专业型研究生培养问题，采取了在其他学科，如内科学等专业进行专业型研究生培养，毕业后再转到职业病学专业进行临床工作的培养方式。

6．运动医学　我国运动医学是在20世纪50年代发展起来的。1957年各地体育学院与医学院相继成立了运动医学教研室；1958年国家体委建立了体育科学研究所，其中设有运动医学研究室；1959年北京医学院运动医学研究所成立，随后一些地区也相继建立了运动医学研究所。1978年中国运动医学学会成立，并于1980年加入国际运动医学联合会。多年来，我国运动医学领域专家出国参加各种运动医学学术活动，在充分学习、交流的基础上也取得了较高水平的研究成果，据不完全统计，我国开设运动医学硕士点的院校有31所。2016年8月26日，中共中央政治局会议审议通过了《“健康中国2030”规划纲要》，明确提出完善全民健身公共服务体系、广泛开展全民健身运动、加强体医融合和非医疗健康干预、促进重点人群体育活动。通过努力，国内运动医学行业与国际顶尖国家间的发展差距正不断缩小，相关从业人员不断增多，行业各项规定标准日益规范，具有广大的生源基础，培养了充足的人才梯队，积累了丰富的培养经验与师资力量。

7．放射与辐射医学 全国共有15所学校设立了含有放射与辐射医学的特种医学学科，还有10所以上科研机构从事放射与辐射医学研究，具有较强的研究和职业培训能力。经过开展多年的学科教育，国内放射与辐射医学行业与国际顶尖国家间的发展差距正不断缩小，相关从业人员不断增多，行业各项规定标准日益规范，具有广大的生源基础，培养了充足的人才梯队，积累了丰富的培养经验与师资力量。不断深入的基础研究与临床经验积累，为学科带来更多的高新技术。

二、我国特种医学专业学位设置与人才培养现状与问题

中华人民共和国成立以后，我国根据国民经济建设和国防与军队建设需要，运用医学科学的基本理论和技术方法，以及自然科学相关理论与实践知识，相继建立了特种医学下属各专业学科，如航空航天医学、航海医学、潜水医学、放射与辐射医学、高原医学、热带医学、应激医学、极地医学、运动医学和职业病学等学科，建立了研究队伍、技术基础和研究条件，开展了特种医学学术型研究生培养，研究了特殊环境条件下从业或从事其他活动的所有人群特有的卫生保健需求，解决在实践中涉及的各种特殊医学问题。开展了特种医学学术型研究生培养，为国家培养了大量特种医学的高层次人才。

目前，航天航空医学、航海医学、潜水医学、高原医学、热带医学、辐射与放射医学采用学术学位研究生培养，再根据今后拟开展的工作，部分研究生参加了医学保障和特种伤病救治临床实践和现场保障工作，掌握保障技术和临床救治技术后，毕业从事特种医学临床应用工作，或经过学术学位培养后，再在工作岗位工作学习，进一步获得应用技术能力，合格后获得临床医师资格，从事特种医学临床工作。职业病学、运动医学、航天航空医学、航海医学、潜水医学、高原医学还有采取由其他临床学科培养，改行、进修从事特种医学专业工作。

通过学科建设和人才培养，我国很多医学院所不仅具备了特种医学学术学位研究生培养能力和条件，同时结合应用技术的建设和人才培养，也建立了特种医学专业学位培养所需要的教师队伍、教学和实践条件，已经培养了一批从事特种医学专业技术工作的人才及专家队伍，完成了国家和军队一系列重大任务的医学保障和特种伤病救治任务。

但是，由于本学科以学术型研究生培养为主，包括航空航天医学、航海医学、潜水医学、高原医学、放射与辐射医学、运动医学和职业病学。但是这些学科不仅需要研究特殊环境对机体生理、病理和心理变化规律的人才，更需要研究、解决特殊环境导致的特殊伤病的救治、预防及具有现场救治和保障能力的人才。而目前学术型研究生的培养目标、方案和标准不能满足专业发展需要的问题，国民经济建设和军队建设又急需特种医学的专业人才，如航空医生、载人航天医生、航海医生、潜水医生、高原医生、核辐射救治医生、职业病救治医生、运动医学医生，因此，急需加强特种医学研究生专业技术和实践能力的培养。

三、国外特种医学专业学位设置与人才培养的典型模式与经验

国外特种医学专业人才，一方面通过特种医学专业学位培养建设特种医学专业人才队伍，另一方面通过其他临床医学学科专业学位培养后，再进行特种医学专业培养，使受训人员掌握特种医学的专业技术。

美国航空军医虽然分为空军航空医生、陆军航空医生和海军航空医生，但是培养方式基本一致，经历航空医学初级教育计划和航空航天医学专业高级训练阶段。其中初级教育阶段由美国空军航空航天医学院、美国陆军航空医学中心和美国海军航空航天医学院进行培养，高级航空航天医学专业训练由美国空军航空航天医学院和美国航空航天医学院进行培训，重点进行航空航天医学保障能力和现场航卫保障技术培训，以及专业技能培养。

在潜水医学学科，美国和欧洲主要国家采用潜水医生资格制度，普遍把潜水医学作为应用型学科，研究为辅，大量潜水医学工作者从事应用技术、现场医学保障和潜水伤病救治，仅在研究院所保留少量潜水医学专业人员开展潜水医学研究，大部分潜水医学专业人员分布在医院、潜水公司等医疗机构。培养方式有的采用与临床医学规培相结合，在获得临床医学医师资格后进行潜水医学专业培训，合格后方可从事医学保障和潜水伤病救治。在培养机制上，各国有各自的特点，如美国和英国的潜水医生培养，多与麻醉学或急救医学专业学位培养相结合，在完成临床技能培养的基础上再进行潜水医学专业培养。按照潜水医学应用技能需要，培养掌握潜水医学技术的专业人才。

热带医学创建于 19 世纪末英国殖民统治时期，由于西方列强对热区国家实行殖民统治，往返殖民地的英国人带回烈性传染病并在欧洲广泛传播流行，使西方国家开始重视并开启对热带病的研究。“热带医学之父”苏格兰医生帕特里克·曼森于 1898 年出版了第一部《热带病学》专著，并于 1899 年创立了伦敦卫生与热带病学院，从此在英国率先开启了热带医学教育与研究，以及热带医学人才培养，该学院如今仍然是热带医学人才培养的摇篮。在英国的带领下，欧洲一些国家早期也纷纷设立了热带医学学院或研究所，1900 年德国创建 Bernhard Nocht 热带医学研究所；1906 年安特卫普城热带医学学院成立，随后美国、菲律宾、泰国、日本及非洲地区等多国相续成立热带医学学院和研究机构，如美国贝勒医学院国立热带医学学院。

四、我国特种医学专业学位发展与人才培养

（一）为了满足国家经济建设和国防建设急需加强特种医学研究生专业技术和实践能力的培养

1．加强特种医学研究生专业技术和实践能力的培养是国家经济建设发展的迫切需要　随着我国国民经济建设快速发展，深海、西部、高原、太空、极地等区域发展已经列入我国重点发展区域，对特殊环境从业人员医学保障、健康维护、作业能力提高及特种伤病防治提出了更高的要求。

我国不仅是陆地大国，也是拥有 1.8 万多公里大陆海岸线、1.4 万多公里岛屿岸线、300 万平方公里主张管辖海域的海洋大国，拥有广泛的海洋战略利益[6]。海洋事业发展直接关系到

民族生存发展和国家兴衰安危，党的十九大报告提出了要建设海洋强国、美丽中国的重要指示，而海洋资源开发需要开展大量海洋石油开采、水下工程施工、海洋生物采集等水下作业，均需航海医生和潜水医生对潜水伤病提供及时、正确的现场治疗和医学保障，以减少潜水员的伤亡率[7]。

近年来，我国肿瘤发病率不断提高，作为治疗肿瘤疾病常用的方法，放射治疗人才需求增加。在职业病方面，我国约7.7亿职业人群均不同程度面临职业危害因素的影响，现有法定的132种职业病患者90余万（不包括特殊作业和特殊行业），职业伤害的诊断、治疗和预防等社会保障需求仍然是我国面临的重大问题之一。因此需要培养大量的放射与辐射和职业病医生。综上所述，我国发展高海拔地区、航空航天、推进全球命运共同体等多举措并存的经济建设，离不开一支技术精干的航空航天医生、高原医生和热带病医生等特种医学专业技术人才队伍提供医学保障。虽然目前特种医学学术型研究生教育解决了部分技术和理论问题，但是与国家经济建设急需的现场医学保障能力、特种伤病救治能力要求还有很大差距，急需加强特种医学研究生专业技术和实践能力的培养，以满足国家经济建设的需求。

2．加强特种医学研究生专业技术和实践能力的培养是国防和军队建设的迫切需要 实现中华民族伟大复兴，必须坚持富国和强军相统一，努力巩固国防和强大军队。我国进行了国防和军队改革，将建设一支强大的人民空军和现代化海军，载人航天事业迅速发展。为特殊环境下对军队人员的健康、作业效能提供医学保障，不仅需要特种医学研究成果，更需要一支技术精湛的特种医学专业技术人才队伍。因此，急需加强特种医学研究生专业技术和实践能力的培养，满足国防建设需要。

3．加强特种医学研究生专业技术和实践能力的培养是国家特种医学学科发展和人才培养的迫切需要 经过多年建设和发展，特种医学下属多个学科已形成独立的学科体系，并培养了大批服务于国家和军队建设的人才。特种医学学科不仅需要研究特殊环境对机体的生理、病理和心理变化的影响规律，更需要应用现场救治能力对特殊环境导致的特殊伤病实施救治及预防。但是目前学术学位研究生的培养目标、方案和标准不能满足应用技术及其人才需要，专业学位培养工作的薄弱制约着包含航空航天医学、航海医学、潜水医学、高原医学、放射与辐射医学、运动医学和职业病学等学科在内的特种医学的发展。同时，由于目前很多特种医学专业人才（如航空医生、航天医生、航海和潜水医生、高原医生、放疗医生、核辐射救治医生、职业病医生、热带病医生等）由临床医学专业毕业或普通医生改行而来，大多未经过系统的特种医学基本理论和技能培训，无法满足专业工作需要。因此，急需加强特种医学研究生专业技术和实践能力的培养。

（二）我国具备开展特种医学研究生专业技术和实践能力培养的基础

1．我国具备开展特种医学研究生专业技术和实践能力培养的教学基础 目前，我国开展特种医学人才培养的院校有50余所，包括北京航空航天大学、中南大学、四川大学、复旦大学、苏州大学、山西医科大学、吉林大学、安徽医科大学、武汉体育学院、西安交通大学、南方医科大学、青岛大学、南通大学、重庆医科大学、南华大学、南京医科大学、海军军医大学、空军军医大学、陆军军医大学、南昌航空大学、中山大学、河北医科大学等。大部分特种医学专业已有60余年本科人才培养和40余年研究生培养经验。据不完全统计，目前全国已培养了特种医学专业研究生340人，其中硕士220人，博士120人，因此，我国具备开展特种医学研究生专业技术和实践能力培养的教学基础。

2．我国具备开展特种医学研究生专业技术和实践能力培养的技术基础　目前，我国特种医学下设的大部分专业均具有开展特种医学研究生专业技术和实践能力培养的条件。一是经过多年发展，大部分学科已经建立了完善的学科体系，如航天航空医学、航海医学、潜水医学、高原医学、辐射与放射医学、职业病学等学科，不仅开展了基本理论研究，而且研究了现场医学保障和特种伤病救治技术，保障了我国一系列重大特种医学现场医学保障和特种伤病救治任务的完成，如载人航天发射、空军航空飞行航卫保障、大深度潜水作业和训练医学保障、失事潜艇艇员救援和潜水伤病的救治，使我国航天、航空和潜水医学处于国际先进水平[8]；二是我国具有特种医学专业培养条件，其中空军军医大学（含原空军总医院、空军航空医学研究所）、海军军医大学、北京航空航天大学等院校、解放军总医院（原海军总医院为主体）、航天员科研训练中心、承担空勤任务的军队医院和疗养院、安徽医科大学、民航总医院、航天总医院及中国民航学院等机构均可实施航天航空医学专业学位培养；陆军军医大学（原第三军医大学）高原医学系、第二附属医院日喀则分院，西藏军区总医院、青海大学等单位具备高原医学专业培养能力；海军军医大学（含原海军医学研究所）和南通大学、青岛大学、上海交通大学均具备航海医学、潜水医学培养能力；北京热带医学研究所、广州中医药大学热带医学研究所、海南医学院热带医学与检验学院、南方医科大学公共卫生与热带医学学院等已经培养热带医学研究生，具备专业培养能力；三是具有专业学位培养的实验室，如全军航空医学重点实验室、航天医学中心、水下医学重点实验室、海军特殊环境医学防护实验室、“热带病防治研究”教育部重点实验室、热带转化医学教育部重点实验室、国家卫生健康委员会热带病防治重点实验室、国家热带病研究中心海南分中心、军队热带医学重点实验室等，均为特种医学研究生专业技术和实践能力培养提供了技术条件。

3．我国近年来已经培养了部分具有特种医学专业技能的研究生　虽然目前航天航空医学、航海医学、潜水医学、高原医学、辐射与放射医学主要培养学术学位研究生。但是近年来的培养工作已经加强了专业技术能力培养，部分研究生在攻读学位期间，参加了特殊环境作业的医学保障和特种伤病救治实践工作，掌握了保障技术和临床救治技术，并通过了国家执业医师资格考试，毕业后从事特种医学临床应用工作，完成了潜水减压病等大量的特种伤病急救，提高了单位特种伤病救治能力。因此，我国部分学科已经初步积累了特种医学研究生专业技术和实践能力的培养经验。

（三）特种医学专业学位发展与人才培养展望

1．专业学位概况　在特种医学研究生培养方面，目前我国仅开展学术学位研究生培养，还未开展专业学位研究生培养。

特种医学是运用医学科学的基本理论和技术方法，以及自然科学相关理论与实践知识，研究特殊环境条件下从业或从事其他活动的所有人群特有的卫生保健需求，解决在实践中涉及的各种特殊环境下的医学问题，是一门包括基础理论、专业知识和专有基本技能的医学学科。

根据人员作业的特殊环境、保障对象、产生的特殊作用特点等的不同，特种医学专业学位培养主要包括航空航天医学、航海医学、潜水医学、放射与辐射医学、高原医学、热带医学、运动医学和职业病学等学科。特种医学的设立，不仅为研究特殊环境对人体影响、提高作业效能等重大问题开辟了新的方向，也为相关特种伤病诊断、临床诊治和预防奠定了基础。

特种医学专业学位，定位于高层次、复合型、专业化、应用型的特种医学专业人才培养，主要面向从事特种医学一线临床工作的医疗人员，包括航天医师、飞行/航空医师、潜水医师、高原医师、职业病医师、运动医师、热带病医师、放射与辐射医师等。要求熟练掌握上述特种医学领域工作的理论和方法，了解特种医学实践工作中的难点问题和研究进展，并能够结合新技术、新方法开展重大任务的医学保障和疑难伤病救治工作。

主要就业岗位：具有特种医学（如从事航天、航空、航海、潜水、高原、运动）专科的单位和机构，包括医院、训练机构、康复疗养机构、鉴定机构、机场、场站、潜水公司（打捞局、救助局）、应急救援（消防）等单位。其中航天航空医学专业主要在空勤（体检、鉴定）科（室）、航空航天医学鉴定委员会、特勤疗养中心、军航或民航场站医院/航医室、航空航天特殊生理训练机构及专业化研究机构等；潜水医学主要在地方潜水公司、军队防救部队（潜艇部队）、医院海潜科、高气压治疗科、高压氧科、特勤疗养机构以及潜水医学训练和研究单位；高原医学主要在地区从事一线临床医疗机构。

2．面向的职业领域、就业岗位及其职业能力要求

（1）主要面向的职业领域包括航空、航天、航海、潜水、海上人命救助、沉船打捞、援潜救生、高原、热带、竞技体育、职业病防治等特殊领域。

（2）主要就业岗位为具有特种医学专科的单位和机构，包括医疗岗位（医院、疗养院等）、实践保障岗位、管理岗位、教育岗位、科研岗位。

（3）职业能力要求需掌握基础医学、临床医学、特种医学的基础理论、基本知识、基本技能；熟悉特种医学医疗、鉴定、科研、教学和训练相关知识和技能，具有独立开展特种医学预防、临床诊治能力、创新研究的能力和解决特种医学专业应用问题能力，能独立处理所属学科领域内的常见病、多发病，达到国家住院医师规范化培训规定以上的临床工作水平；熟悉特种医学法规、标准、规程、规范，了解并遵守医疗行业的基本法律法规和职业道德，具备较强的职业胜任能力；掌握特种医学应用技术科学研究方式和科学实验方法，崇尚学术诚信，具备国际交流与合作的能力，具备独立开展特种医学应用技术、特种伤病救治创新研究的能力和水平。

3．可能涵盖的领域及其内涵 特种医学研究生专业技术和实践能力的培养领域为航空航天医学、航海医学、潜水医学、放射与辐射医学、高原医学、热带医学、运动医学、职业病学；专业学位硕士、专业学位博士，全日制或非全日制。

4．与职业资格的衔接 目前，国内对特种医学专业职业资格尚无规范规定，如潜水医生、航空医生、高原医生、热带医生等，大部分由行业协会提出，通过国家执业医师资格考试并取得《临床医师资格证书》或《公共卫生医师资格证书》后，再经过特种医学理论培训和实践培训，发放培训合格证后从事特种医学临床工作，存在培养不系统、不规范、不统一等不足。因此，加强特种医学研究生专业技术和实践能力的培养，对规范我国特种医学专业医生培养和管理水平、提高特殊环境作业医学保障、预防特种伤病的发生和提高特种伤病现场救治能力、减少死亡率具有重要作用。

特种医学专业衔接方面，其他专业学位毕业学员，一是通过国家执业医师资格考试并取得《临床医师资格证书》等相关医师资格证书后，再通过特种医学专业学位研究生培养取得特种医学专业资格；二是经过特种医学专业学位研究生培养，再参加国家执业医师资格考试并取得

《临床医师资格证书》，具备特种医学专业资格。通过以上培养后，具备从事特种作业岗位人员选拔、医学鉴定、生理心理训练、疾病诊疗、康复疗养、健康评估促进或专业卫生勤务保障能力。

5．人才培养目标　培养适应国家和军队卫生事业发展需要，系统掌握基础医学、临床医学、特种医学基础理论和基本知识及基本技能，掌握特种医学相关的前沿理论与知识，能够承担特种医学专业技术或管理工作，能独立开展特种医学专业科学研究、具备严谨的科学态度、优良学风、职业道德和团队合作精神，具有良好的科学素养，德、智、体全面发展，能适应我国特种医学事业发展需要的高素质、创新型特种医学高层次应用型专门人才。

6．专业学位授予要求

（1）基本要求：掌握马克思主义基本理论，具有一定的人文和社会科学知识；掌握本学科的基础理论和系统的专业知识，熟悉专业方向领域的发展历史和现状；具有较强从事本专业某一领域方向的研究能力，并具有一定的教学和带教工作能力；掌握本专业领域方向的科研工作方法和实验技能，在导师指导下设计并完成课题，完成具有一定创新性的实验研究工作，撰写并发表研究论文；至少掌握一门外语，比较熟练地阅读本专业的外文资料，并具有撰写专业学术论文的能力；系统掌握特种医学本专业基本技能，具有独立开展现场医学保障和常见特种伤病救治能力。

（2）具体要求：特种医学专业学位硕士 完成培养方案所规定的各项要求，参加国家执业医师资格考试并取得《临床医师资格证书》，完成住院医师规范化培训并取得《住院医师规范化培训合格证书》，通过硕士学位论文答辩，发表符合学校规定的学术论文。

特种医学专业学位博士 完成培养方案所规定的各项要求，通过临床技能考核，参加国家执业医师资格考试并取得《临床医师资格证书》，通过博士学位论文答辩，发表符合学校规定的学术论文。

7．特种医学专业学位发展规划　根据国家专业学位培养要求，申请开展特种医学研究生专业技术和实践能力的培养。待批准后，各院校申报特种医学专业学位研究生招生资格，在具备培养条件的院校试点开展特种医学专业学位研究生培养（包括硕士和博士），待3年后进行评估总结。在此基础上进行扩展，全面招收特种医学专业学位研究生。

编写人员

方以群（海军军医大学）、常耀明（空军军医大学）、高福（海军军医大学）、曹建平（苏州大学）、高钰琪（陆军军医大学）、潘卫庆（海军军医大学）、徐卫东（海军军医大学）、刘洪涛（军事科学院军事医学研究院）、李群（海军军医大学）、朱占洲（海军军医大学）

参考文献

[1] 龚锦涵．航海医学［M］．北京：人民军医出版社，1996．

[2] 张建，沈俊良，方以群，等．中华医学百科全书-航海与潜水医学［M］．北京：中国协和医科大学出版社，2021．

[3] 徐维璞．中国军事后勤百科全书 - 卫生勤务卷［M］．北京：金盾出版社，2002．
[4] 程天民．军事预防医学［M］．北京：人民军医出版社，2006．
[5] 李德鸿，赵金垣，李涛．中国职业病医学［M］．北京：人民卫生出版社，2019．
[6] 杨国桢，中国海洋战略空间［M］．青岛：海洋出版社，2019．
[7] 习近平．决胜全面建成小康社会 夺取新时代中国特色社会主义伟大胜利．在中国共产党第十九次全国代表大会上的报告．
[8] 方以群，张建，喻锡成，等．航海医学发展现状及研究方向［J］．中华航海医学与高气压医学杂志，2021，28（2）：133-140．

第三节　法医学发展与人才培养

一、法医学学科发展概况

法医学是研究并解决与法律有关的人身损害、死亡、身份鉴识等问题，为刑事侦察提供线索，为审判提供证据的鉴识性医学学科。法医学在我国社会主义法治建设、维护社会公平正义和国家公共安全中发挥着不可替代的重要作用。

中国是世界法医学的发源地。1975 年出土的距今 2000 多年前的睡虎地秦简《封诊式》中即有法医检案方法的记载，是世界上最早的关于法医学的文字记载。南宋时期宋慈撰写的《洗冤集录》则被公认为世界上最早的法医学专著。中国近现代法医的发展始于 1881 年天津医学馆（河北医科大学前身）开设的“裁判医学”。1928 年，留学德国并获法医学博士学位的林几回国，被北平大学医学院聘为我国首位法医学教授，并创立了我国第一个法医学教研室。1932 年，当时的司法行政部设立法医研究所，林几任第一任所长[1]。

新中国成立初期，全国高等医学院校中只有北京大学医学院、南京大学医学院和中国医科大学三所高校建立法医学教研室并开设法医学课程。1950 年 8 月，前中央大学改为南京大学，林几任法医学科主任。同年 10 月，林几被聘为中央人民政府卫生部卫生教材编审委员会法医学组主任，负责编审全国统编法医学教材。1951 年 8 月，卫生部委托南京大学医学院并由林几教授主持开办第一届法医师资进修班，学员从各医学院毕业生调派，训练时间为一年半，为各高等医学院校培养新中国第一批法医学专业师资 19 人。1955 年 10 月，卫生部委托中国医科大学陈东启教授主持开办第二届法医师资进修班。这些人最终成为我国法医学事业的先行者和奠基人[2]。

1979 年，卫生部决定在全国高等学校统一招生考试中招收法医专业学生，并在中山医学院（现中山大学中山医学院）、中国医科大学、四川医学院（现四川大学华西医学中心）开设法医学本科专业班，为我国特有的“本 - 硕 - 博”法医学人才培养模式奠定了基础。1980 年，山西医学院（现山西医科大学）与山西省公安厅以联合办学形式创建法医学专业。1983 年，由公安部、司法部、卫生部、教育部、最高人民法院、最高人民检察院在山西太原晋祠联合召开“全国高等教育法医学专业教育座谈会”，并联合发文，明确在高等医学院校恢复法医学科的建制。1984 年，根据“晋祠会议”精神，国家计划委员会和中国建设银行拨款卫生部直属的六所医学院校建设法医学系，包括中国医科大学、中山医学院、四川医学院、西安医学院（现西安交通大学医学部）、上海第一医学院（现复旦大学上海医学院）和同济医科大学（现华中科技大学同济医学院）。此后，山西医学院，昆明医学院、皖南医学院，洛阳医学高等专科学校（现河南科技大学医学院）4 个省属医学院校相继建立法医学系。每个法医学系每年从高考生中招收 15 ～ 60 名学生，学制 5 ～ 6 年。1984 年，教育部组织召开“全国法医学专业教学教材工作协调组预备会议”并组织编写法医学教材。1985 年，成立首届全国法医学专业教育指导委员会。1986 年，国家教育委员会组织修订《全国普通高等院校医药本科专业目录》，法医学正式进入本科专业目录 [3]。

1956 年，受卫生部委托，第二军医大学举办了法医学研究生和进修生班，培养了几位副博士研究生和高级法医学人才。同年，司法部法医学研究所也开办了法医学研究生班，招收 20 余名学员。这是我国法医学研究生培养的开端。1979 年，经国务院学位委员会批准，中山医学院成为法医学专业硕士学位授权单位，并开始招收硕士生。1982 年，中国医科大学开始招收硕士生。1983 年至 1985 年，上海第一医学院、四川医学院、西安医学院等获批法医学硕士学位授权点 [3]。

1986 年，国务院学位委员会批准在中山医学院和中国医科大学设立法医学博士点，批准祝家镇教授和贾静涛教授为博士研究生导师，后增加郭景元教授为博士生导师。1990 年以后又批准华西医科大学、同济医科大学为法医学博士点，吴梅筠教授、黄光照教授为博士生导师 [3]。

在研究生培养学科目录中，法医学最初设在基础医学，2011 年后又设在特种医学。

二、我国法医学科设置与人才培养的现状与问题

法医学学科主要包含五个方面，即法医病理学、法医物证学、法医临床学、法医毒物学和法医精神病学 [4]。

法医病理学是研究与法律有关的人体损伤、死亡、损伤与疾病相互关系以及死后尸体变化规律的法医学分支学科。研究对象是尸体和离体器官组织。研究内容包括尸体现场勘查、尸体解剖、尸体挖掘；死因分析；死亡及损伤经过时间、死亡方式、成伤机制及致伤物推断；损伤与疾病相互作用引起死亡的生物学机制等。法医病理学的三级学科有法医解剖病理学、法医尸体影像学、法医昆虫学、法医人类学、法医现场学等。

法医物证学是研究并解决生物物证鉴定的法医学分支学科。研究对象主要是案件中的法医物证检材，通过检验和分析建材中 DNA 等遗传标记，为司法提供科学证据。法医物证学研究内容是微量、降解、混合生物检材的个体识别、亲子及亲缘关系鉴定、系谱分析、祖先地理族源溯源等。法医物证学三级学科有法医基因组学、法医遗传学、法医系谱学、法医微生物学等。

法医临床学是研究与法律相关的个体因各种原因所致的损害与损害后果，病理及生理状况等医学证据的法医学分支学科。法医临床学以活体为主要研究对象。研究内容包括：活体的致伤方式、损伤形成时间、损伤机制、损伤与疾病关系、损害赔偿；个体病理与生理状况的客观检查与定量评估，如躯体运动功能障碍的客观评估，视觉功能客观评估，听觉功能客观评估，

中枢及周围神经系统功能客观评估；活体的个体识别问题，如活体的年龄推断等；解决司法鉴定中人体损伤程度问题，残疾及劳动能力丧失程度评定、诈病诈伤鉴别、与法律责任年龄有关的个体年龄推断、性侵害与虐待检验、保外就医疾病及残疾的检验与评定等。法医临床学三级学科有法医影像学、法医听力学、法医眼科学、法医牙科学、法医赔偿学等。

法医毒物学是研究由毒物、毒品引起的自杀、他杀、意外或灾害事故中有关证据问题的法医学分支学科。研究对象是毒品、毒物、人体（尸体及活体）。研究内容主要是研究毒物、毒品来源、性质、毒物毒品定性检识和定量检测、体内过程（毒物的吸收、分布、代谢和排泄规律）、毒理机制、毒性作用评价及其与生物体中毒与死亡原因的关系，以及毒品成瘾和戒断。法医毒物学三级学科有法医毒物分析、毒物（毒品）快速检测技术、法医毒理学、法医毒物动力学、法医毒物代谢组学。

法医精神病学是研究与法律相关的精神障碍和精神卫生问题的法医学分支学科。法医精神病学以精神医学理论为基础，以法学理论为指导对与法律有关的精神行为及状态进行系统研究和鉴定。研究对象是怀疑有精神性疾病的活体。研究目的是采用法医精神病学的专业理论与鉴定技术，对疑似精神病人的精神状态、法定能力、精神损伤及精神伤残等问题进行评定，为刑事、民事和行政诉讼案件的侦查和审判活动提供科学证据。研究内容主要有评定刑事案件中当事人的精神状态、刑事责任能力、受审能力、服刑能力、性自我防卫能力及作证能力；评定民事案件中诉讼当事人的行为能力及诉讼能力，精神伤残等级；参与精神卫生立法，研究精神病人权益的法律保障与监护制度，对罪犯进行心理及行为矫正等。法医精神病学三级学科有精神障碍与违法行为关系学、法医心理学、监狱精神病学、矫治精神病学等。

目前，全国有48所高等院校设立法医学科，其中33所院校招收法医学本科。从各院校学科结构来看，设置法医病理学教研室的比例为79%、法医物证教研室为67%、法医毒物分析教研室为50%，法医临床教研室为45%，设法医精神病学教研室为8%。整体结构上，法医各分支学科在全国的分布符合本学科的基本规律，且发展良好[4]。

根据中国研究生招生信息网资料，全国可以培养法医学硕士研究生的院校有39所，包括北华大学、川北医学院、大连医科大学、复旦大学、贵州医科大学、哈尔滨医科大学、海南医学院、河北北方学院、河北医科大学、华中科技大学、吉林大学、佳木斯大学、锦州医科大学、空军军医大学、昆明医科大学、南方医科大学、南京医科大学、南通大学、内蒙古医科大学、宁夏医科大学、青岛大学、青海大学、汕头大学、苏州大学、泰山医学院、皖南医学院、潍坊医学院、温州医科大学、西安交通大学、新疆医科大学、徐州医科大学、延边大学、浙江大学、郑州大学、中国刑事警察学院、中国医科大学、中南大学、重庆医科大学、遵义医学院。可以招收法医学博士研究生的院校有近30所，如大连医科大学、复旦大学、河北医科大学、华中科技大学、空军医科大学、昆明医科大学、南方医科大学、南京医科大学、山西医科大学、四川大学、苏州大学、西安交通大学、郑州大学、中国医科大学、中南大学、中山大学、重庆医科大学等。研究生培养方向涵盖法医学五大二级学科。

从各高校法医学专业师资配置情况分析，目前法医学师资队伍年龄结构、学科分布基本合理。但师资规模相对偏小，博士研究生导师数量有待进一步增加。根据中国工程院咨询研究项目《中国法医学人才培养发展战略研究报告》，各高校师资学历以研究生为主体，博士学位的居多。年龄分布以45岁以下为主体，且多数院校保有一定数量的35岁以下青年师资。研究生导师中，硕士研究生导师已具备一定的规模，但博士研究生导师仍偏少[5]。

法医学科年均培养学士学位人才约1500人，硕士学位人才约300人，博士学位人才约150人。在一段时期内有效弥补了我国法医学专业人才的缺口，基本保障了我国公安、司法领域法医学工作的基本人才需求。在法医学服务的两大领域中，公安刑事技术部门的法医学工作者约2.76万人，司法鉴定行业注册法医学鉴定人约2.8万人。其中，本科学历者约占66%，研究生学历者约占11.43%。但是，仍有20%的法医学从业人员是属于非法医学专业经转岗培训后从事法医学工作的。

我国现有法医学专业研究机构18个，其中省部级重点实验室8个。2009—2019年，国家自然科学基金共资助法医类项目313项，项目类型包括优青、杰青、重点项目等，资助金额1.66亿元。“十三五”期间，科技部资助法医类项目累计1.75亿元。1998—2018年，国际法医类11种期刊上，我国学者发表文章总数全球排名第7位，总被引用次数全球排名第15位。近十年中，法医学领域研究成果获国家科技进步一等奖1项、二等奖5项。

中国法医学科所取得的成就在国际上得到了认可，在某些领域可以与发达国家比肩。例如，中国法医病理学家针对重症急性呼吸综合征（SARS）的法医病理学研究报告发表在*New England Journal of Medicine*；在新冠肺炎疫情中的首例尸体检验报告为世界提供了第一手病理学资料。中国法医物证学家在Y染色体遗传标记的研究工作始终处于国际水平，并参与制定国际Y染色体遗传标记分析技术标准。匈牙利诗人裴多菲遗骸认定一案一度成为国际法医学界的难题，最后是由我国法医专家完成了准确的鉴定。中国法医毒物学家纠正了国际奥委会对我国金牌获得者滥用兴奋剂的误判，不仅维护了国家形象，国际奥委会也据此归还金牌，并修订了国际兴奋剂检测标准。我国法医学者在对膝关节损伤的多刚体建模技术及事故重建技术、肝钝性损伤的生物力学分析及事故重建方面的研究取得了重要进展，并已在法医鉴定实践中取得成效，解决了一系列具有社会影响力的疑难案件。

在法医学实践工作中，重大疑难案件比例持续升高。这对法医学科的综合能力提升和高层次人才培养提出了新的更高的要求。

三、国外法医学科设置与人才培养的典型模式与经验

欧美国家的法医人才培养体系总体上是以医学教育为基础，结合法医学实践培训而形成的。他们的法医病理学从业人员大多具有临床医学和病理学博士学位，然后经过3～4年的法医病理学实训并通过资质认证考试后方可获得法医病理学执业资质。

德国是现代法医学最早开始发展的地方，1642年在莱比锡大学首先开设系统的法医学讲座，1782年在柏林创办了第一份法医学杂志。德国的法医学科体系是以大学研究所为主导，将人才培养、科学研究及社会服务纳入一体，例如科隆大学法医学研究所。在德国，要成为一个合格的法医，必须是临床专业医学生，其毕业后进行法医学相关实训，时间为五年，其中包括精神病学半年，病理学一年，然后在法医学研究所中各科轮回工作三年半。从业人员的主体均具有博士学位，专业化程度居世界领先地位。德国的77所大学设立了法医研究所，承担着其所在行政区域内的法医鉴定服务工作。

美国推行高标准的执业资格制度，确立了以法医病理医师培训为主要内容的专业教育体

系。美国教育部学科代码（CIP-2020）把不同的法医学二级学科放在不同的学科群中，如法医化学（40.0510）、法医心理学（42.2812）、法医科学与技术（43.0406）、法医人类学（45.0205）、法医护理学（51.3824）、法医病理学（61.1807）、法医精神病学（61.2405）等。

英国、法国、日本、葡萄牙、西班牙等国家也分别根据国情需要建立了有规模且有特色的法医学专业人才教育培养体系。在日本，法医学鉴定人多为毕业于临床医学专业学生，获得医师职业资格后再考取法医学专业博士学研究生，获得博士学位后任教，经过法医学鉴定技能培训后从事鉴定工作。

概览国外法医学科体系，值得关注的是：国外没有法医学本科专业设置，其专业人才培养是基于医学教育，加之严格的资格认证制度和完善的毕业后教育体系，是一种“专家型”人才培养模式。

与国外相比，中国的法医学人才培养体系具有显著的“中国特色”。我国所建立的“本 - 硕 - 博为主体、继续教育为辅”的法医学人才培养体系在国际上具有“唯一性”。这也是我国法医学人才结构迥异于国外的根本原因。与国际上的“专家型”法医学人才培养模式和对法医学从业人员的要求相比，我国的法医学科在高端人才培养模式存在显著差异，尤其是在法医病理学方面。但就学科本身而言，我国法医学的学科结构与其他国家没有本质区别。

四、我国法医学科发展与人才培养展望

2005 年 2 月 28 日，第十届全国人民代表大会常务委员会第十四次会议通过了《关于司法鉴定管理问题的决定》，从法律上将法医鉴定分为法医病理、法医物证、法医临床、法医毒物、法医精神病鉴定五类。与法医学学科体系的五大基础学科相对应。2017 年在司法部印发的《关于健全统一司法鉴定管理体制的实施意见》（司发〔2020〕1 号）中，提出“制定司法鉴定人才培养规划、优化人才队伍和专业结构，形成学历教育和执业教育相结合的学用衔接培养机制等”。上述政策法规体现了国家对法医学人才的刚性需求，同时也为法医学的学科地位提供了法律依据。

在树立国家安全观、推进全面依法治国、不断增强国家治理体系和治理能力现代化的国家战略背景下，在践行习近平总书记提出的“努力让人民群众在每一个司法案件中感受到公平正义”的司法目标的过程中，法医学的重要地位和作用与日俱显。根据相关资料，2017 年“四大类”司法鉴定中，法医类占比 88.47%。2013 年至 2017 年，全国各级人民法院一审审结案件中，涉及“法医鉴定意见”的案件总量为 236.02 万件，5 年内，案件增量 123%。其中，民事案件占比 55.91%，刑事案件占比 44.05%，行政案件占比 0.04%。法医学鉴定意见直接关系到上述案件的事实认定、法律正确适用和群众权益保障，在很大程度上法医鉴定决定司法公正的显示度[6]。

法医学科伴随社会发展和科技进步而不断得到充实提升。不同社会发展阶段会带来不同的社会问题，如犯罪手段的隐蔽化、新型毒品和毒物层出不穷、疑难生物检材种类和数量繁杂多样等。这些不断地给法医学科提出新命题和新挑战，法医学科也正是在应对各种挑战中砥砺前行，并且呈现出与其他多学科广泛交叉、融合、转化的新局面。近年来，法医系谱学、环境法医学、法医微生物学、法医影像学等新型交叉性学科方向已经出现并日趋成熟。如在法医物证

学领域，法医物证学与基因组学、遗传学、系谱学高度交叉融合形成法医系谱学，在世界范围内使大量冷案告破。在法医病理学领域，传统病理学技术与影像学技术的融合催生了法医虚拟解剖技术、法医生物力学现场重建技术等，这些技术在众多具有社会影响力的疑难案件死因鉴定中发挥了关键性作用。在法医精神病领域，精神影像学、认知神经科学等新兴学科与技术也逐渐开始在犯罪、自杀等法律相关精神问题的研究中发挥作用。预计未来十年，智能化法医病理诊断体系、应激性损伤机制及适配性分子鉴定、死亡原因及死亡时间的分子表征动态变化规律、纳米毒理学、新型毒品毒物鉴识等国际前沿方向的研究将取得突破性进展。总体上，我国的法医学研究要瞄准国际前沿领域和国家重大需求领域进行系统性发展和整体提升。此外，我国刑法修正案增加了非法采集人类遗传资源、走私人类遗传资源材料，非法植入基因编辑、克隆胚胎罪，非法引进、释放、丢弃外来入侵物种罪等 3 类新罪。因此，与国家生物安全相关领域的刑事犯罪侦查和审判相关的法庭科学技术也成为法医学要亟待研发的重要科学技术内容。

在法医学实践工作中，重大疑难案件比例持续升高，相关法医学问题的解决依托于法医学科的进步和高层次人才培养。但就目前的法医学人才结构而言，法医学从业人员结构离发达国家的以博士学历为主的“专家型”人才队伍差距明显。按照硕士研究生以上人员占比 30% 计算，我国硕士学历以上人才缺口约 1.16 万人。

经过四十余年的高速发展，我国法医学科已初具规模，在社会主义法治建设、维护社会公平正义和国家公共安全中发挥了不可替代的作用。但与发达国家相比，我国法医学人才结构仍有待完善。同时，国家对高层次法医学人才的需求也为法医学学科提供了发展契机。

编写人员

丛斌（河北医科大学）、侯一平（四川大学）、张霁（四川大学）

参考文献

[1] 陈忆九，王飞翔．新中国培养的第一代法医人［J］．法医学杂志，2009，25（5）：388-390．

[2] 黄瑞亭，陈新山．百年中国法医学［J］．中国法医学杂志，2005，20（5）：318-319．

[3] 中国工程院咨询研究项目 - 中国法医学人才培养发展战略研究报告．（2016-XZ-21-01）

[4] 侯一平，云利兵，诸虹，等．我国法医学人才培养发展战略研究［J］．中国工程科学，2019，21（2）：84-88．

[5] 胡丙杰，翟恒利，黄瑞亭，等．改革开放 40 年我国法医学发展的成就与展望［J］．中国法医学杂志，2019，34（1）：5-11．

[6] 丛斌，宋随民．廓清法医学学科体系，完善法医学概念内涵［J］．中国法医学杂志，2019，34（2）：109-112．

第十二章　医学技术发展与人才培养

第一节　医学技术学科发展与学术型人才培养

一、医学技术学科发展概况

我国的医学技术专业起源于20世纪90年代。医学技术作为专业名称，译自英文allied health professions（AHP）或health related professions（HRP）[1]。1996年四川大学华西医学中心（原华西医科大学）借鉴国际成熟经验，在美国纽约中华医学基金会的支持下开始筹办“医学技术”专业。2002年“医学技术”首次列入我国《普通高等学校本科专业目录》（专业代码100309W）。2011年“医学技术”列为医学门类下的一级学科。2012年教育部发布的《普通高等学校本科专业目录》中，“医学技术”作为独立的专业得到确立。2018年教育部公布首批医学技术一级学科博士学位授权点和硕士学位授权点。随着社会进步和经济发展，医学技术学科正迅猛成长，成为医疗卫生事业的重要支撑学科。

2020年7月，习近平总书记对我国研究生教育作出重要指示，中国特色社会主义进入新时代，要高度重视研究生教育，推动研究生教育适应党和国家事业发展需要，完善人才培养体系，加快培养国家急需的高层次人才[2]。自中共中央、国务院印发《“健康中国2030”规划纲要》以来，深入推进健康中国战略，构建国家“大卫生”“大健康”新格局，成为全面建成小康社会、奋力夺取脱贫攻坚战全面胜利的发力点。因此，大力培养一大批德才兼备的高层次医学人才，形成类别齐全、梯度合理、能力精湛、素质过硬的医学人才队伍，是服务国家战略，支撑医药卫生事业发展的重要基础。其中，医学技术作为现代医学教育不可缺少的重要组成部分，是除临床医学、护理学、药学和口腔医学以外的一组医学相关专业群的总称，其随着技术的进步和人们对健康需求的提高亦不断发展壮大。

二、我国医学技术学科设置与人才培养的现状与问题

（一）人才培养现状

我国的医学技术教育虽然起步较晚但发展迅速。尤其是自2011年医学技术成为一级学科以来，学科取得飞跃式发展，大量院校在进行不同办学层次、不同专业方向的医学技术类人才培养探索，已形成了从高职高专到研究生的健全的人才培养体系。部分院校已开始试点医学技术毕业后规范化培训教育，“院校学历教育 - 毕业后教育”体系已初步建立。

1．高职高专教育层面　在最新的招生目录中，专科（高职）类院校医学技术类下设9个专业，包括医学检验技术、医学生物技术、医学影像技术、医学美容技术、口腔医学技术、卫

生检验与检疫技术、眼视光技术、放射治疗技术、呼吸治疗技术；同时在康复治疗类下设康复治疗技术、言语听觉康复技术、中医康复技术 3 个专业；此外在健康管理与促进类下设与医学技术相关专业，包括健康管理、医学营养、中医养生保健、医疗设备应用技术、精密医疗器械技术、医疗器械维护与管理、康复工程技术、康复辅助器具技术、假肢与矫形器技术、老年保健与管理、医疗器械经营与管理。

2．本科教育层面 新颁布的《普通高等学校本科专业目录（2021 年）》中，医学技术专业类下设置了 13 个专业，包括：医学检验技术、医学实验技术、医学影像技术、眼视光学、康复治疗学、口腔医学技术、卫生检验与检疫、听力与言语康复学、康复物理治疗、康复作业治疗、智能医学工程、生物医药数据科学、智能影像工程，其中后 6 个为新增特设专业。而部分院校在进行人才培养探索的专业，如呼吸治疗学以及临床营养学等，目前尚未纳入目录中。

3．研究生教育层面 2011 年，医学技术被列为一级学科。2018 年，公布了首批医学技术硕士、博士学位授权点，标志着医学技术研究生成规模培养正式起步。现阶段各培养院校通过自主设置二级学科进行人才培养，培养院校较多的二级学科通常是本科教育成熟的学科，如医学影像技术、医学检验技术、康复治疗学、口腔医学技术、眼视光学等，也有部分新兴的二级学科方向在进行人才培养，如病理技术、辅助生殖技术等。虽然各研究生培养院校开设的二级学科方向各不一致，但综合起来，进入研究生培养的二级学科方向日益丰富。

截至 2021 年 12 月，全国共有硕士授权点院校 45 所，其中博士授权点 8 所，年均招收研究生 1500 ~ 1800 名。各高校招收的首批医学技术学术学位研究生已陆续毕业。他们在医疗机构、科研院所、高等院校、高新技术企业等就业或深造的同时，也为传统医科或工科带去了新思路、新理念，促进知识壁垒的突破、学科的交流与融合，为科技创新推动各项诊疗技术的进步与发展起到重要作用，也为本学科初步培育了一支核心骨干师资队伍，持续优化学科人才结构。

4．毕业后规范化培训层面 目前，国内部分医院也在进行医学技术下部分人才培养成熟的二级学科的技师规范化培训实践。例如四川大学华西医院于 2006 年参照住院医师规范化培训，开始探索医学技术技师毕业后规范化培训。目前已经开设了病理技师、超声技师、超声心动图技师（心脏彩超）、动态心电图技师、耳鼻喉技师、放射技师、放射治疗技师、肺功能技师、灌注技师、核医学技师、呼吸治疗技师、假肢矫形技师、物理治疗师、作业治疗师、科研实验技师、临床神经电生理技师、实验医学技师、听力技师、心电图技师、眼视光技师、营养师等共计 21 个医学技术类专业的 2 年制毕业后规范化培训项目，为临床培养各专业急需的医学技术人才。

整体而言，目前我国医学技术人才培养主体是高职高专以及本科层次，二级学科 / 专业方向丰富，办学体量巨大。按照我国医学技术专业分类检索“高考填报志愿系统”网站 [3]，初步统计我国医学技术类各层次办学规模情况详见表 12-1。

表 12-1　医学技术类专业人才培养现状

专业名称	高职高专院校数	本科院校数	研究生培养院校数
医学检验技术	170	151	29
医学实验技术		22	2
医学影像技术	132	94	30
眼视光学	74	28	13
康复治疗学	247	159	21
口腔医学技术	105	20	2
卫生检验与检疫	26	52	4
听力与言语康复学	7	12	6
康复物理治疗		9	
康复作业治疗		4	
智能医学工程		22	
生物医药数据科学			
智能影像工程			
放射治疗物理技术	5		5
临床营养	36		6
呼吸治疗	1		2
辅助生殖技术	2		1
病理技术			8
医学生物技术	14		
医疗设备应用技术	44		
精密医疗器械技术	7		
医疗器械维护与管理	26		
康复工程技术	10		
康复辅助器具技术	3		
假肢与矫形器技术	2		
医疗器械经营与管理	6		
健康管理	96		
卫生信息管理	27		

注：数据来源于高考填报志愿系统、中国研究生招生信息网

（二）医学技术学科现存问题

1. 二级学科发展不均　部分传统医学技术专业发展历史悠久，具备了广泛的人才培养基础和长期的人才培养实践，人才培养成效卓著。例如我国目前开设医学影像技术专业的高职

高专院校有130余所，本科院校94所，硕士培养院校30所，博士培养院校6所。而部分新兴二级学科起步较晚，人才培养院校数量相对较少。以听力与言语康复学专业为例，教育部2012年正式将“听力与言语康复学”作为“特设专业”纳入《普通高等学校本科专业目录》，目前仅有10余所高等院校设置硕士学位点进行人才培养。

2．专业设置无法满足医疗发展需求 现代医学专业分化越来越细，医、护、技团队合作越来越紧密。我国许多医学技术专业岗位已经存在，如临床电生理技术、病理技术、血液净化技术等，但因缺乏规范化、体系化的教育培训，目前很多该领域的工作人员由医生、护士甚至其他没有接受过专业训练的人员转行从业。上述部分医学技术专业领域尚缺乏规范化培养的高素质专业技术人才，专业设置亟待优化以更好地满足临床医疗发展需求。

3．高层次人才培养不足 医学技术日新月异，对医学技术人才的要求越来越高。根据《2021中国卫生健康统计年鉴》统计[4]，截至2020年年底，我国卫生技术人员中技师（士）的总人数共计560 563人，其性别与学历构成情况见表12-2。依照年鉴解释，技师（士）是指检验技师（士）、影像技师（士）。更多医学技术从业人员如康复治疗师、眼视光师、临床营养师、呼吸治疗师等没有提供详细统计数据。统计显示我国医学技术从业人员整体学历层次偏低，技术人员中研究生学历人数仅占3.7%，本科占40.3%，而专科及专科以下层次人员占56.0%，高层次人才严重缺乏。

表12-2 2020年卫生人员年龄及学历构成（%）

分类	卫生技术人员						
	合计	执业（助理）医师	执业医师	注册护士	药师（士）	技师（士）	其他
总计	100.0	100.0	100.0	100.0	100.0	100.0	100.0
按年龄分							
25岁以下	8.9	0.8	0.2	14.4	4.3	8.7	17.8
25～34岁	40.0	27.9	26.6	50.7	36.1	42.1	37.1
35～44岁	24.8	31.2	31.1	20.4	26.2	24.0	20.3
45～54岁	16.5	22.8	22.9	10.9	21.4	16.1	16.0
55～59岁	4.7	7.1	7.7	2.4	7.2	5.2	5.0
60岁及以上	5.1	10.2	11.5	1.3	4.8	3.9	3.8
按学历分							
研究生	5.9	13.8	16.3	0.2	4.3	3.7	3.7
大学本科	36.2	45.7	51.6	28.7	37.0	40.3	32.2
大专	38.4	27.5	22.1	47.8	33.6	39.7	38.4
中专	18.4	12.1	9.2	23.0	21.6	15.2	22.3
高中及以下	1.0	0.9	0.8	0.4	3.5	1.1	3.4

注：数据来源于国家卫生健康委员会．2021中国卫生健康统计年鉴［M］．北京：中国协和医科大学出版社，2021．

另一方面，生物医药及高性能医疗器械位列国务院部署的“中国制造 2025”十大领域，而工信部等 10 部委发布的《“十四五”医疗装备产业发展规划》聚焦诊断检验、治疗等医学技术临床常用装备，而兼具有医学和理工科知识的复合型医学技术人才是其中不可或缺的重要组成部分。

医学技术高层次人才培养不足已经严重地制约了我国医疗服务以及医学研究水准的进一步提高，且随着医疗需求的逐步提高，以及大数据、云计算、5G 移动等新技术的快速发展，这种弊端势必日益严重。尽快完善医疗卫生人才培养体系，提高医学技术人才的职业素养，优化医学技术人才梯队结构，促进医学技术的学科发展和医学技术人才的职业发展，具有迫切的现实意义。

三、国外医学技术学科设置与人才培养的典型模式与经验

按照国际惯行学科分类，医学技术是一组专业群的总称，包含一系列各自独立的医疗健康相关专业，不同的专业有不同的人才培养模式和人才准入标准。大部分人才培养体系都包含完整的院校教育、毕业后教育和继续教育。英国、美国等国家的医学技术教育十分发达，美国学科专业分类目录（CIP）、英国高等教育学科分类（HECoS）中都设有大量专业作为二级学科。很多在国际上已经发展得十分成熟的学科在我国还未列入二级学科的行列。

以美国为例，其医学技术教育体系非常成熟，人才培养领域丰富又完善，医学技术专业从业者是医疗卫生行业的重要组成部分，已形成医生、护士、医学技术专业人员培养齐头并进的格局。依据医学技术二级学科的性质及技术含量，广泛的职业教育与分层的学历教育相结合，涵盖短期文凭、中等教育、本科教育、硕士研究生教育和博士研究生教育。技术含量相对较低的学科人才培养以技能证书以及学士及以下人才培养为主；技术含量较高的学科如医学检验技术、医学影像技术、物理治疗、作业治疗等，学科分化更细，教育体系更完备，准入门槛也更高。如作业治疗执业准入学历为硕士，物理治疗的准入学历为博士。

目前，美国医学会划分的属于医学技术类的职业共计 27 种，包括呼吸治疗师、假肢与矫形技师、灌注师、心血管技师、医疗助理等。美国联合健康教育项目认证委员会（Commission on Accreditation of Allied Health Education Programs，CAAHEP）是医学技术最大的教育项目认证机构。目前 CAAHEP 与其认证委员会合作，审查并认可了 27 个医学技术类各种层次教育项目 2200 多个（表 12-3）[5]，通过 CAAHEP 认证的项目将被持续评估，以确保符合每个职业的标准和准则。而这 27 种专业并不包括视光学、医学影像、物理治疗等传统医学技术类专业。

续表

表 12-3　美国医学技术相关专业教育项目认证一览表

项目	类型	项目数
高级心血管超声技术 Advanced Cardiovascular Sonography	证书 Certificate	2
麻醉技术 Anesthesia Technology	证书，副学士学位 Certificate，Associate	5
麻醉师助理 Anesthesiologist Assistant	硕士学位 Masters	12
艺术治疗 Art Therapy	硕士学位 Masters	15
辅助技术 Assistive Technology	证书 Certificate	3
心血管技术：成人超声心动图 / 有创心血管技术 / 无创血管检查 / 小儿超声心动图 Cardiovascular Technology：Adult Echocardiography/ Invasive Cardiovascular Technology/ Noninvasive Vascular Study/Pediatric Echocardiography	证书，副学士学位，学士学位 Certificate，Associate，Baccalaureate	97
临床研究 Clinical Research	硕士学位 Masters	4
细胞技术 Cytotechnology	证书，学士学位，硕士学位 Certificate，Baccalaureate，Masters	20
医学诊断超声 Diagnostic Medical Sonography	证书，副学士学位 Certificate，Associate	394
紧急医疗服务 - 医疗辅助人员 Emergency Medical Services-Paramedic	证书，副学士学位 Certificate，Associate	638
运动生理学 Exercise Physiology	硕士学位 Masters	14
运动科学 Exercise Science	学士学位 Baccalaureate	66
术中神经生理监测 Intraoperative Neurophysiologic Monitoring	证书，学士学位 Certificate，Baccalaureate	3
运动治疗 Kinesiotherapy	学士学位 Baccalaureate	2
哺乳顾问 Lactation Consultant	文凭，证书，副学士学位 Diploma，Certificate，Associate	10
医疗助理 Medical Assisting	证书，副学士学位 Certificate，Associate	406

续表

项目	类型	项目数
医学插图 Medical Illustration	硕士学位 Masters	4
神经诊断技术 Neurodiagnostic Technology	证书，副学士学位 Certificate，Associate	29
假肢矫形技术员 Orthotic and Prosthetic Technician	证书，副学士学位 Certificate，Associate	6
假肢矫形师 Orthotist/Prosthetist	硕士学位 Masters	13
灌注 Perfusion	硕士学位 Masters	17
个人健身训练 Personal Fitness Training	证书，副学士学位 Certificate，Associate	5
多导睡眠图技术 Polysomnographic Technology	证书，副学士学位 Certificate，Associate	41
娱乐治疗 Recreational Therapy	学士学位 Baccalaureate	11
血库技术 / 输血专业人员 Specialist Blood Bank Technology/Transfusion Medicine	证书，硕士学位 Certificate，Masters	10
手术助理 Surgical Assisting	证书，硕士学位 Certificate，Masters	14
手术技术 Surgical Technology	证书，副学士学位 Certificate，Associate	398

注 1：数据来源于美国联合健康教育项目认证委员会（CAAHEP）2020 年报。

注 2：各种培训形式的具体内涵。

证书（Certificate）：针对本科及以上在职人群，一般修读 200 ~ 300 课时并通过专业测试后取得相应证书。

副学士学位（Associate）：通常由社区学院提供，学制至少 2 年但不大于 4 年，一般要求 60 学分。

学士学位（Baccalaureate）：学习时间通常为 4 ~ 5 年，所有大学和 4 年制学院均可提供，最常见的为理学学士（BS）和文学学士（BA）。

硕士学位（Masters）：学习时间通常为 1 ~ 2 年，约 36 学分，大多数大学和文理学院均可提供。与学士学位类似，硕士学位有两种主要类型：理学硕士（MS）和文学硕士（MA）。同时存在许多专业硕士学位，且头衔众多。

博士学位（Doctoral）：最高授予学位，学习时间通常为 5 ~ 7 年，至少 72 学分，由部分公立和私立大学提供。最常见的博士学位类型是哲学博士（PhD），毕业要求包括教学性课程、笔试或口试，以及完成毕业论文。同时存在为特定专业量身定制的博士学位，通常被称为专业学位。虽然这些学位本质上是博士学位，但其通常被视为一种独特的学位类型，并在非常特定类型的学校提供，如作业治疗博士（OTD）、物理治疗博士（DPT）、药学博士（PharmD）、医学博士（MD）。

四、我国医学技术学科发展与人才培养展望

（一）学科概况

学科中文名为“医学技术”，英文名为 allied health sciences（AHS）。学科的研究对象不是疾病本身，而是与疾病相关的预防、诊断、评估、治疗、康复及其他技术和技能。医学技术作为一门独立的一级学科，通过整合医学、工学、理学等科学原则和循证实践，促进医学理论与科学技术的交叉融合，探索医学相关技术与手段原理及创新，与临床医学、护理学、药学、口腔医学等多位一体协同发展，推进现代医学模式向“生物 - 心理 - 社会”模式转变，推动我国医疗卫生事业和居民健康水平持续提升。

医学技术既是技术设备研发及应用的桥梁学科，能够为其他学科的创新成果提供测试、验证、迭代优化应用场景和数据反馈，同时也是科研创新的独立学科力量。相较于计算机、电子、核技术及应用等理工类相关学科，医学技术立足医学，可从需求端避免相关学科在技术研发中与临床需求脱节，有利于促进科研成果的转化落地，逐步解决国产医疗装备临床认可度低等迫切问题。医学技术学科所独有的医学与工学、理学等学科天然融合的特性，使其与上下游学科具有不可替代的互补性。

（二）学科内涵

医学技术（allied health sciences，AHS）是临床医学、护理学、药学、口腔医学以外的一组医学相关专业群的总称，是一门基于现代科学技术原理和实践，对直接或间接服务于临床的一系列预防、诊断、评估、治疗、康复及其他医学相关技术的理论和实践进行研究与创新的学科。

医学理论与科学技术的交叉、融合，形成了医学技术特有的学科体系和知识架构，体现了学科的综合性和交叉性。医学技术注重发展与创新，为疾病的诊断、检测、监测和治疗提供理论和技术支持，为促进人类健康提供技术保障，学科具有应用性[6-7]。

（三）学科领域及其内涵

在工业化、城镇化、人口老龄化以及疾病谱、生态环境、生活方式不断变化等带来的新挑战背景下，社会对优质高效医疗服务的迫切需求也对医学技术学科的发展提出了更高的要求。医学技术一级学科肩负着“创新医疗卫生服务供给模式”与“提升医疗服务水平和质量”的重要使命，正不断拓展在整个医学领域中所发挥作用的广度和深度，研究领域从传统医学技术向医学人工智能、健康大数据技术等方向迈进，为个体化医学、精准医学的发展提供坚实保障。

结合我国医学技术专业发展现状，参照国际职业、专业、学科分类标准[8-9]，目前我国医学技术学科范围主要包含以下 14 个二级学科领域。

1. 医学检验技术学　是一门为临床提供实验室诊断的医学技术学科。其研究的对象主要是与疾病相关的体外诊断、检测、监测、治疗效果检查、结果解读解释等所需的技术和能力。

2. 医学影像技术学　是一门研究医学影像摄影与采集、传输、处理和存储，以及放射防护的一门学科，其主要研究对象是医学图像的影像检查技术与采集方法、图像数据的传输存储、图像后处理技术、介入放射学技术方法。

3. 眼视光学　是一门运用现代光学的原理和技术解决视觉障碍，保护人眼视觉健康为主要内容的新兴交叉学科。研究内容涵盖现代医学、生理光学、应用光学、生物医学等多学科，

包括屈光检查和配镜、眼病的检查、诊断和处理、视觉系统异常的康复等。

4．口腔医学技术学 是一门以口腔临床医学、口腔修复学、口腔材料学、口腔生物力学、口腔解剖生理学、口腔美学、医学心理学、精密铸造与加工、色彩学和雕塑学等为基础，研究各类口腔修复体的设计、加工、制作和修补等工艺技术的学科，融合医学、理学、工学和艺术等多个领域形成一套独特的知识系统的学科。

5．呼吸治疗学 是一门以心肺生理学、病理生理学、生物医学工程学等为基础，融合呼吸与危重症医学、麻醉学等多学科知识，以培养评估、治疗和预防心肺系统急性或慢性功能障碍专业人才为目标的学科[10]。

6．医学物理学 是一门医学学科门类和物理学一级学科之间的交叉学科。旨在研究电离辐射（放射线）与非电离辐射用于人类疾病治疗过程中的物理现象，寻求现象后面的规律，建立新的原理、方法和技术，并加以应用。医学物理学包括肿瘤放射治疗物理学、肿瘤放射治疗技术学、核医学物理学、辐射防护等领域。

7．临床营养学 是一门运用营养科学知识，以系统疾病的营养治疗、医疗膳食为研究对象，采用循证科学、特膳临床试验等为手段，旨在致力于健康或疾病状态下的个人或团体膳食管理、营养支持和治疗、营养咨询和指导、营养宣教和科普、营养政策制定、营养调查和监测、特膳食品管理和研发等领域的学科。

8．听力学 是一门研究人的听觉生理、病理及听力康复方法的学科，主要通过各种先进的听觉康复技术与方法，对听觉言语相关疾病进行检测、评估、干预及预防的学科。

9．康复治疗学 是一门研究病伤残所致功能障碍的预防、评估和治疗，促进病伤残者尽可能地恢复日常生活、学习、工作和劳动，以及社会生活的能力，重返社会，提高生活质量的学科。康复治疗学包含物理治疗学、作业治疗学、言语语言治疗学、康复工程学等三级学科。

10．健康数据科学 是一门以计算机科学、数学及统计学等方法学科为支撑，以生物学、医学、管理学、环境科学、社会学等学科为应用场景，主要研究数据的采集与使用规范、数据安全、数据存储与管理及健康领域应用，以便更好的实施和研究人类疾病的预防、诊断和治疗的学科。

11．病理技术学 是一门研究如何创立和运用经典的及现代的生命科学技术和方法，探讨疾病的病因、机制与病理变化，为认识疾病的本质和疾病的病理诊断提供技术支撑的学科。

12．临床电生理技术学 是一门采用相应设备和仪器，记录和分析人体的生物电活动，并帮助临床疾病诊断的学科。根据记录和分析电生理活动的器官和组织的不同，又主要分为心脏电生理和神经电生理。

13．血液净化学 是一门对急慢性肾功能不全或各种原因导致的水电解质紊乱者给予诊断、治疗和管理的学科。具体包括各种血液净化技术、血管通路的建立与维护、血液净化的治疗处方、血液净化技术的治疗与监测、血液净化机器及器具的使用与维护、其他技术操作（如血气分析、抗凝方式的监测）等。

14．医学工程技术学 是一门综合运用计算机技术、大数据分析算法、电子技术、机械设计，致力于大型医学装备、医用机器人、应急医学救援装备、大数据物联网系统研发过程中新技术、新理论、新方法的研究与开发的交叉学科。

医学技术包含一系列专业领域，虽然与英国、美国等国家相比，我国医学技术包含的职业种类较少，但鉴于医学学科的不断发展，专业分工越来越细，医学技术仍将是医学门类里专业方向较多的学科之一。此外，医学技术学科具有典型的交叉性特点，随着科技的不断创新、学科交叉的不断深入，现代技术应用与医学整合的速度不断加快，新兴的医学技术学科方向将不断涌现。

（四）人才培养目标

旨在培养拥护中国共产党的领导，热爱祖国、热爱人民、热爱公共卫生事业，遵纪守法，品行端正，身心健康，具有良好的思想品德和职业道德，德智体美劳全面发展，既具备医学相关共性知识又具备某一特定医学技术学科领域专业知识和技术特长，同时兼具技术实施及创新能力的高层次应用交叉型人才。

1．硕士学位培养目标　掌握基本的医学理论知识与技能，立足于基础医学、临床医学等学科理论的发展与创新，系统掌握医学技术的基础知识和基本技能，了解所学专业的前沿理论知识。强化科学研究和教学能力培养，具有较强的创新意识和研究能力，能从事专业技术应用方法、范围的研究，特别是新技术应用领域的拓展研究[10]。

2．博士学位培养目标　掌握扎实的医学技术专业基础理论、基本知识和基本技能，立足于基础医学、临床医学等学科理论的发展与创新，熟悉所学专业的前沿理论与知识，专业水平达到较大的广度和深度。进一步强化科学研究能力和创新能力的培养，具有强烈的科学研究意识和独立进行研究的能力，包括发现问题、独立设计研究和实验方案、独立或组织实施研究、分析研究结果、发表论文的能力。能进行专业技术应用方法和应用领域的拓展研究，特别是创新技术的基础研究和临床转化研究[10]。

编写人员

罗凤鸣（四川大学）、王健伟（北京协和医学院）、韩鸿宾（北京大学）、倪培华（上海交通大学）、杨永红（四川大学）、高嵩（北京大学）、张艺宝（北京大学）、徐月萌（四川大学）、瞿筝（四川大学）

参考文献

[1] 柯杨．21 世纪中国医学教育改革再定位［M］．北京大学医学出版社，2014．

[2] 新华社．习近平对研究生教育工作作出重要指示［EB/OL］，(2020-07-29)［2020-08-12］．http：//www.gov.cn/xinwen/2020-07/29/content_5531011.htm．

[3] 中国教育在线．掌上高考［EB/OL］．［2021-04-29］．https：//gkcx.eol.cn/．

[4] 2021 年中国卫生健康统计年鉴［M］．中国协和医科大学出版社，2021．

[5] Annual Report［R］．Commission on Accreditation of Allied Health Education Programs，2020．

[6] 贺庆军，卿平，万学红，等．医学技术专业教育 12 年的探索与实践［J］．现代预防医学，2010，37（02）：269-271．

[7] 贺庆军，万学红．医学技术一级学科建设基础理论研究［J］．医学与哲学：人文社会医学版，2013，34（01）：79-80．

[8] 英国高等教育统计局. Subjects allied to medicine [EB/OL]. [2021-04-09]. https://www.hesa.ac.uk/data-and-analysis/sb258/figure-19.
[9] 美国国家教育统计中心. CIP Code Crosswalk Search [EB/OL]. [2021-04-29]. https://nces.ed.gov/ipeds/cipcode/crosswalk.aspx?y=55.
[10] 国务院学位委员会第六届学科评议组. 学位授予和人才培养一级学科简介 [M]. 高等教育出版社，2013：336-340.

第二节 医学技术专业学位发展与应用型人才培养

一、医学技术专业学位发展概况

医学技术学（technology in medicine）是研究与发展疾病防、诊、治技术与仪器装备的学科，作为支撑医院现代化建设发展的四大支撑学科（医、药、护、技）之一，也为医学和生命未知的探索提供工具[1]。国外也有将医学技术定义为辅助健康或健康相关专业 [allied health professions，AHP 或 health related professions，HRP]。从历史角度，医学技术既是现代医学重要组成部分，也是现代医学发展的动力和支撑[1]。20 世纪 70 年代以来，随着计算机与信息技术的进步，高端医疗装备与诊疗新技术层出不穷，迅猛发展，医疗机构现代化水平和程度大大提升；20 世纪 80 年代中期以来，我国高端医疗设备配置政策逐步放宽，医院的现代化水平不断提升，医学技术学科发展日益受到重视，部分高校开始探索在临床医学框架下，探索医学技术相关专科与本科专业人才培养[2-4]。2002 年“医学技术”首次列入我国《普通高等学校本科专业目录》（专业代码 100309W）。2012 年教育部发布的《普通高等学校本科专业目录》（2012 年）中，医学技术作为独立的学科门类得到确立。

党的“十八大”以来，我国全面实施健康中国战略。2021 年“科技三会”上，习近平总书记指出，深入贯彻新发展理念，深入实施科教兴国战略和人才强国战略。我国要实现高水平科技自立自强，归根结底要靠高水平创新人才。2018 年 3 月，北京大学、北京协和医学院、中山大学、四川大学、天津医科大学成为教育部批准的首批医学技术一级学科博士授权点的五所高校，医学技术高端人才培养拉开大幕。医学技术一级学科的建设促进了学科的快速发展，构建新时期符合国家发展战略的学科体系架构，培养引领医学未来发展，服务国家高端医疗装备与技术产业的高端医学技术领军人才成为可能[5]。医学技术学科不仅为医疗装备产业提供下游的重要支撑，也为医疗装备与技术产品的使用、质量控制、技术升级和产品迭代提供了技术保障。

二、我国医学技术专业学位设置与人才培养的现状与问题

1. 根据临床诊疗需求设置专业分类，专业种类与医疗发展需求尚不匹配 医学技术的核心使命是服务于临床，因此，其分类一般根据临床诊疗的需要，如医学影像技术、医学检验技

术、放射物理治疗技术、呼吸治疗技术等。目前在专科、本科人才培养体系中的专业方向达到23个。同时，随着信息技术、生物技术的迅猛发展，新兴技术应用在医学的应用也催生新的医学技术专业方向，包括智慧医疗工程与技术、健康数据科学等。

我国许多医学技术专业岗位已经存在，如临床电生理技术、病理技术、血液净化技术等，但因缺乏规范的教育培训，很多医学技术领域的工作人员，由医生、护士甚至其他没有接受过专业训练的人员转行而来。一些医学技术类专业如呼吸治疗学等尚未纳入正规教育体系或开办的院校极少。总结起来，整个医学技术专业领域需要提高现有的医学技术人才队伍的整体水平，通过保障其继续教育的权利、晋升道路的通畅、提高待遇水平等方式方法，使其在医院现代化建设中起到重要作用。行业也急需培养一大批具备高素质的创新型、研发型顶尖人才和应用型高级技术人才[6]。

2．学科领域发展不均　医学影像技术、医学检验技术等专业发展历史悠久，具备长期人才培养实践的基础，例如我国目前开设医学影像技术专业的专科院校有132余所，本科院校94所，硕士培养院校30所，博士培养院校6所。而部分新兴学科起步较晚，人才培养院校数量还相对较少。以听力与言语康复学专业为例，我国教育部2012年正式将“听力与言语康复学”（101008T）作为“特设专业”纳入《普通高等学校本科专业目录》。据不完全统计，内地仅有10余所高等院校设置有听力与言语康复学硕士学位授权点。

3．行业急需大批高层次、应用型医学技术专门人才　在国产替代的道路中，医学技术学科要积极发挥作用，为国家实现引领未来医学发展做出贡献。随着医学科学和医学技术的迅猛发展，各种诊断、治疗专业仪器不断推陈出新，医疗卫生事业对更高层次的医学技术应用型人才已十分迫切，但在国内从事临床一线辅助工作的医学技术从业人员处于紧缺且水平偏低的状态。在美国，医学技术人员约占医疗健康行业从业者的60%，英国、澳大利亚均超过1/4，日本超过1/5。部分行业还将获得博士、硕士学位作为行业准入要求。由于医学技术人才缺乏，我国大量的医学技术岗位工作从业人员来源复杂，有医、护转岗而来，甚至有些是非医学背景经过短期培训即上岗，医学技术人才匮乏很可能成为现代化医院发展的短板，制约我国医疗卫生服务水平的进一步提高。同时，医学技术行业准入制度未建立，人员构成复杂并且专业化程度较低，限制了业务水平提升与规范和长远发展。医、护、药、技是卫生专业技术人员的主要类别，其中医、护的资格准入已经通过法律得以明确，药师的准入也即将解决，因此，医学技术人才的资格准入十分必要，也十分急迫。据国家卫生健康委《2020年中国卫生统计年鉴》统计，截至2019年年底，我国技师（士）的总人数共计535 917人，仅占卫生技术人员（含医38.7%，护44.5%，药4.8%）的5.3%，技师（士）与医师的比例仅为0.14∶1。技师（士）中研究生学历人数仅占3.7%，本科占40.3%，而专科及专科以下层次人员占56.0%。系统掌握医学技术基本理论及相关领域的知识和技能的高层次、应用型人才尤为缺乏，医学技术从业人员现状，无论是在数量方面，还是素质水平方面，都远不能满足我国卫生健康事业发展的需要。因此，为国家可持续性地培养合格的、创新性人才，为引领高端医学技术领域突破与发展的社会主义现代化积蓄力量是一项十分必要和紧迫的任务[7]。

4．法律不健全，现行医学技术人才培养方式难以满足行业需要　现行体制下，支撑医院现代化见识的四大产业中“医、药、护”均已立法，拥有相关条例，保障该领域人才的权利和义务，为其培养和成长保驾护航。而医学技术至今没有相关的法律法规以保护和规范医院内技术人员这一庞大的团体。同时，现行医学技术研究生的人才培养模式为学术型，在入学考试、培养目标、课程设置、科研训练等方面都是按照学术型人才培养模式进行的，对医学技术实践技能的培养不够，这种模式不利于高层次应用型医学技术人才的培养，也不适应高级技师和治疗师人才的知识和能力需求。高级技师和治疗师专业化程度高，应用性和操作性都很强，是现行医学技术研究生培养体系无法完成的，需要培养医学技术专业型人才[7]。

三、国外医学技术专业学位设置与人才培养的典型模式与经验

英国、美国等国家的医学技术教育十分发达，美国的 CIP、英国的 HECoS 目录中都设有大量的专业作为二级学科。很多在国际上已经发展得十分成熟的学科在我国还未列入二级学科的行列。以美国为例，医学技术教育体系非常成熟，人才培养领域丰富又完善。依据医学技术二级学科的性质及技术含量，广泛的职业教育与分层的学历教育相结合，技术含量较低的学科人才培养以技能证书以及学士及以下人才培养为主；技术含量高的学科如医学检验技术、医学影像技术、放射治疗物理学、作业治疗等专业，学科分化更细，教育体系更完备，并且准入门槛也较高，如作业治疗和放射治疗物理的执业准入学历是硕士。

（一）美国的医学职业化

21 世纪初，由美国内科医学基金会、美国医学基金会学会、欧洲内科医学联盟委员会组成的小组着手为“职业化”界定一个反映时代现实的可操作的定义，在《新千年的医学职业化：医学章程》中。联合委员会提出了支撑“职业化”的定义的 3 个基本原则：即病人利益优先、尊重病人的主权、实现社会公平。因此美国医学教育的目标是培养高度职业化的医生和医学专业技师。其高度职业化体现在医学教育全过程，包括：严格的医学生入学选拔，严格的医学生培养和学业后培训以及伴随职业生涯的终身学习[8]。

（二）美国医学职业教育的专业特色

在当今美国社会，除临床医学专业职业化教育以外，其他应社会需要而生的医疗职业人士的培养还包括“牙科博士”“理疗博士”“临床专业护理硕士及博士”“营养硕士及博士”“医生助理”“检验技师”“影像专业助理”“放射治疗师”“超声技师”和“麻醉技师”等，这些专业人士在医院都是各司其职，运用其专业技能服务病人并尽其职业操守。

美国医学教育的完整性和连续性很强，实行以医学院教育为起点，以毕业后教育为重点，通过继续教育，把教育培训同持续的职业生涯统一起来。其医学院教育是在完成了本科教育的基础上进行，目标是培养未分化的准医生。通过完成美国毕业后医学教育评定委员会的考试获得行医执照。经过 3 ～ 8 年不等的毕业后培训，通过医学专业委员会考试，获得不同专业的从业医师和专科医师的资格，通过完成继续教育，维持终生的医师生涯。

四、我国医学技术专业学位发展与人才培养展望

（一）专业学位发展的总体形势、条件与基础

1. 我国已具备了较好的医学技术学科基础 我国医学技术博士、硕士学位授权点的建设和发展为培养医学技术专业型人才提供了有力支持。目前全国共有医学技术一级学科博士学位

授权点6个、硕士学位授权点28个，部分高校还自主设置了相应的二级学科，形成了较为完整的学科理论体系。

2．国外医学技术硕士研究生教育的成功经验可资借鉴　在国外，已经形成了较完整的医学技术研究生培养体系。以美国为例，美国医学技术最大的教育项目认证机构医学技术教育项目认证委员会负责审查并认可医学技术类各种层次教育项目，确保符合每个职业的标准和准则。国外高校在医学技术硕士专门人才培养方面积累了丰富经验，可在教育理念、培养模式、课程设置和培养手段等方面为我们提供良好的借鉴[9]。

3．国内在培养高层次、应用型医学技术专门人才方面已进行初步探索　我国医学技术目前已形成了从高等职业教育到研究生教育的丰富的人才培养体系，部分院校已开始试点医学技术毕业后规范化培训教育，“院校学历教育-毕业后教育”体系已经初步形成。我国医学技术人才培养的主体是高等职业层次以及本科层次。大量的院校在进行医学技术类不同专业方向人才培养，其中包括人才培养体系成熟的医学检验技术、医学影像技术、康复治疗学等专业，也包括新兴的康复物理治疗、智能医学工程等特设专业。

近年来，我国部分高校已开展了医学技术应用型研究生的培养探索。例如北京大学在医学技术硕士研究生培养中设立“应用型”的培养模式，“应用型”研究生的培养方案即按照专业学位的思路和模式进行，注重提高其专业实践技能。毕业时要求进行实践能力考核，同时进行学位论文答辩。这种培养模式的试点进展很顺利，培养效果非常好[10-12]。

4．国内已形成一支具有良好道德修养、学术素养与丰富经验的专兼职医学技术师资队伍

近年来，国内有关高校对医学技术越来越重视。在师资队伍建设、科学研究、课程改革等方面做了很多尝试和努力。目前已形成了一支能胜任医学技术硕士专业学位研究生培养的专职师资队伍，且开设了一系列特色鲜明的医学技术课程。同时，各级医疗卫生机构的高级技师和高级治疗师队伍有丰富的相关实践经验，可以担任医学技术硕士专业学位的兼职导师。

5．有充足的生源和广阔的就业前景　我国众多医疗卫生机构中的优秀年轻技师、治疗师；各类院校医学技术专业的青年教师，亟须进一步提高理论素养和业务素质；以及大量的医学技术专业本科毕业生，可为医学技术硕士专业学位提供充足的生源。此外，随着卫生健康事业的发展，各级医疗卫生机构对高层次、应用型医学技术专门人才的需求会越来越大，医学技术硕士不仅可以在各临床科室从事技师、治疗师工作，还可以从事医疗设备管理、国家行政审批等工作，就业前景广阔。

（二）面向的职业领域、就业岗位及其职业能力要求

医学技术专业学位旨在培养熟练掌握相关专业知识和技能的临床技术高层次专门人才，主要面向医院、社区卫生服务中心等各级医疗卫生机构、医疗器械企业、医疗相关政府职能部门，如影像技师、医学检验师、康复治疗师、呼吸治疗师、临床营养师、视光师等。能通过一系列诊断、治疗、营养、康复等技术直接服务于病人或为临床医师提供技术支持等方式保证医疗体系的规范高效运转[13]。

（三）可能涵盖的领域及其内涵

医学技术发展的动力源于临床，核心使命是服务临床，随着医院现代化建设水平的不断进步，以及各类新技术的迅猛发展，医学技术专业方向也呈现新的趋势和分类规律，传统专业方向包括医学影像技术、医学检验技术、放射物理治疗技术、呼吸治疗技术、眼视光、康复技

术、口腔医学技术等，并且随着目前在专科、本科人才培养体系中的专业方向达到23个。同时，随着信息技术、生物技术发展的日新月异，新兴技术应用在医学的实际应用也催生新的医学技术专业方向，包括智慧医疗工程与技术、健康数据科学等[14]。

1．医学影像技术学 是一门研究医学影像摄影与采集、传输、处理、存储，以及放射防护的一门学科，其主要研究对象是医学图像的影像检查技术与采集方法，图像数据的传输存储，图像后处理技术，介入放射学技术方法。

2．医学检验学 是一门为临床提供实验室诊断的医学技术学科。其研究的对象主要是与疾病相关的体外诊断、检测、监测、治疗效果检查、结果解读解释等所需的技术和能力。

3．医学物理学 是一门医学学科门类和物理学一级学科之间的交叉学科。旨在研究电离辐射（放射线）与非电离辐射用于人类疾病治疗过程中的物理现象，寻求现象后面的规律，建立新的原理、方法和技术，并加以应用。医学物理包括肿瘤放射治疗物理学、肿瘤放射治疗技术学、核医学物理学、辐射防护等专业。

4．眼视光学 是一门运用现代光学的原理和技术解决视觉障碍，保护人眼视觉健康为主要内容的新兴交叉学科。涵盖现代医学、生理光学、应用光学、生物医学等多学科，包括屈光检查和配镜、眼病的检查、诊断和处理、视觉系统异常的康复等。

5．呼吸治疗技术学 是一门以心肺生理学、病理生理学、生物医学工程学等为基础，融合呼吸与危重症医学、麻醉学等多学科知识，以培养评估、治疗和预防心肺系统急性或慢性功能障碍专业人才为目标的学科。

6．康复治疗学 是一门研究病伤残所致功能障碍的预防、评估和治疗，促进病伤残者尽可能地恢复日常生活、学习、工作和劳动，以及社会生活的能力，重返社会，提高生活质量的学科。康复治疗学包含物理治疗学、作业治疗学、言语语言治疗学、康复工程学等三级学科。

7．口腔医学技术学 是一门以口腔临床医学、口腔修复学、口腔材料学、口腔生物力学、口腔解剖生理学、口腔美学、医学心理学、精密铸造与加工、色彩学和雕塑学等为基础，研究各类口腔修复体的设计、加工、制作和修补等工艺技术的学科，融合医学、理学、工学和艺术等多个领域形成一套独特的知识系统的学科[15]。

8．临床营养学 是一门运用营养科学知识，以系统疾病的营养治疗、医疗膳食为研究对象，采用循证科学、特膳临床试验等为手段，旨在致力于健康或疾病状态下的个人或团体膳食管理、营养支持和治疗、营养咨询和指导、营养宣教和科普、营养政策制定、营养调查和监测、特膳食品管理和研发等领域的学科。

9．健康数据科学 是一门以计算机科学、数学及统计学等方法学科为支撑，以生物学、医学、管理学、环境科学、社会学等学科为应用场景，主要研究数据的采集与使用规范、数据安全、数据存储与管理及健康领域应用，以便更好的实施和研究人类疾病的预防、诊断和治疗的学科。

10．数字化诊疗与先进制造 是一门综合运用计算机技术、大数据分析算法、电子技术、机械设计，致力于大型医学装备、医用机器人、应急医学救援装备、大数据物联网系统研发过程中新技术、新理论、新方法的研究与开发的交叉学科。

现代科技进步日新月异，新的边缘技术不断涌现并快速应用于医学，医学技术学科领域会越来越广，越来越深入，其分支学科也会越来越丰富。

（四）与职业资格的衔接

目前，医学技术各专业的中、初级专业技术资格逐步实行以考代评和与执业准入制度并轨的考试制度，国家卫生健康委人才交流服务中心已组织开设了口腔医学技术、临床医学检验技术、放射医学技术、康复医学治疗技术、营养、肿瘤放射治疗物理和技术等医学技术专业技术资格考试。未来希望将上述资格考试统一纳入医学技术资格考试范围，统一规范化管理。

（五）人才培养目标

1．医学技术硕士专业型人才培养目标

（1）培养热爱医疗卫生与医学技术事业，具有良好职业道德、人文素养和专业素质的高层次应用型人才。

（2）掌握坚实的医学技术理论、基本知识和基本技能，具备良好的表达能力与医患沟通能力，能独立、规范地承担本专业和相关专业的诊断、评估、治疗技能。

（3）掌握从事医学技术科学研究的基本方法，了解所在学科的科研方向、发展趋势和研究前沿，并有一定的医学技术应用研究能力和教学能力。

（4）具有较熟练阅读本专业外文资料的能力和较好的外语交流能力。

2．医学技术博士专业型人才培养目标

（1）具有强烈的科学研究意识和独立进行研究的能力，能从事专业技术应用方法和领域的拓展研究，特别是新技术应用的基础研究。

（2）须热爱祖国，遵纪守法，团结协作，恪守学术道德规范，具有良好的医德医风、严谨的科学作风、较强的敬业精神和奉献精神。

（3）须掌握医学技术的基础理论和专业知识，掌握本学科学术研究前沿动态，具有从事临床科研工作的能力，能紧密结合临床实践，进行研究方法的推导，选定科研课题，独立实施科学研究。

（4）对所从事研究领域的科学问题、技术方法和研究成果拥有正确的真伪甄别和科学价值判断能力。

（5）应具有较强的观察力、想象力和抽象分析能力，能够提出有价值的研究问题，并独立或共同开展高水平研究；具有独立选取课题方向、提出科研假设、设计科研方案、执行科研计划、总结科研结果、撰写科研论文的能力。具有良好的实验动手能力，掌握临床医学科研实验所需的各种研究技术，能通过实践手段验证科学的假设和理论，并能够将所研究的结果转化为临床上的实践。

（6）应对所从事的研究领域开展创新性思考。通过理论课程的学习，广泛通晓本专业知识，熟悉相关领域，并通过阅读大量的文献，使自己的理论知识“广、深、新”；开展创新性科学研究：充分了解本专业国内外研究进展，从最能激发创新性的前沿课题中选题，课题本身要具有突破性、独创性和新颖性。

（7）应具备熟练地进行学术交流、表达学术思想、展示学术成果的专业能力，掌握至少一门外语，并比较熟练进行国际学术交流，并能够熟练的运用外语进行学术论文的撰写工作[16]。

编写人员

韩鸿宾（北京大学）、高嵩（北京大学）、罗凤鸣（四川大学）、张艺宝（北京大学）、程方骁（北京大学）、邹晶（北京大学）

参考文献

[1] 韩启德．审视医学技术的发展方向 [N]．健康报，2018-06-19（002）．

[2] 韩鸿宾．我国医疗装备产业自主创新发展的环境与策略 [J]．中华医学科研管理杂志，2012（1）：4-9．

[3] 韩鸿宾．我国医用磁共振成像产业的发展机遇与建设策略 [J]．磁共振成像，2014，5（S1）：78-82．

[4] 周同甫，梁宗安，李甘地，等．发展健康相关专业高等教育应成为我国医学教育现代化的重要任务 [J]．中国高等医学教育，2002（4）：1-2，11．

[5] 柯杨．21 世纪中国医学教育改革再定位 [M]．北京：北京大学医学出版社，2014．

[6] 王凤清，王青，段丽萍．医学技术应用型硕士研究生培养的探索 [J]．中华医学教育杂志，2018，38（6）：899-902．

[7] 贺庆军，万学红，卿平．我国医学技术专业高等教育现状调查及问题分析 [J]．中国循证医学杂志，2013，13（8）：933-937．

[8] 郑加麟．美国职业化医学教育对中国医学教育改革的启示 [J]．中国高等医学教育，2012（6）：1-3．DOI：10．3969/j．issn．1002-1701．2012（6）：1．

[9] Sebastian Voigt-Radloff and Britta Lang and Gerd Antes．Potentials for research and innovations in allied health professions in Germany．Z Evid Fortbild Qual Gesundhwes．2014；108 Suppl 1：S4-8.German.doi：10.1016/j.zefq.2014.09.011.2014 Oct 23.PMID：25458398．

[10] 高越明．引进国外教学理念和资源加快口腔医学技术专业建设与发展 [J]．中国高等医学教育，2006（04）：22-23，69．

[11] 吴宁，董昶，苑国栋．中德口腔医学技术人才培养模式比较研究 [J]．中国高等医学教育，2019（10）：125-126．

[12] 陈扬霖，沈琳，崔爽，等．北京大学放射治疗物理学硕士研究生培养模式的探索 [J]．中华医学教育杂志，2020，40（9）：4．

[13] 贺庆军，卿平，万学红，等．医学技术专业教育 12 年的探索与实践 [J]．现代预防医学，2010，37（2）：269-271．

[14] 贺庆军，万学红．医学技术一级学科建设基础理论研究 [J]．医学与哲学（A），2013，34（1）：79-80．

[15] 王永华．口腔医学技术专业人才培养的实践与探索 [J]．中国卫生产业，2016，13（35）：76-78．

[16] 姜柏生，刘虹．医学技术应用的价值思考与规制研究 [J]．医学与哲学（人文社会医学版），2011，32（11）：1-3，6．

第十三章　护理学发展与人才培养

第一节　护理学学科发展与学术型人才培养

一、护理学学科发展概况

（一）前学科时期（18 世纪中叶至 19 世纪中叶）

18 世纪中叶到 19 世纪中叶，社会改良运动和妇女解放运动从整体上改变了护士和妇女的角色地位。经济增长、科学发展、医学进步、天花流行和英国殖民地的革命战争导致了社会对护理需求的增加，促进了护理地位的提高和护理职责的增加，也催生了欧洲护士训练学校的出现。此时期的护理学科已开始形成一些专门的知识，但缺乏概念体系。

（二）学科雏形期（19 世纪下叶至 20 世纪上叶）

19 世纪中叶，克里米亚战争爆发，英国军队伤员死亡率高达 42%。弗洛伦斯・南丁格尔带领 38 名护理人员，创造了英国军队伤员死亡率从 42% 降到 2.2% 的奇迹[1]。战争结束后，南丁格尔应用其在克里米亚战场上护理伤员的数据，撰写了著名的《环境理论》，被认为是现代护理学科的起源。

1860 年，南丁格尔创办了世界上第一所护士学校，建立了崭新的护理教育体系。她设计了相应的护理操作和护理治疗方式，如无菌技术、压疮护理、新生儿喂养等，形成了护理的知识体系。然而，由于南丁格尔所处的时代是男权社会，而从事护理工作者均为女性，因此，南丁格尔将护理工作界定为：协助医生开展诊疗工作，护士是医生的助手，需要绝对遵从医嘱。这一界定，限制了护理工作的自主性，因而也限制了护理学科知识体系的发展。

（三）学科形成期（20 世纪上叶至 20 世纪下叶）

早期的护理主要关注护理实践和护理教育，其理论知识主要来自医学领域。为了提升护理人才培养质量，美国护理联盟认识到需要进行护理课程的改革，解决“学什么”的问题。护理教育者意识到护理需要有自身独特的知识体系，并开始思考“指导护理实践的知识本质是什么”这一根本性问题。为了回答这一问题，创建护理学科独特的知识体系，护理学科经历了课程发展、科研发展、研究生教育发展和护理理论发展等阶段。

1．护理课程发展阶段　此时期，护理学者希望通过构建标准化护理课程来构建护理学科独特的知识体系，美国国家护理教育联盟教育委员会分别于 1917 年、1927 年和 1939 年出版了《护理标准化课程》《护理教育课程》《护理教育课程指南》。为了使护理具有科学基础，护理教育开始从医院办学转向了大学办学，高等护理教育的建立标志着从职业向专业的转变。

发展高等护理教育，师资是关键。例如美国哥伦比亚大学教师学院是早年护理界最有影响力的学校，培养出一大批优秀护理师资和护理专家。我国首位南丁格尔奖章获得者、首都医科大学护理学科创始人王琇瑛就是该学院的硕士毕业生，并成为我国首位获得硕士学位的护理人员。

随着接受教育学培养的人数不断增加，护理学者发现护理专业与教育专业具有许多相似之处，因此，护理学者开始应用教育学研究的范式和方法学，开展护理学研究，护理学科的探索进入了科研时期。

2．护理科研发展阶段 这一时期，科研成为护理学科发展的主要推动力量，护理学者开始采用研究手段构建护理学独特的知识体系[2]。为了提升护理毕业生的科研能力，在护理课程体系中增加了统计学和护理科研方法等课程。同时，为了使护理研究成果能够在学术性刊物上传播，美国于1952年创办了第一本护理学术期刊《护理研究》，我国于1954年创办了第一本护理学术期刊《护理杂志》，即现在的《中华护理杂志》的前身。

3．护理研究生教育发展阶段 此时期，美国护理学者意识到提升护理人员的科研水平和研究结果的可靠性是构建护理学科独特知识体系的关键因素。在此背景下，美国的护理研究生教育规模迅速扩大，但早期大多获得硕士或博士学位的护理学者均由其他学科如社会科学、教育学科培养。

4．护理理论发展阶段 受其他学科发展的启发，护理学者开始认识到护理要发展，护理实践需要用科学原理指导，才能提升护理的效果和水平。由此，进一步明确了指导护理实践的知识本质不是程序性知识，而是概念性或理论性知识，即护理学科应该建立理论知识体系。

于是，接受过其他相关学科研究生培养的护理学者尝试将护理学与生命科学和社会科学联系起来，倡导把社会科学和生命科学的相关内容纳入护理课程体系中，并筛选出“马斯洛人类需要层次论”“成长与发展理论”“应激与适应理论”“系统理论”等一般理论，用于指导护理实践。

20世纪70年代后期，护理学理论发展出现了新的转折点。1977年，在美国芝加哥召开的护理教育工作者会议上，护理理论家罗伊首次介绍了如何用她的概念框架指导护理实践，受到广泛关注。在1978年纽约召开的护理教育工作者会议上，专门设立了护理理论专场，同时代的护理理论家们聚集在一起，深入探讨了护理理论的构建，进一步明确了“指导护理实践的知识本质就是理论知识”。

在这一时期，以美国护理学者为代表的护理理论家们构建了一系列护理理论，如莱温（1967）的护理实践守恒模型、罗伊（1970）的适应模型、罗杰斯（1970）的全人模型、奥瑞姆（1971）的自理理论、纽曼（1972）的系统模型、金（1971）的互动结构和达标理论，以及约翰逊（1980）的行为系统模型等。护理理论的构建推动了护理学科逐渐发展成熟[3]。

（四）学科创新发展期（20世纪下叶至今）

护理理论和科研的发展，促使了护理学科的迅猛发展，新的护理杂志不断创刊，护理论文数量呈井喷式增加，护理学科知识体系不断完善，学科体现出与其他学科交叉创新发展的趋势，如循证护理学、护理信息学、护理人工智能、症状科学、护理基因组学、护理蛋白组学等。

二、我国护理学学科设置与人才培养的现状与问题

（一）学科建设的水平分析

目前，我国已形成了包含专科、本科、硕士、博士的多层次护理教育体系。但我国护理学科建设尚处于相对较低水平，主要体现为学位授权点数量少，学科体系不健全，二级学科体系尚未构建，师资队伍体量偏小、整体学历偏低，招生规模小[4]。2020 年年底，我国注册护士总数已超过 470 万，但最高学历为研究生的仅有 0.2%，本科占 28.7%，大专占 47.8%，中专占 23.0%，高中及以下占 0.4%[5]。

各学位授权点建设水平存在明显差别，表现在学科方向、师资队伍、课程体系等方面。例如师资队伍中的博士学历师资占比，一些学位授权点可达 80% 以上，但有些不足 10%。

（二）学位授权点区域分析

我国护理学科学位授权点存在区域分布不均现象，在经济发展水平较好的东部地区，护理学一级学科博士和硕士学位授权点分别占本学科所有学位授权点的 52.94% 和 59.26%，这说明学科发展水平存在地域差别，东部地区护理发展水平高于西部、中部和东北地区[6]。

（三）学科数量结构分析

目前，我国护理学科各层次院校呈现宝塔型。截至 2020 年年底，全国开设护理专业的高职院校已达 506 所，本科招生院校 265 所，专业学位硕士招生院校 122 所，学术学位硕士招生院校 78 所，博士招生院校 33 所。

三、国外护理学学科设置与人才培养的典型模式与经验

（一）同类学科发展概述

1．欧美国家护理学科发展　以美国和英国为例。美国护理博士生教育可授予 4 种学位类型，分别为护理教育学博士学位（EdD）、护理科学博士学位（DNS/DSN/DNSc）、哲学博士学位（PhD）和护理实践博士学位（DNP）。前三种为科研型，最后一种为临床型且逐渐成为主流[7]。美国护理博士生可根据自身情况，选择全日制或非全日制护理博士课程学习，学习年限取决于学生自身及课题进展情况，一般为 3 ～ 6 年不等，但最长不得超过 10 年。护理硕士研究生培养类型主要分为科学硕士（MSN）和专业硕士（MN），且专业学位占多数[8]。专业硕士护理教育致力于培养 4 种类型的高级实践护士：开业护士、麻醉护士、助产护士和临床护理专家，学生毕业后可以通过考试成为相应领域的高级实践护士。专业硕士需要完成临床实践 200 学时，而科研硕士则需完成学术论文的研究和写作 200 个学时。

英国护理研究生学位教育分为授课式和研究式。前者旨在培养高级实践护士，后者侧重于护理科研与理论的研究。护理理学硕士项目要求申请者为注册护士且至少在相关领域工作 2 ～ 3 年；博士研究生申请者可为本科毕业生，一般无须拥有硕士学位，全日制学生在 3 年内完成，非全日制学生在 6 年内完成[9]。英国大学的博士生培养过程相对简单清晰，第一学年阅读文献、完善研究设计；第二学年阅读文献的同时实施研究（收集数据）；第三学年撰写论文、参与学术交流；第四学年撰写学位论文、发表学术论文、进行学位论文答辩。英国、美国大学的理论课程教学主要以授课、讨论课、辅导、课题督导、工作坊等形式开展。英国研究生参与

理论课教学环节仅占课程学习的 25%，剩余课程学习依靠学生自学完成，学分核算也是按照这个比例。

目前，欧美国家护理学科研究热点主要集中在：社区卫生护理（暴力 / 伤害、药物滥用、感染控制、慢病管理等）、健康系统管理与结局（护理工作环境改善、健康信息系统应用等）、护理教育（教育技术与方法、跨学科教育、护理领导力）、症状管理与姑息护理、老化与老龄化研究（健康老龄化、痴呆症照护、老年护理家庭参与）、急危重护理、全球健康护理以及健康政策等。

2．大洋洲护理学科发展 以澳大利亚为例。澳大利亚目前共有 29 所大学开设护理临床型研究生教育，24 所大学开设护理科研型哲学博士教育，全澳仅有堪培拉大学开设护理专业型博士研究生教育。护理硕士研究生培养年限为 0.5 ~ 3 年，博士研究生为 3 ~ 4 年 [10]。澳大利亚护理学科研究热点除肿瘤护理、急危重症护理、慢性病护理、老年护理和女性健康护理等研究方向以外，还包括生命全周期护理、健康服务研究和健康专业教育研究等特色研究方向。

3．亚洲护理学科发展 以日本和泰国为例。日本护理学硕士研究生教育学制为 2 年，需至少完成 10 门专业课程的学习，取得规定学分并通过毕业论文答辩后获得硕士学位 [11]。博士研究生培养类型分为课程博士和论文博士 [12]，学习科目一般由共通科目（如护理理论、护理研究）、博士论文支持科目（英语论文写作、研究计划的撰写）和专业科目（专攻方向的特论及实习）三部分组成。

泰国护理硕士研究生教育分为科学学位和临床学位，课程包括核心课程（护理理论、统计学、医疗卫生政策等）、专业课程（高级护理评估、高级病理生理及临床实践等）、同质课程（与所学方向相关课程）及选修课程（专业研讨会或讲座等），其中科学学位还包括毕业论文，临床学位还包括临床调查报告 [13]。

相比较而言，国外的护理研究生培养类型较丰富、学制较灵活，重视临床型高层次人才的培养。

（二）学科建设的跨国比较

1．师资队伍 在美国，硕士研究生导师一般由大学专职教授和临床导师构成。导师须具有硕士及以上学历，临床导师必须是在某专科领域的高级实践护士或医师。护理博士培养则采用指导教师和论文指导小组或委员会合作的方式，一般根据科研兴趣和方向给每名 PhD 匹配一名学术导师；而 DNP 采用的是临床博士或具备相关领域丰富经验的专家组成导师组形式，并不局限于护理专业，还包括其他学科的老师。

英国护理学院的师资要求必须具有护理专业硕士及以上学历，并要求具有 10 年以上临床工作经历，及每年不少于 35 天的临床实践和学习。博士生导师则必须具有博士学位，并为该领域的专家。

我国护理师资队伍主要由学校的专职教师、临床护士和其他形式评聘的兼职教师组成。目前我国正大力发展“双师型”教师队伍，但由于缺乏系统规划和经费投入，培养力度不够，导致名副其实的双师型护理教师数量不足、所占比例偏低。

2．课程体系 美国硕士研究生课程设置主要分为基础课程、高级实践课程及专业课程，护理学硕士（MSN）还要求至少 500 小时的临床实践课程。护理科研型博士（PhD）课程设置的门数从 11 门到 25 门不等，多在 15 门以上。护理学学科排名前 10 位大学的 PhD 课程主要分为必修课程（基础理论与哲学课程以及方法学课程等）、统计学课程、选修课程（特殊专题、组织政策与伦理等）、写作课程、研讨会、研究/教学实践等[14]。护理实践型博士（DNP）的课程是在专科领域提供循证实践、质量改进、系统领导力等方面的教育。DNP项目安排至少1000小时（本科后）或500小时（硕士后）的临床实践。DNP的毕业考核不要求必须是论文或原始研究，但强调必须根植于临床实践，主题需为通过证据使用改善实践或患者结局的学术经历，并需参加美国护士资格认证中心（ANCC）或美国护理人员从业协会（AANP）提供的成人护士执业认证考试[15]。

英国护理理学的课程设置为核心课程（研究方法和统计学）、选修课程和论文。临床实习融合在课程学习中，要求占整个学习阶段的50%。硕士研究生大部分科目的考核形式是提交小论文、小演讲和研究报告等。PhD的研究生无须听课、考试或者提交作业，但每年要参加内部的研讨会2～3次，进行研究训练和完成10万字的论文[16]。

澳大利亚的硕士研究生课程包括核心课程、选修课程及论文三个部分。其高级护理实践硕士研究生（MSc）根据三种不同水平设置有不同专业方向的课程，并包含顶峰体验（2个各150小时的临床实践）课程。博士教育根据研究型（PhD）和应用型（DNP）的不同分别设置不同门数和学分数的课程学习。

综上所述，美国、英国、澳大利亚等国家的博士和硕士研究生培养项目在课程设置、培养模式、考核方式等方面普遍比我国成熟，与临床护理岗位和实践内容也能较好衔接[17]。

3．科学研究　美国、英国、澳大利亚等国家的护理科研基金来源更为广泛，不仅可来源于政府、专业团体组织、大学或医院，也可来源于私人基金会。研究内容上，开始关注全球健康护理、成果转化科学研究、跨文化护理等热点，并积极寻求多学科、多机构合作。总体来说，我国护理研究的研究经费来源较单一，额度偏低，研究项目以传统的临床护理研究为主，跨学科研究较少。

（三）学科发展和研究前沿

基于对2020年QS护理专业世界大学排名前50的护理院校（含研究机构）的分析，将护理学学科发展与研究前沿归纳为如下3方面。

1．以国际视野关注全球健康　护理学科的发展与研究不再仅仅局限于某一国家或地区，而是越来越呈现全球化发展趋势[18]。宾夕法尼亚大学护理学院附属的全球妇女健康研究，关注全球范围内的妇女健康问题；约翰霍普金斯大学护理学院将“全球健康”作为学院重点研究方向，其附属的全球创新中心是霍普金斯护理国际教育、实践、研究和政策计划的基地，领导并支持全球计划，以促进护理和促进健康。

2．以大健康理念作为研究引擎　随着社会、经济的发展，护理学也随着大健康理念的变化而不断变化[19]。如曼彻斯特大学护理、助产与社会工作学院开展的健康老龄化高质量研究既包括跌倒和跌倒预防、体育活动和运动促进、营养和饮食、康复和肌肉骨骼状况等更为细分深入的研究，也有开发和评估新型移动医疗和临床决策支持工具开发等信息化研究，还有混合研究方法及证据综合等针对性的方法学研究。

3．以跨学科为载体推动护理研究发展　通过跨学科发展与研究，助力护理学在学科发展、科学研究以及社会服务等方面迈向一个新的高度。宾夕法尼亚大学护理学院在其各个研究方向中几乎都融入了跨学科因素，如基础医学、社会学、信息学、公共卫生学、法学等。

四、我国护理学学科发展与人才培养展望

（一）学科发展需求

1. 健康中国战略对护理学科提出新要求 健康中国战略是护理学科发展的重要历史机遇。护理学科要主动服务健康中国建设主战场，精准把握国家和社会对健康保健事业的需求，推进健康老龄化、重视疾病预防和康复，开展各类社会人群的健康管理，运用技术手段推进健康治理现代化。因此，护理学科迫切需要解决学科定位与边界、与其他相关学科的区别和联系等问题，并在此基础上逐步确定二级学科的分类及其定位，尽快形成学科的理论体系和实践范畴[20]。

2. 医学学科快速发展有力带动护理学科发展 现代医学科学技术的发展，有力推动了医学门类下各一级学科的发展，特别是与护理学密切相关的临床医学已经很好地发展了二级学科、三级学科，甚至四级学科。护理学科亟须把护理人才的培养和行业人才的需求更紧密地联系起来，不断优化结构，培养不同层次、不同专业特长的护理人才，更好满足医学科学的发展和学科实践的需求。

3. 护理学科的快速发展需要资源保障 护理学科涵盖的理论和实践范畴不断扩展，护理学科承担的任务日趋复杂和多样化，助力健康中国建设，服务社会公众的功能日益彰显。与此同时，学科对高学历、高素质人才、强有力的物质保障和资金支持产生强烈需求。

（二）学科发展的展望

1. 学科发展方向及内涵 护理学作为2011年调整设置的一级学科，其学科分类体系在学界尚未统一。基于护理学学科概念及其内涵的界定，在对学科知识体系及其发展进行梳理后，确定以“人的健康反应”为护理实践的逻辑起点，以“改善人的生命存在状态”为护理实践的逻辑终点，以“人的生命周期、人的健康过程及其维护人的健康与生命的照护活动”三条逻辑主线将护理学划分为下列学科方向。

（1）母婴护理主要研究对象为妊娠和分娩过程中的女性、胎儿、新生儿三类群体，研究其生理、心理和社会等方面的变化特点、身心健康问题及相应护理干预理论、方法和技术。具体包括女性生殖调控中的健康问题；妊娠、分娩和产褥全过程的健康管理；高危妊娠的评估和监护；妊娠期合并症和围生期并发症的预防、监控和护理；助产技术、产褥期护理和新生儿照护；异常新生儿的监护与护理等。

（2）儿童护理主要研究从婴儿到青少年时期儿童的健康促进和疾病照护问题，包括儿童健康维护与促进、儿童生长发育问题和心理精神卫生问题的咨询指导和护理干预；儿童各系统常见病、多发病，以及传染病、遗传病和急危重症的监测和护理干预。

（3）成人护理主要研究内容包含两部分，以成年人的健康问题及其影响因素为研究对象，包括成人的健康促进、疾病预防、健康危险因素的筛查和干预、健康保健、健康教育和健康管理等；以成人疾病状态和护理问题为研究对象，涉及成人各系统疾病的护理，包括循环系统、呼吸系统、消化系统、血液系统、内分泌系统、运动系统、神经系统、感觉系统疾病和传染性疾病的护理；各类手术的围术期护理、麻醉和复苏监护；各种疾病和创伤愈后康复的全程护理与管理等。

（4）老年护理主要研究老年期的身心健康和疾病的影响因素、健康问题及护理特点。包括：老化与护理，涉及正常老化过程对老年人健康的影响和护理特点、老年人生活质量的维

护、医养护结合模式探讨等；老年健康促进与健康管理，涉及老年人的健康需求和满足、健康教育模式、疾病预防策略等；老年人疾病护理，包括老年常见病、慢性病、急危重症的护理评估、护理计划、护理干预和效果评价等。

（5）社区护理以社区为基础，以人群为对象，主要研究内容涵盖三部分：社区护理服务，包括社区和家庭健康保健、社区特殊人群保健、社区重点人群康复护理、社区护理适宜技术、社区护理管理与政策、社区护理理论研究等；社区健康管理与健康促进，包括社区健康管理模式、疾病预防与医疗保健倡导、慢性病预防及长期照护管理模式、社区和个人健康管理系统构建与应用、社区人群健康素养提升等；居家护理服务模式、需求评估与成本测算、质量评估和安全保障机制等。

（6）精神与心理健康护理以人的精神和心理健康及其健康问题为研究对象，主要研究内容涵盖三部分：临床心理护理研究，包括临床各类疾病和创伤患者心理特征、心理应激及其转变机制、心理护理干预等，各类精神障碍的预防和精神疾病的护理理论与技术；精神卫生保健研究，包括各类社会群体的精神和心理健康问题、重点人群的精神心理疾病的预防和早期心理护理干预；护士职业心理健康研究，包括护士职业人格特征与养成、护士常见心理困扰及其发生发展机制、护士心理健康促进策略等。

（7）急危重症以急危重症患者为对象，主要研究内容涵盖两部分：急症急救护理，包括创伤和突发事件的现场急救和应急救护网络、成批伤员的救治模型、常见急症的抢救预案、急救护理技术、急救工具和设备研发、心肺复苏策略与技术、护士紧急救援能力训练等；危重症护理，包括各类危重症患者的监护理论与技术、危重症患者的营养支持和并发症预防、监护技术与设备的研发等。

（8）中医护理以中医理论和整体观为指导，研究人的身心健康变化、疾病临床症候规律及护理问题，主要内容包括：中医护理发展历史和基本理论、各种疾病和症状的辩证施护、中药用药护理、中医护理适宜技术的作用机制和创新研究；中医养生保健、中医辩体施护和康复护理的理论与技术等。

（9）军事护理以战争和非战争军事行动中护理活动及其规律为研究对象，主要研究内容包括：野战及军事行动中常见疾病、战创伤及心理应激的护理理论和技术；野外及军事救护的组织、人员配置与培训、急救物资储备；特殊军事环境和野外条件下伤病员的救护和护理标准与流程、野战护理关键技术和装备的研制、野战作训伤的预防和护理、基层和作战部队官兵的身心健康问题和健康管理等研究。

（10）安宁疗护以因疾病或其他原因处于生命最后阶段的人为研究对象，主要研究内容涵盖三部分：临终者症状控制与生存质量维护，包括临终患者常见生理、心理症状管理，精神及灵性照护、临终者家属参与模式及家属生活质量提升干预等；安宁疗护相关标准制定，如安宁疗护患者准入标准、安宁疗护内容和质量标准制定与实施、死亡教育方案内容制定与实施等；安宁疗护管理政策及法规制定与实施，包括临床或社区安宁疗护模式及相关运行机制与政策法规的制定、临终者隐私及权利维护等。

（11）公共卫生护理以造成或可能造成社会公共健康严重损害的重大传染病疫情、地震/火灾/洪灾等重大自然灾害、其他重大群体性疾病或事故等不可预见的、爆发性事件为研究对象。主要研究内容涵盖三个方面：公共卫生事件及灾害条件下的护理质量保障，包括应急预案内容、技术、规范及流程制定与实施，护理质量保障管理，人员应急专业能力及素养培训等；公共卫生事件及灾害条件下的应急流程运行和管理机制构建，包括应对与管理模式构建、相关法规及政策制定、应急工作岗位细化设置、应急器材及生活物资保障模式及管理等；护士职业健康防护，包括护理人员生命安全防护及心理社会支持保障、工作人员防护规范政策及流程制定、灾难应急救护和应激状态人力资源调配规范的制定等。

（12）护理信息化与智能护理以现代化信息技术、计算机科学、认知科学和护理学的理论、技术与方法为基础，以护理领域的问题为研究对象，主要研究内容包括：健康卫生领域信息化平台建设及应用，包括健康信息大数据收集及存储平台及设备的构建与应用、健康大数据的转化与应用、健康相关外部数据获取及与健康相关关系分析 / 预测；患者 / 公众和家庭的信息学支持，包括临床及居家健康教育平台构建、健康相关护理干预和管理信息化模式构建、医 / 护患信息化交流机制研究及平台构建；智慧化健康诊疗护理技术、流程及模式，包括信息化临床就诊流程构建、“互联网 +”护理平台及模式构建、基于大数据的智慧化健康诊疗与护理技术和护理模式探索、社区及居家长期护理与慢病管理的信息化、智能化技术和模式的构建；护理工作和卫生保健实践中的信息学支持，包括跨领域团队合作下的护理信息化实践模式重建、基于信息化学习技能平台的各类护理专业课程开发与培训、信息化患者管理及护理流程管理等；护理人工智能技术研究，以护理问题为研究对象，人工智能为手段，研究解决护理问题的特定人工智能、通用人工智能和超级人工智能技术。

（13）精准护理以患者的分子生物病理学特征（如各种组学信息）为基础，以预测各种健康护理问题和匹配个体化护理为研究内容。主要研究内容包括三个方面：确定和理解各种护理问题生物学机制和通路，为设计和构建有效的护理干预措施提供理论知识基础；探讨个体发生各种健康问题和不良临床结局（包括各种治疗副作用）的基因及其他组学标记物，以预测和早期发现各种健康问题或不良健康结局；构建和验证针对个体和家庭基因结构的个性化护理干预措施。

（14）人文护理以学科的人文特性和患者生命关怀为对象，主要研究内容涵盖两部分：护理学学科人文本质和特性的理论研究，包括护理历史、护理哲学理念、护理美学、护理伦理与法规、护理职业精神与道德规范、生命关怀和终极关怀、死亡文化和生死教育的理论研究；人文护理的应用研究，包括医院和护理环境的人文建设，患者的生命与健康权利及其需求、患者人格和尊严的维护，患者及家属疾痛体验和疾苦境遇的觉知、同理、回应和抚慰的策略和方法，患者精神、文化和情感照护，基于跨文化患者文化敏感性及包容性的多元化护理、护患困境交流的策略和方法，护士人文素养和品质的养成等。

（15）护理教育以护理领域的教育现象和教育规律为研究对象，主要研究内容包括：护理人才培养模式、护理教学质量保障体系、护理学课程设置与教材体系、护理教学策略和方法技术、护理技能训练、临床教学形式与方法的研究；基于现代化技术的教育平台及课程开发与应用研究、基于大数据教育资源的配置与共享；学生学习心理、学习需求和学习行为研究；护理教育管理包括各类护士培训体系、教学基地建设与管理、师资培养发展与评价、院校文化组织建设、护理学科体系的构建等。

（16）护理管理方向以护理领域中的管理现象和管理活动规律为研究对象，主要研究内容包括四方面：护理人力资源管理研究，包括护理领导力、护理人力资源优化配置、医院护士分层分级管理、医院护理文化建设、医院护理管理绩效、护理人员培训与考核研究；医院护理成本与质量效益研究，包括医院护理项目成本测算、医院护理质量管理与评价、疾病的临床路径和护理指南的研究；护理管理模式与现代护理管理手段的研究，包括信息化护理系统管理、护理管理流程优化、临床护理技术管理、临床护理实践标准和指南等；护理政策及法律法规研究，包括医疗机构护理相关政策审查、修订与制定、护理相关法律法规提案、修改或制定等。

2．人才培养目标　护理学的终极目标是提供个性化精准管理和健康教育。护理研究生教育以培养护理具有创新精神和创新能力的高精尖复合型人才为目标。硕士教育更加重视与临床需求相结合，注重临床思维和专科能力培养；在专业方向设置上进行新的探索，如适应临床需要的急危重症专科护理、传染病护理与管理等，与大健康、大卫生领域相适应的慢病管理、老年护理等，与现代科技发展相适应的护理信息管理等。护理博士教育更重视独立思维和科研能力培养，引导其科研成果在临床中发挥作用，博士教育将成为护理学科建设的生力军。护理研究生要像其他医学学科领域的科研人员一样，去探索和认识这一新发疾病的护理知识和规律，从护理的角度去寻找疾病的本质及规律，展现护理学科的价值，更好地服务大健康战略需求。

编写人员

吴瑛（首都医科大学）、周兰姝（海军军医大学）、唐四元（中南大学）、皮红英（解放军医学院）、陆虹（北京大学）、陈京立（北京协和医学院）、胡秀英（四川大学）、袁长蓉（复旦大学）

参考文献

[1] 余凤高．南丁格尔和护理学［J］．世界文化，2017（7）：12-14．
[2] 程金莲，柴永萍．我国护理科研发展现状与展望［J］．护理研究，2009，23（28）：2539-2541．
[3] 罗军飞，廖小利，汪迪．我国现代护理学的理论基础与发展趋势研究［J］．解放军护理杂志，2015，32（21）：51-53．
[4] 陈郎，刘映宏，李显蓉．护理学科建设的阻碍及策略分析［J］．科教文汇（中旬刊），2021（10）：109-112．
[5] 国家卫生健康委员会．2021 中国卫生健康统计年鉴［M］．北京：中国协和医科大学出版社，2021．
[6] 尚少梅，王翠，董旭，等．对我国高等护理教育近 20 年发展的回顾与思考［J］．中国护理管理，2021，21（9）：1292-1295．
[7] Ketefian S，Redman RW．A critical examination of developments in nursing doctoral education in the United States［J］．Revista latino-americana de enfermagem，2015，23（3），363-371．
[8] 戴付敏，徐娟娟，蒋梦蝶，等．美国护理硕士专业学位研究生培养及专科护士资格认证的研究现状［J］．中国实用护理杂志，2018，34（32）：2539-2543．
[9] Burton CR，Duxbury J，French B，et al．Re-visioning the doctoral research degree in nursing

in the United Kingdom [J]. Nurse education today, 2009, 29 (4), 423-431.
[10] Steven Schwartz. Educating the Nurse of the Future—Report of the Independent Review into Nursing Education [R/OL] (2019-12-04). https://www.health.gov.au/resources/publications/educating-the-nurse-of-the-future.
[11] Sajadi, Seyedeh Rajai, Nahid Mokhtari, Jamileh. Comparison of the Curricula of Master of Science in Nursing (MScN) Programs in Iran and Japan: A Descriptive Comparative Study [J]. Strides in Development of Medical Education, 2017, 14 (2): e64082.
[12] 周明芳，顾寿智. 日本护理学博士研究生培养模式及对我国护理教育的启示 [J]. 护理研究，2014，28 (5)：513-515.
[13] 陈婧，杨美芳，钟清玲. 国外护理硕士教育与临床实践效果的研究现状 [J]. 医学与哲学 (A)，2013，34 (3)：81-84.
[14] 包水梅. 美国学术型博士生课程建设的特征与路径研究 [J]. 高校教育管理，2016，10 (1)：116-124.
[15] 王艳红，张静. 美国护理专业学位博士教育发展与启示 [J]. 中华护理教育，2019，16 (6)：421-424.
[16] 马永霞，田男. 英国授课型教育硕士培养特点及启示——以伦敦大学教育学院为例 [J]. 北京教育 (高教)，2021 (8)：25-28.
[17] 张倩，姜安丽，朱爱勇. 美、英、澳三国高级护理实践硕士研究生的培养模式及其对我国的启示 [J]. 护士进修杂志，2015，30 (17)：1588-1591.
[18] 张蓉蓉，顾斐斐，徐燕，等. 全球健康理念与课程的现状研究进展 [J]. 上海护理，2017，17 (5)：74-78.
[19] 吴志焕，张晓伟，谢晓莉. 基于大健康背景下护理专业发展方向探析 [J]. 中西医结合护理 (中英文)，2020，6 (2)：165-167.
[20] 罗军飞，汪迪，廖小利. 我国护理学二级学科的构建问题研究 [J]. 解放军护理杂志，2016，33 (3)：56-58.

第二节　护理专业学位发展与应用型人才培养

一、护理专业学位发展概况

护理学是一门以自然科学、人文科学和社会科学为基础，研究有关预防保健、治疗疾病及康复过程中的护理理论、知识、技术及其发展规律的综合性、实践性应用科学。为适应我国医药卫生事业发展和临床护理实践对高层次、应用型护理人才的迫切需求，完善护理人才培养体系，促进人才培养与社会需求的有效衔接，国务院学位委员会于 2010 年设置护理硕士专业学位（master of nursing specialist，MNS）[1]。

护理硕士专业学位的开设改变了我国长期以来护理硕士研究生教育只有学术学位的状况，

为实现研究生分类培养和结构优化，推动应用型与学术型高层次护理人才培养的共同发展奠定了基础。2011 年 2 月，国务院学位委员会、教育部发布了《学位授予和人才培养学科目录（2011 年）》，将护理学设置为一级学科，为护理专业的发展带来了新机遇，为专业学位研究生教育的发展提供了更为广阔的平台。

自 2010 年设立以来，我国护理硕士专业学位研究生教育实现了从无到有的突破，专业领域不断拓展，形成了较为成熟的人才培养体系，成为高层次、应用型护理人才培养的主阵地。截至 2021 年，我国护理硕士专业学位授权点已覆盖 31 个省（自治区、直辖市），授权点数量增长速度快于学术学位，符合我国大力发展专业学位研究生教育的趋势[2]。护理硕士专业学位研究生教育为国家输送了大批高级临床护理实践人才，在优化临床护理人才结构、提升临床护理质量、促进临床护理实践发展方面发挥了重要作用。

二、我国护理专业学位设置与人才培养的现状与问题

（一）护理硕士专业学位相关制度建设

2010 年 3 月，国务院学位委员会下发了《关于印发金融硕士等 19 种专业学位设置方案的通知》，从培养目标、课程设置以及培养模式等方面对我国护理硕士专业学位的设置作出了基本的纲领性规定[1]。随后全国医学专业学位研究生教育指导委员会护理分委员会组织专家制订了《护理硕士专业学位研究生指导性培养方案（试行）》，对护理硕士专业学位研究生培养的各个环节进行了详细的描述，为护理硕士专业学位的人才培养与发展提供了指导[3]。2013 年，国务院学位委员会、教育部委托全国医学专业学位研究生教育指导委员会护理分委员会编写《护理硕士专业学位基本要求》，明确规定了我国护理硕士专业学位研究生的知识、技能、水平要求，该要求收录于《专业学位类别（领域）博士、硕士学位基本要求》并于 2015 年印刷出版，为推进护理硕士专业学位研究生教育评价、开展质量监督提供了依据。为加强护理硕士专业学位研究生课程建设，2020 年全国医学专业学位研究生教育指导委员会编制并出版了《专业学位研究生核心课程指南》系列用书，发布了护埋硕士专业学位研究生核心课程指南，为研究生课程设置、讲授和学习提供了依据和指导。

（二）学位授权点发展及分布情况

随着护理硕士专业学位的设置，在国家政策的引导和院校的积极努力下，我国护理硕士专业学位研究生教育快速发展，成为我国高层次应用型护理人才培养的重要途径。2011 年，28 所院校获批全国首批护理硕士专业学位授权点，并开始招生；2014 年、2017 年、2019 年、2021 年分别有 58 所、22 所、2 所、14 所院校获批新增护理硕士专业学位授权点。为保证学位与研究生教育质量，根据国务院学位委员会、教育部部署，全国医学专业学位研究生教育指导委员会于 2014 年和 2018 年组织实施了护理硕士专业学位授权点专项评估工作，考察院校培养体系的完备性，并对学位授权点进行动态调整，其中 2 个学位授权点经国务院学位委员会审议后予以撤销。截至 2021 年，我国护理硕士专业学位授权点已达 122 个，实现了全国 31 个省（直辖市、自治区）全覆盖。授权点数量变化情况见图 13-1，不同地区授权点数量分布情况见表 13-1。

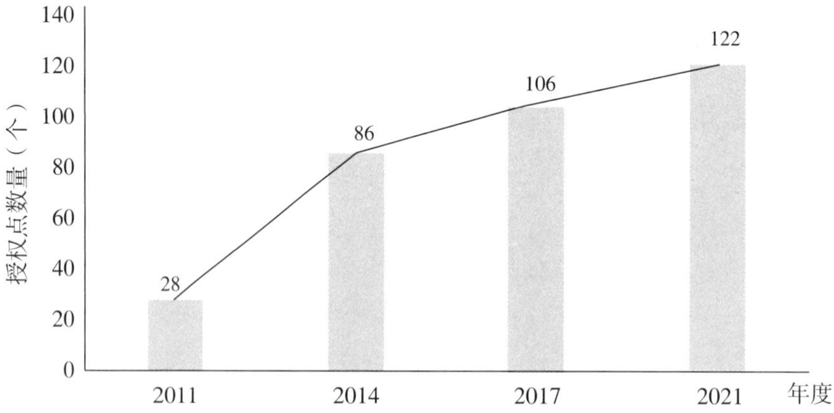

图 13-1　2011—2021 年我国护理硕士专业学位授权点数量（个）

表 13-1　不同地区护理硕士专业学位授权点分布情况（个）

地区	高校（院、所）数量
东北地区	13
华北地区	16
华东地区	34
华中地区	20
华南地区	13
西南地区	16
西北地区	10

（三）护理硕士专业学位研究生教育发展现状

1．培养目标与培养模式　《护理硕士专业学位设置方案》明确指出其目标是培养具备良好的政治思想素质和职业道德素养，具有本学科坚实的基础理论和系统的专业知识、较强的临床分析和思维能力，能独立解决本学科领域内的常见护理问题，并具有较强的研究、教学能力的高层次、应用型、专科型护理专门人才[1]。培养模式采取以临床实践为主，辅以一定的课程学习和科研训练。采用全日制和非全日制两种学习方式，学习年限一般为 2 ～ 3 年。

2．招生对象　护理硕士专业学位招生对象一般为学士学位获得者或具有同等学力者，并已通过注册护士执业资格考试。国内大部分护理院校都要求申请人为国民教育序列大学护理本科毕业，且通过国家注册护士执业资格考试或具有注册护士执照。部分高校还要求有一定的工作年限。

3．课程设置　护理硕士专业学位的课程设置以培养学生的临床护理实践能力为主，同时注重培养其研究能力和教学能力，充分反映护理实践领域对专门人才的知识与素质要求。《护理硕士专业学位研究生指导性培养方案（试行）》提出，我国护理硕士专业学位研究生培养实行学分制，总学分不少于 22 学分，包括公共课、专业基础课、专业课和学术活动学分四类[3]。目前我国护理硕士专业学位培养院校公共课和专业基础课内容基本统一，但专业课设置的院校间差异较大。2020 年，全国医学专业学位研究生教育指导委员会发布了护理硕士专业学位研究生核心课程《高级护理实践》和《循证护理实践》的指南，为各院校开展相应课程建设提供了依据，也为教育行政部门和研究生培养单位开展质量评估提供了重要参考。

4．临床实践训练　《护理硕士专业学位基本要求》指出，根据教育部相关规定和全国护理硕士专业学位培养情况，结合专业方向，注重专业实践能力培养。规定 3 年制护理硕士临床轮转实践训练 18 ～ 24 个月，其中本专科领域科室轮转时间 9 ～ 12 个月，该专科相关领域的轮转科室不少于 3 个；2 年制护理硕士临床轮转实践训练不少于 12 个月，轮转科室不少于 3 个。管理方向的研究生临床科室的轮转时间不少于 12 个月[4]。2014 年首次护理硕士专业学位授权点专项评估调查显示，28 所院校护理硕士专业学位临床轮转时间为 9 ～ 33 个月，中位数为 22 个月；2018 年学位授权点专项评估调查显示，58 所院校护理硕士专业学位临床轮转时间为 12 ～ 30 个月，中位数为 20.5 个月。

5．师资队伍　《护理硕士专业学位指导性培养方案（试行）》提出，护理硕士专任教师须具有较强的护理专业实践能力和教育教学水平。《护理硕士专业学位授权点基本条件》（以下简称《基本条件》）规定，护理硕士专业学位授权点从事护理硕士教育的教师不少于 30 人（西部地区不可少于 20 人）；任课教师中硕士、博士学位获得者达到 40% 以上（西部地区达到 30% 以上），副高级及以上职称专职教师占任课教师总数的比例在 50% 以上。2014 年和 2018 年的学位授权点专项评估调查显示，护理硕士专业学位研究生指导教师在人数、学历结构等方面的院校间差异较大。在导师队伍中，50 岁以下导师为主，部分院校具有博士、硕士学位的导师比例偏低。

（四）护理硕士专业学位研究生培养成效

经过 10 余年的建设与发展，我国护理硕士专业学位研究生教育已渐成体系，形成了一批办学条件完备、师资力量较强、专业实践基地丰富、质量保障体系健全、培养模式成熟的院校，已具备成熟的硬件设施和软件环境。护理高层次人才培养模式持续改进，培养质量得到社会认同，积累了丰富的培养经验和基础，取得了较为显著的成绩，部分专业学位硕士毕业生已成为临床护理骨干、专科护士。《中国学位与研究生教育发展年度报告（2019）》显示，2019 年我国护理硕士专业学位研究生总体招生规模为 2401 人，在校研究生总数 6000 余人，毕业生 1151 人[5]。2011 年至 2019 年，我国注册护士中研究生学历人数从 2244 人增长到 8890 人[6]。护理硕士专业学位研究生教育的发展为我国护理人力资源整体水平的提高和结构优化起到重要作用。

（五）护理硕士专业学位研究生培养现存问题

现阶段，我国护理专业学位研究生教育与应用型人才培养取得了长足的进步，但仍处于发展阶段，与当前旺盛的临床需求和基于健康中国战略的发展目标相比，还存在很大的差距，临床上专科型、实践型的护理领军人才培养从数量到质量显著不足，高层次人才数量急需增加，人才培养模式仍需优化，教育资源建设亟待加强。

1．高层次护理人才供给结构与医疗需求存在差距　《柳叶刀》杂志发表的研究表明，护士的数量和学历结构直接影响患者的病死率，护理人力配置与患者健康结局间存在显著相关性[7]。充足的护理人力和合理的护理人才结构对提高医疗质量、保证患者安全具有重要意义。2020 年，在全球抗击新冠肺炎疫情的关键时刻，医护人员不畏危险、冲锋在前。国家卫生健康委员会医政医管局统计信息显示，在 2020 年新冠肺炎疫情防控中，援鄂医务人员 4.26 万名，其中包括护士 2.86 万名，占比近 70%[8]。在新冠肺炎患者救治过程中，护士在危重症患者救治、复杂技术操作、病区管理等各个关键环节均发挥了至关重要的专业作用，与医生团队配合，对提高治愈率、降低病亡率做出了重大贡献。但疫情期间持续超负荷的护理任务也暴露出护理专业人员，特别是高层次专科护理人才储备不足的问题。

随着高等护理教育的发展，特别是护理硕士专业学位研究生培养的快速发展，我国具有研究生学历的注册护士人数有了显著增加（图 13-2）。然而目前我国护理人才结构呈现以专科层次教育为主、本科层次数量偏低、研究生层次供给严重不足的情况，特别是与其他卫生专业技术人才相比，高层次护理人才明显缺乏（表 13-2），存在人才供给与医疗需求的巨大差距。从人才培养层次与类型分析，目前我国护理学专业的学位类别包括学术学位硕士、专业学位硕士、学术学位博士，尚无专业学位博士。护理博士专业学位不仅是全国医疗卫生机构在临床专科、护理管理、临床研究、护理教育等岗位所急需的领军人才人选，也是全国高校本科、硕士护理人才培养临床专业师资的重要来源。高层次护理专科和管理领军人才的培养和上升通道受到限制。高层次护理人才供给不足会导致护理与临床诊疗衔接不畅、高质量医疗护理服务供给不足，从而影响整体医疗服务质量和患者安全。特别是在“新医科”和医学科学技术飞速发展的背景下，高层次护理人才供给不足将严重影响医护合作的深入开展，成为制约医学整体深入发展的瓶颈。

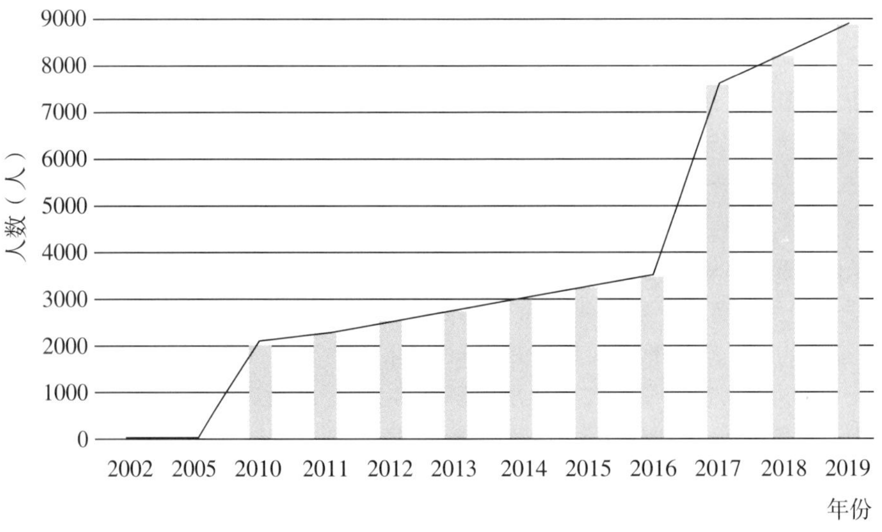

图 13-2　2002—2019 年我国具有研究生学历的注册护士人数（人）

注：数据来源于国家卫生健康委员会.（历年）中国卫生健康统计年鉴 [M]. 北京：中国协和医科大学出版社，2021.

表 13-2　2020 年我国卫生技术人员学历结构的比较（%）

学历	执业（助理）医师	注册护士	药师（士）	技师（士）	其他
研究生	13.8	0.2	4.3	3.7	3.7
本科	45.7	28.7	37.0	40.3	32.2
大专	27.5	47.8	33.6	39.7	38.4
中专	12.1	23.0	21.6	15.2	22.3
高中及以下	0.9	0.4	3.5	1.1	3.4

注：数据来源于国家卫生健康委员会. 2021 中国卫生健康统计年鉴［M］. 北京：中国协和医科大学出版社，2021.

2. 护理人才培养院校地区分布不均衡　随着护理学科的发展，国务院学位委员会、教育部在编制《学位授予和人才培养学科目录（2011 年）》时将护理学由临床医学一级学科下的二级学科调整为一级学科，由此开启了护理学科发展的新时代。2021 年，全国共有护理学博士学位授权点 33 个（含一级学科授权点 28 个、二级学科授权点 5 个），硕士学位授权点 78 个（均为一级学科授权点），硕士专业学位授权点 122 个。然而，从区域结构来看，我国护理人才培养院校的总体分布不均衡，主要集中于东部和中部地区，数量占比高达 78.7%；西部地区较少，数量仅占 21.3%。

3. 护理人才培养院校发展不均衡　教育资源建设是专业学位研究生培养与发展的关键。稳定、高质量的师资队伍，以及与培养目标一致的实践基地，对提升护理硕士专业学位研究生教育质量至关重要。护理硕士专业学位授权点专项评估调查显示，各授权点院校基本具备办学条件，但院校间学科条件和基础差异大，部分院校教育资源建设亟待加强。院校间发展不均衡，师资队伍方面，专业学位指导教师院校间差异大，导师的数量、科研经费及产出不足，部分院校导师在实践水平和科研能力上差距较大，一些院校导师缺乏行业实践背景，部分导师缺乏科研项目和高水平科研论文等研究积累，有的院校还缺乏科学、完善的临床带教老师准入标准、能力要求标准和教学质量考核标准；专业实践基地方面，院校实践基地以综合性医院为主，有丰富的临床病例满足临床实践需求，保障体系较为健全，但专业实践基地类型较为单一，部分院校无社区实践基地，这与培养符合“健康中国”战略，为人民群众提供全方位全周期健康服务的高层次护理人才培养目标不匹配。

4. 高层次护理人才供给尚不能满足临床护理岗位需求　在推进健康中国建设进程中，现代医学科学技术的快速更新、医院高质量发展的稳步推进，以及当前我国人口老龄化的严峻形势，给护理专业的发展带来了新的机遇与挑战，覆盖急危重症期救治、慢性期康复、稳定期照护、终末期关怀的护理服务亟须进一步向专业化、纵深化发展。为应对多样化、全方位的群众健康需求，护理工作的专科化程度越来越高，护理领域也正进一步向社区、家庭延伸，逐步从以医院为中心转变为医院、社区、家庭并重的护理模式。在急危重症护理、慢性病管理、母婴护理、老年护理、社区护理、公共卫生护理等领域培养和使用专科护士，将实现医院护理与社区护理服务的无缝衔接，满足人民群众多元化、差异化、多层次的健康需求，助力推进全生命周期、健康全过程的健康中国战略。目前部分医院设置了专科护士、高级实践护士等岗位，中华护理学会及各省级护理学会大力开展专科护士培养，推动专科护士队伍逐渐壮大，在提高专科护理质量、提升护理服务能力、进而推动医院高质量发展等方面发挥了重要的专业价值。但此类培养不具有学历教育性质，培养内容、方法、时间等差异较大，大多以专科护理技能培养为主，在护士临床思维能力培养和专业发展方面存在不足。因此，应进一步扩大高层次、应用型护理人才的培养规模，大力发展护理专业学位研究生教育。另外，高层次护理人才对应的岗位设置尚需进一步规范，以促进护理专业学位研究生职业优势的发挥，实现护理专业学位研究生培养与临床人才使用相衔接，推进高层次护理人才培养与使用的良性循环。

三、国外护理专业学位设置与人才培养的典型模式与经验

从国际上看，世界各国护理硕士专业学位研究生教育情况存在差异，其中美国、澳大利亚、英国高度重视专业学位发展，在专业学位教育方面较为成熟。目前美国绝大部分的护理硕士项目都是以实践培养为主，各护理院校根据自身的情况设置不同的方向，并且护理实践博士（doctor of nursing practice，DNP）教育逐步普及。英国护理学硕士主要为授课型与研究型两类，基本学习年限 1 ～ 2 年。授课型旨在学习和发展科研相关的知识和技术、管理临床实践及教育授课的能力；研究型旨在发展将科研应用于临床实践的能力，更加注重科研能力的培养。此外，英国各院校也有开展高级护理实践硕士项目。项目对象为医院或者社区工作的医务工作人员，旨在基于其现有的临床技能和经验，发展其引领、提供高级护理实践的能力。项目主要以非全日制形式开展，基本学制 1 ～ 3 年。澳大利亚护理硕士水平的学位教育结构与英国类似。

在职业衔接方面，美国、澳大利亚、英国均专门设置了与护理研究生培养类型相衔接的职业资格，美国、澳大利亚从国家层面推荐将护理硕士学位教育列为培养高级实践护士的前提条件，使护理硕士学位教育与高级实践类护士职业资格紧密衔接。在质量保障体系方面，美国、澳大利亚均有比较健全的衔接监管体系，即评审机构、认证机构、教育机构和职业注册机构，各机构各司其职，协调合作，建立了有效的持续沟通机制，共同参与具有护理硕士学位的护理人员的教育与管理，保证人才培养质量。

此外，发达国家护理教育的趋势是开展护理博士专业学位教育。其中，美国是全球最早开始护理博士专业学位教育的国家，其护理博士专业学位教育发展历史较长、质量较高。2004 年，美国护理院校协会（American Association of Colleges of Nursing，AACN）正式发布了关于实践型护理博士项目的倡议书，启动了“护理实践博士项目”，逐渐形成了护理博士专业学位人才培养体系。截至 2020 年 10 月，全美各护理院校共有 357 个护理博士专业学位项目。2019 年，美国护理博士专业学位项目的学生人数为 36 069 人。目前英国、日本等国家也开设了 DNP 项目，培养护理学科发展迫切需要的高层次人才。

护理博士专业学位人才主要在高级护理实践和护理管理两个领域发挥作用。高级护理实践领域的护理博士专业学位项目培养开业护士、高级实践护士 / 专科护士、护士助产士、护士麻醉师等专科化人才，毕业后经过行业协会的考核和认证，具有一定范围内的处方权，在护理实践中作为开拓者和领导者，积极推进实践和促进理论向实践的转化。护理管理领域的护理博士专业学位项目则针对护理机构中已取得高级实践准入证书的护理领导者，培养其领导和促进护理质量持续改进，开展循证实践，促进证据转化为实践应用的能力，并发展其评判性思维和循证实践能力，成为护理行业的高层次管理者。可见，护理博士专业学位人才是提升护理学科水平和实践质量的重要力量。

四、我国护理专业学位发展与人才培养展望

护理工作作为卫生健康事业的重要组成部分，是实现“健康中国”战略目标的重要保障[9]。当前，在我国全面进入新发展阶段、贯彻新发展理念、构建新发展格局的过程中，新医科提出了从治疗为主到涵盖预防、治疗、康养的生命全周期、健康全过程的大健康理念，以促进重大疾病临床诊疗需求为导向的高水平临床重点专科的快速发展，以及信息化时代智慧护理等精准对接群众多样化、差异化健康需求的新型护理模式的不断创新，推动着护理专业服务的精度、深度和广度不断增强。未来，护理专业学位研究生教育应进一步扩大高层次、应用型护理人才的培养规模，重视结构调整和内涵建设，在大力推进护理硕士专业学位教育发展的基础上，积极开展护理博士专业学位教育，完善高层次护理人才培养体系，以精准对接多层次、多样化健康服务需求，扩大护理服务供给，提高医疗质量、保障患者安全，同时促进护理专业与医学整体协调发展，进而使护理专业人才更好地担负起“健康中国”战略目标赋予的历史使命。

（一）高层次护理人才将在提高医疗质量、保障患者安全中担当领军重任

护理是一门实践性非常强的学科，提高护士队伍教育层次对提高医疗质量、保证患者安全具有重要意义，在提高医疗服务质量和服务利用度方面发挥着巨大作用。新冠肺炎疫情等突发公共卫生事件和日渐复杂的临床环境对护理人员的专科技术水平、管理水平、教学能力等综合能力都提出了更高的要求。目前，我国护理人员教育层次结构与这些需求存在着巨大差距，制约了高质量护理服务的供给。我国迫切需要培养一批专科技术水平高、管理能力突出的护理专业领军人才引领行业发展，在提高医疗质量、保障患者安全中担当领军重任。

（二）高层次护理人才是促进护理专业发展与医学整体发展同步的重要力量

面对“新医科”创新发展带来的机遇和挑战，高精尖的医学技术和诊疗手段不断发展，多学科合作和协同发展的重要性日益凸显。近年来，我国护理事业的发展取得了长足的进步，执业护士人数位居我国各类卫生专业技术人员数量首位，但整体水平明显落后于医学学科的发展。优化护理人才队伍结构、提升层次水平，有利于促进护理服务与临床诊疗的衔接与技术匹配，推进医护间的深入合作，从而提升整体医疗服务质量。

（三）高层次护理人才是护理专业更好担负起“健康中国”战略目标赋予的历史使命的人才保障

随着我国人口结构的改变，老年护理、慢性病患者管理、长期照护等领域急需一批能够应对卫生领域健康因素交织的复杂局面的专业领军人才，拓展护理实践领域，构建保障人民群众健康的“治疗 - 康复 - 长期护理”服务链；专科护理门诊、“互联网 + 护理”等新型护理服务模式的发展也需要高层次护理专业人才的强大支撑。在大健康、大卫生理念下，能够服务于人的生命全周期、健康全过程，解决患者复杂健康问题、促进疾病预防及人群健康、促进长期照护的高质量发展、开展多学科合作和跨专业联合的护理人才是应对挑战的关键力量。培养高层次应用型护理人才，是护理专业更好地担负起“健康中国”战略目标赋予的历史使命的根本保障。

开展护理博士专业学位教育将是解决我国高层次护理专业领军人才不足问题的重要途径，进一步拓展护理硕士专业学位研究生培养的数量和质量，并对具有高级实践水平的护士角色进行规范化管理也同样重要。护理博士专业学位教育应定位于根据国家重大发展战略需求，培养具备良好政治思想素质和职业道德素养，具有本学科坚实宽广的理论基础和系统深入的专门知

识，具有系统解决临床护理实践中复杂问题的能力、领导变革的能力和从事科学研究的能力，在科学或专门技术上做出创造性成果的高层次、应用型、专科型护理领军人才。护理博士专业学位毕业生的职业领域包括医疗机构、高等护理院校、老年康养、健康管理等机构，可从事临床专科、护理管理、临床研究、护理教育等岗位工作，在满足全国医疗卫生机构对护理专业学位博士的旺盛需求的同时，可成为护理专业本科和硕士培养过程中临床专业师资的重要来源，从而以高层次人才带动我国护士队伍整体水平的提升。

编写人员

尚少梅（北京大学）、刘华平（北京协和医学院）、胡雁（复旦大学）、胡秀英（四川大学）、王克芳（山东大学）、侯淑肖（北京大学）、魏征新（北京大学）、厉萍（山东大学）、赵岳（天津医科大学）、尤黎明（中山大学）、李小妹（西安交通大学）、崔焱（南京医科大学）、贾金忠（北京大学）

参考文献

[1] 国务院学位委员会．关于印发金融硕士等19种专业学位设置方案的通知：学位〔2010〕15号［EB/OL］．(2010-05-13)．http：//www.moe.gov.cn/srcsite/A22/moe_833/201005/t20100513_92739．html．

[2] 国务院学位委员会 教育部关于印发《专业学位研究生教育发展方案（2020-2025）》的通知．学位〔2020〕20号［EB/OL］．(2020-09-30)．http：//www.moe.gov.cn/srcsite/A22/moe_826/202009/t20200930_492590．html．

[3] 中国学位与研究生教育信息网．护理硕士专业学位研究生指导性培养方案（试行）［EB/OL］．(2012-07-17) http：//www.cdgdc.edu.cn/xwyyjsjyxx/gjjl/szfa/hlss/xgjs/275922.shtml．

[4] 全国专业学位研究生教育指导委员会．专业学位类别（领域）博士、硕士学位基本要求［M］．北京：高等教育出版社，2015：408-414．

[5] 中国学位与研究生教育发展年度报告课题组．中国学位与研究生教育发展年度报告（2019）［M］．北京：社会科学文献出版社，2021．

[6] 尚少梅，王翠，董旭，等．对我国高等护理教育近20年发展的回顾与思考［J］．中国护理管理，2021，21（9）：1292-1295．

[7] Aiken LH，Sloane DM，Bruyneel L，et al．Nurse staffing and education and hospital mortality in nine European countries：a retrospective observational study［J］．Lancet，2014，383（9931）：1824-1830．

[8] 中华人民共和国国家卫生健康委员会．广大护士在打赢新冠肺炎疫情防控阻击战和推进健康中国建设中发挥重要作用［EB/OL］．(2020-05-12)．http：//www.nhc.gov.cn/xcs/fkdt/202005/39961cfd4e3b4ec7a8124da9ac924b43.shtml．

[9] 中共中央国务院印发．“健康中国2030”规划纲要．［EB/OL］．(2016-10-25)．http：//www.gov.cn/zhengce/2016-10/25/content_5124174．

第十四章　医学人文发展与人才培养

一、医学人文学科发展概况

医乃仁术。医学是一门特殊的科学，其作用对象是人。医学与人文之间有着天然的联系，医学自产生之日起，就具有强烈的人文属性，蕴含着丰富的人文精神[1]。《周易》曰："文明以止，人文也。"《北齐书·文苑传序》曰："圣达立言，化成天下，人文也。"西方的"人文"概念源于拉丁文 humanitas，意为人性、教养。人文的核心是"人"，以人为本，关心、爱护和尊重人。人文的内容包括了艺术、美学、哲学、历史、法律等。人文学科（humanities）包括了文学、史学、哲学、语言学，乃至含有人文蕴含的社会科学。

医学人文（medical humanities）是运用人文社会科学的理论与方法，对医疗卫生领域的问题、现象、价值和本质进行审视、理解和诠释的学问。医学人文可以提升医疗卫生人员的人文素养和职业精神，有助于实施"以患者为中心"的医疗服务质量，促进医患关系的和谐，推进医疗卫生事业的健康发展。目前医学人文学科以培养学术型人才为主，但是在医务社工、医学伦理、政府医政管理和医院患者安全与医患关系处理等方面，都有较大的专业型人才需求。

无论是古希腊的希波克拉底誓言，还是中国孙思邈的《大医精诚》，都反映了医学人文精神。虽然医学人文的思想历史悠久，但医学人文的建制化发展是 20 世纪以后逐步发生的。随着医学技术的迅速发展，人类的健康状况有了极大改善，但同时技术主义的盛行也引起了人们的注意。起初，主要是医学精英们对医学发展的反思。1913 年，法国人文医师学会（Society of Humanist Doctors）成立，旨在推动医学教育中逐渐被忽视的人文教育。1919 年，名医威廉·奥斯勒提出了"医学人文学者"（medical humanist）的概念，并认为虽然医学的分科与专业化是必需的，但会导致临床医学的支离破碎而失去本色。

20 世纪前半叶，现代医学体系的架构基本完成。医学技术的飞速发展深刻地改变了医学教育体系，技术主义和实用主义至上，人文教育日渐被挤压。第二次世界大战期间的非人道医学活动，与忽视人文的医学教育模式不无关系。这种现象引起了社会对医学良知的重视，医学人文开始兴起，成为反思医学目的、维护医学尊严、坚守医学良知等的学术思潮和文化运动[2]。20 世纪中叶以来，欧美国家先后成立了"健康与人类价值学会"、医学人文学会，美国生命伦理学与医学人文学会等组织。1977 年，美国医学家恩格尔首次提出由"生物"医学模式转向"生物 - 心理 - 社会"医学模式的新医学思维模式观念[3]。这种医学模式对医学的人文性提出了更高的要求，也催生了医学与人文的交叉学科的出现。1985 年，美国内科医学委员会出版了《内科医生人文素质的认识与评价指南》，要求住院医生达到较高的人文修养标准。1993 年，英国医学总会在《明天的医生》报告中提出在医学教育和实践中要加入更多的人文学习模块[4]。国际医学教育专门委员会《全球医学教育最低基本要求》将"职业价值、态度、行为和伦理"和"沟通技能"界定为医生的基本技能[5]。国外代表性学术刊物有 *BMJ Medical*

Humanities、*Bulletin of the History of Medicine*、*The Hastings Center Report* 等[6]。

在我国，20 世纪 30 年代，中华医学会创立时设立医史委员会，随后增加了医学伦理学分会、医学哲学分会等。我国医学人文学的整体发展是在 20 世纪 70—80 年代以后，主要有两个契机：一是改革开放后学术松绑，在医学领域拉开了思想解放运动的帷幕；二是“生物 - 心理 - 社会”新医学模式概念的引入。经过 40 余年的发展，我国医学人文建设已取得长足发展。目前我国医学院校普遍开设了医学史、医学伦理学、医事法学等必（选）修课，医学院校与部分综合性大学开展了医学人文相关专业的研究生培养。教育部设置了医学人文素养与全科医学教指委，中国医师协会设立人文医学专委会，中国生命关怀协会成立了人文护理专委会。“医学人文综合”成为国家医师资格考试内容。国内相关的期刊有《中国医学人文》《中国医学人文评论》《医学与哲学》《中国医学伦理学》《中华医史杂志》《医疗社会史研究》《中国卫生法制》《医学与法学》《医学与社会》等。

二、我国医学人文学科设置与人才培养的现状与问题

20 世纪 90 年代以来，我国医学人文的发展进入了瓶颈期，存在的最大问题是各学科分散在不同学科 / 门类中，学术脉络层次不畅，难以形成合力。为此，我国学者一直呼吁专门设置医学人文学科，加强系统性、整体性建设[7]。2002 年，中国自然辩证法研究会医学哲学专委会的数十位专家提出《关于加强高等医学院校人文社会医学教学与学科建设的建议》，建议“设置医学人文辅修专业（本科生）和第二学位课程（硕士）”[8]。2004 年，医学哲学专委会再次主办“高等医学院校人文社会医学教学和学科建设工作会议”，60 余所院校专家参加，就医学人文的核心课程和体系达成共识，核心课程包括医学哲学、医学伦理学、医事法学、医学史、医学社会学、医患沟通等，并建议有条件的学校开展医学人文学科的硕士、博士研究生培养。目前我国相当多的医学院校已开设医学人文专业必修课或选修课，招收和培养研究生。2005 年以来，山东大学、大连医科大学、北京协和医学院等十多所高等院校已自主设置人文医学交叉学科。目前发展相对较为成熟的学科情况如下：

1．医学史 我国的西医院校医学史教育以 1934 年李涛在北京协和医学院开设的医学史课程为先导。1946 年北京大学医学院建立了“医史学科”。1980 年中国科学技术史学会成立，下设医学史等专委会。目前有 40 多所院校将医学史作为通识教育的重要内容，北京大学、哈尔滨医科大学等校招收医学史硕士、博士研究生。

2．医学哲学 医学辩证法是自然辩证法的延伸和拓展。20 世纪 90 年代之后，医学哲学基于医学辩证法的学科发展，与国际医学哲学学术思想和观点融合，逐步替代“医学辩证法”这一称谓，为一些教材和专著所用。目前医学哲学的研究人员大多分布在医学院校的人文学院或马克思主义学院，主要课程包括研究生思想政治理论课“自然辩证法概论”。部分综合院校在哲学的二级学科“科学技术哲学”下也设有医学哲学方向。

3．医学伦理学 20 世纪末，北京大学等少数院校在科学技术哲学专业下招收医学伦理学方向的研究生。2003 年，北京协和医学院开始招收科学技术哲学专业的研究生，主要研究方向有生命伦理学、公共卫生政策与伦理。2005 年以来，山东大学医学院、山西医科大学、大连医科大学等院校自主设置人文医学二级学科后，招收医学伦理学方向研究生。

4．医事法学　20 世纪 80 年代中期，上海医科大学、同济医科大学、浙江医科大学等医学院校相继开设了卫生法学课程，如今已经发展到 50 余所医学院校。清华大学、中南大学和吉林大学设有“卫生法学”二级学科，西南医科大学在“临床医学”下设置了“医事法学”二级学科。

5．医学社会学　医学社会学以医学领域中的社会环境、社会行为、社会心理、社会结构、社会状况为研究对象。中国的医学社会学建制化始于 20 世纪 80 年代。1983 年，“全国首届医学社会学讲习班”举办。2001 年，华中科技大学同济医学院开始招收医学社会学研究生。此外，医学社会学与医学人类学关系密切。我国的医学人类学从上个世纪 90 年代起蓬勃发展，至今已有 20 多所院校开设有医学人类学课程。从 2006 年开始，清华大学、复旦大学、中山大学开设医学人类学硕士、博士招生方向。

6．医患沟通学　国际医学教育专门委员会制定的《全球医学教育最低基本要求》中指出，沟通技能是医学院校培养合格医学人才的核心任务之一。21 世纪初，我国医学院校开始逐步设立医患沟通相关课程，2003 年南京医科大学联合多所医学院校编写并出版我国首部《医患沟通学》教材，2006 年教育部首次增设了医学沟通学课程。目前国内已有近百所医学院校开设了医患沟通类课程。

此外，医学心理学也是开设院校较多的课程。该学科是心理学与医学相结合的交叉学科，着重研究医学领域中的心理学问题，侧重于心理社会因素对人类健康与疾病的影响以及在相互转化过程中的作用和规律。北京大学、中南大学、山东大学、第三军医大学、第四军医大学、广西医科大学等校招收医学心理学研究生。

医学人文的新兴学科还有叙事医学。“叙事医学”在 2001 年由美国哥伦比亚大学提出，2011 年正式进入我国，在指导医学人文实践落地方面具有重要作用。2018 年《叙事医学》杂志创刊，2020 年《叙事医学》国家级住院医师规范化培训教材出版，同年中华预防医学会批准成立叙事医学分会。国内的相关机构有北京大学医学部叙事医学研究中心、南方医科大学生命健康叙事分享中心、广东医科大学生命健康及叙事医学中心等。

健康政治学也是一门新兴学科，涵盖健康政治哲学、健康政治发展史、健康政治社会学、比较健康政治学等研究。北京大学医学人文学院设有健康政治学系。

医学伦理、法律与社会（ethical，legal，and social implications/issues，ELSI），是国际上生物医学领域前沿研究项目运行的重要模式，但在国内尚无相关学科、组织或中心，北京大学医学人文学院正在组建团队。

三、国外医学人文学科设置与人才培养的典型模式与经验

“医学是一门需要博学的人道职业”，人文的观念在西方医学史中由来已久。当代医学人文的发展，是随着医学技术的进步而兴起的，是医学自身发展的需求决定的。在国际上，医学人文已成为一门成熟的学科。医学人文学科的建制化在 20 世纪初处于萌芽状态，接下来几十年发生的一系列事件引起了社会对医学良知的重视和反思。《纽伦堡法典》的问世首先敲响了警钟；20 世纪 30 年代梅毒试验及其他违背伦理规范的人体试验的曝光，促成了《贝尔蒙报告》以及美国“保护生物医学与行为学研究中人体受试者国家委员会”的成立[9]；20 世纪 60

年代以后，安乐死运动、病人权利运动等。这些都引起了社会的广泛关注，并促进了以医学伦理学为核心的医学人文运动的兴起[10]。

1952年，美国凯斯西储大学医学院率先在北美开设医学人文课程。1966年，哈佛大学的亨利·比奇（Henry Beecher）医生在《新英格兰医学杂志》上发表了一篇影响深远的论文《伦理与临床研究》，揭露了在全美范围内真实存在的“麻烦的实践”（troubling practices），并大声疾呼医学科研人员要在临床研究中采用更加严格的伦理标准，来保护受试者的权益[11]。与此同时，美国还兴起了医学人文思潮（medical humanities movement），倡导把人文精神融入医学职业；医学教育培训要纳入人文主题，培养医学生的人文素养。1973年，德克萨斯大学加尔文斯顿分校建立了全美第一所医学人文研究所，并于1988年设置了医学人文的硕士和博士学位培养项目[12]。20世纪90年代，生命伦理学几乎成为美国所有医学院校必修课程[13]。英国的威尔士斯旺西大学（University of Wales Swansea）于1997年率先在本国设置了“医学人文”专业方向的硕士研究生培养项目[14]。

进入21世纪，欧美国家的医学人文研究蓬勃发展。2003年，《美国医学教育杂志》（Academic Medicine）出版特刊专题讨论医学人文学在医学教育中的作用、地位及意义，介绍了美国、英国、德国、挪威、瑞典、瑞士、加拿大、阿根廷、澳大利亚、新西兰和以色列等国家地区的医学人文学教育及课程设置情况。同年，英国与爱尔兰医学人文学会（United Kingdom and Ireland Association for Medical Humanities）举办了首届综合性学术会议，随后定期召开年会。同年，美国斯坦福大学率先开设“生物医学伦理学与医学人文”（BEMH）项目，随后哈佛、耶鲁、牛津等数十所欧美高校开设“医学与人文”研究生培养项目。在医学人文教学内容方面，从医学伦理学、生命伦理学、医学史等课程拓展到叙事医学、医学与文学、医学与艺术等，并突破传统的授课方式，开展了以问题为中心的学习、以案例为中心的学习、以小组为中心的学习以及以情感交流为中心的学习等多种形式的医学人文教育改革。美国教育部国家教育统计中心（NCES）在《学科专业分类目录2020版》（CIP-2020）中，把“健康专业教育、伦理和人文学科（health professions education，ethics，and humanities）”列为中间层次的学科专业群（intermediate grouping of programs），其中“医学人文学/健康人文学”旨在从伦理、历史、文学、哲学和宗教等多个维度探索医学和健康。目前欧美主流医学院校医学人文课程占到医学生总课时的25%～30%。医学人文研究和教育也从欧美国家逐步拓展到了亚洲和非洲[15-16]。医学人文学科从倡导博雅之学，到关注生命伦理运动，进一步呈现出全球化、多元化的发展趋势[2]。

四、我国医学人文学科发展与人才培养展望

（一）学科发展面临的形势

加强医学人文学科的系统性、整体性建设，是提升卫生健康人员人文素养和职业精神、培养新型医文融合的高素质人才的重要机制保障。医学与人文的深度融合，有助于完善现代医学学科体系，把控医学科学和应用的发展方向，促进医学模式转变，有助于增强医学人文教学和研究能力，缩小我国与发达国家在医学人文研究和教育方面的软实力差距。

1．适应“生物-心理-社会”医学模式，顺应医学发展趋势 医学具有强烈的人文属性。

医学技术与人文的融合，是医学发展的必然趋势。“生物 - 心理 - 社会”医学模式对医学的人文性提出了更高的要求，医疗服务需满足人们的多层次需求，更需人性化和多元化。医院和医疗服务的水平，不仅体现在其技术和设备上，还体现在其医学人文的水平上[17]。

医学人文关怀的实践可以划分为三个层次：第一级是服务态度与环境；第二级是医院管理与政策层面的人文关怀；第三级是医疗实践全过程中的人文关怀。一级关怀是最起码的人文关怀，二级关怀是重要的环节，三级关怀是最根本和最重要的人文关怀。目前引起医院重视的大多还停留在一级关怀上，离终极关怀还存在较大距离[10]。无论是从理论研究，还是从实践应用上，医学人文都有着不可估量的重要性。

2．满足我国人民日益增长的健康需求，有利于健康中国战略实施　伴随着老龄化社会和慢病时代的来临，医学遇到了前所未有的问题和挑战，医疗服务需要满足人们的多层次需求，更具人性化和多元化。一方面是医学技术突飞猛进的发展，另一方面却是医患纠纷和投诉居高不下、医疗场所暴力伤医事件屡禁不止，医患关系紧张状况尚未根本好转。这说明我国医学的软实力不足，“人文”成为了医学的“卡脖子技术”。如何让医学具有足够的温度，已经成为中国医学界迫切需要解决的问题。

3．汇聚医学人文研究，系统解决卫生健康领域的社会性难题　卫生健康领域存在着诸多伦理、社会、法律、政策问题与挑战，需为医学实践者提供除自身专业之外更立体的视角，提升医学人文素养，帮助其解决困惑和正确决策。医学新技术给社会传统道德和法律带来的新挑战属于医学与人文交叉领域的问题，单凭医学技术无法解决，亟须培养专业性的医学人文人才队伍。目前我国高校现有的医学人文教师和研究人员中，具有博士学位者不足一半，师资队伍建设亟待加强，以系统应对医疗卫生健康事业改革与发展中存在的伦理、社会、法律、政策等方面的问题与挑战，更好满足卫生健康事业发展对本学科建设和人才培养提出的时代要求[18-19]。

4．打破学科壁垒，推动医学教育改革的实施路径　传统的学科设置造成医学人文各相关学科的发展多为孤立、单向度的，医学人文各学科分散在哲学、历史学、法学、社会学等大学科门类中，这种以知识源流为学科划分依据的方法，虽然能反映出分支学科与母体学科之间的衍生关系，却割裂了医学人文学科基于特殊研究对象的学科整体性，难以形成合力。医学人文学科的设置可以促进医文交叉与融合，加快高层次复合型医学人才培养，推动医学教育改革[20]。

从政策环境方面来看，医学人文学科的发展具有一定的制度保障。医学人文中的卫生法规、医学伦理学已被纳入国家医师资格考试；2014 年，教育部等六部委联合印发的《关于医教协同深化临床医学人才培养改革的意见》要求全面实施住院医师规范化培训制度，住院医师的人文社会科学知识和素养的培训教育不可缺失；2018 年，教育部、国家卫生健康委员会、国家中医药管理局在《关于加强医教协同实施卓越医生教育培养计划 2.0 的意见》中提出“新医科”，旨在实现“生物医学科学为主要支撑的医学教育模式”向“医文、医工、医理、医 X 交叉学科支撑的医学教育新模式”转变；2020 年，《国务院办公厅关于加快医学教育创新发展的指导意见》再次强调，要以新医科建设为抓手，着力创新体制机制，加快高层次复合型医学人才培养，健全以职业需求为导向的人才培养体系，促进医工、医理、医文学科交叉融合。

从学科自身条件来看，医学人文在组织构架、师资队伍、人才培养等方面已具备进一步加强建设和发展的基础。各高等医学院校均开设了医学人文课程，有稳定的专兼职教师队伍，医学伦理学、卫生法、医学心理学、医患沟通等被列为国家级规划教材。至少20所医学院校建立了医学人文学院、中心等机构，教育部设置了医学人文素养与全科医学教指委，中国医师协会设立医学人文专委会，医学人文学术共同体已经形成[21]。山东大学、大连医科大学、北京协和医学院等12所高等院校自主设置了相关交叉学科，在医学伦理学、医学史、医学心理学、医学社会学等学科领域培养研究生。

（二）学科内涵及人才培养

1. 学科内涵 医学人文主要借助人文社会科学的理论与方法，研究和阐释医学、医疗卫生和健康领域的相关问题、现象、解释和规律。

（1）研究内容：医学人文的研究对象很广泛，主要包括医疗卫生和健康领域中的价值理念、人文精神、人文关怀实践，以及医学发展所面临的伦理、法律和社会等方面的问题。各分支学科领域的研究对象有所不同，从各自学科视角考察健康、疾病与个体及社会之间的互动关系，理解医学的人文真谛，破解医学伦理、社会和法律难题，挖掘职业精神内涵。

（2）理论体系：医学人文理论体系由基础理论、专业理论和应用原理构成。基础理论包括本体论、认识论和方法论等；专业理论包括医学人文二级学科中的理论学说等；应用原理包括医学职业操守、人文关怀、科研伦理等原则与路径。

（3）知识基础：支撑医学人文学科体系的知识基础主要包括以下三类核心概念：基本概念，如医学、健康、人文关怀、生命价值等；学科概念，如医学模式、医学目的、医患关系、医学道德、医患角色等；应用概念，如职业操守、职业精神、医疗决策、医患沟通、人文管理、研究伦理等。

（4）研究方法：采用多学科、跨学科方法，通过社会调查、田野观察、心理测试、文献分析、口述访谈等方法收集数据和资料，采用定量定性分析，实证和思辨有机结合，对假设和理论进行检验和分析。

2. 学科领域及其内涵 根据学科历史、成熟度和社会需求程度，医学人文目前重点需建设医学史、医学哲学、医学伦理学、医事法学、医学社会学和医患沟通学等学科领域。

（1）医学史：医学史以医学自身演化及其与社会政治、经济、思想文化的互动关系为研究对象，强调医学的发展不能脱离其所处的时代，医学思想和实践来自特定的人类社会环境，是沟通自然科学与人文社会科学领域的交叉学科。研究方向有医学思想史、医学技术史、医疗社会史、比较医学史等。

（2）医学哲学：医学哲学是以医学实践中形而上学的问题为研究对象，以人类生命的健康为逻辑起点，以医学哲学的本体论、认识论、方法论和发展观为基本结构的哲学分支学科。研究方向包括医学的自然（人体、疾病）哲学、医学科学哲学、医学技术哲学、医学方法（认识哲学、实践哲学）论、医学社会哲学、医学政治哲学等。

（3）医学伦理学：医学伦理学主要通过应用伦理理论、原则和方法，对医疗卫生服务、医学研究、护理、公共卫生以及高新医学技术领域中的伦理问题进行分析和论证，为实践提供价值指导和伦理规范。研究方向有公共卫生伦理、科研伦理、护理伦理、临床伦理和医师职业精神等。

（4）医事法学：医事法学体现法律对人的全生命周期的关照、对生命价值和人格尊严的尊重，关注生命的起始、存续和终止所衍生的法律问题，研究医疗法律及其规律，保障医患权益，协调医患关系，回应医学新技术引发的新问题。研究方向有医患关系法律问题、医疗服务与技术法律问题等。

（5）医学社会学：医学社会学是从社会学视角来观察医疗卫生体系内部构成要素关联性，考察医学与政治、经济、科学技术等之间关系的一门学科。研究内容主要包括：医学社会学理论和方法、医学与健康的政治经济学、社会结构与人类健康、医疗制度及政策的社会价值、医疗机构组织与管理制度、新兴医疗技术的社会规制等。医学人类学侧重于从跨文化的角度对疾病、健康的观念和实践提供多样性的阐释与理解，为构建人类卫生健康共同体提供方法论基础。

（6）医患沟通学：医患沟通学是以医者、患者及相关因素为基本研究对象，以医学和人文学科综合性理论知识的融合贯穿为特征，研究医患关系的内涵、规律及沟通原则和信息传播路径，是一门交叉性、应用性学科。主要研究方向有：医患沟通基本理论和技能、叙事医学、临床各科室各环节医患关系特点及沟通方略，医院医生与社会和媒体的沟通，医患矛盾与纠纷的解决与处理等。

3．人才培养目标

（1）硕士学位培养目标：拥护中国共产党的领导，热爱祖国、热爱人民、热爱医学人文事业。遵纪守法，品行端正，身心健康，具有良好的思想品德和职业道德，培养德智体美劳全面发展的社会主义建设者和接班人，能较好胜任医学人文领域研究和教学的高层次人才，积极为健康中国和全面建成小康社会服务。

具有良好的人文精神和理念，热爱医学人文学习和研究。掌握一般医学理论知识与技能，系统掌握医学人文专业的基础知识和基本技能，了解所学专业的前沿理论知识。具有批判性思维、学术探索精神，以及实事求是的科学态度、严谨的学术作风，恪守科研诚信和伦理规范，具备一定的科学研究能力，能在导师指导下完成学术研究和学位论文。心理素质好，具备良好的人际交流能力及团队协作能力。能够较准确地表达与交流自己的研究成果，具有一定的医学人文专业实践或从事医学人文实务的能力。掌握一门外语，有一定的外语应用能力。

（2）博士学位培养目标：拥护中国共产党的领导，热爱祖国、热爱人民、热爱医学人文事业。遵纪守法，品行端正，身心健康，具有良好的思想品德和职业道德，培养德、智、体、美、劳全面发展的社会主义建设者和接班人，具备独立开展医学人文研究和教学能力的高层次人才，积极推进健康中国和医疗卫生事业健康发展。

具有良好的人文精神和理念，热爱医学人文学习和研究。掌握坚实宽广的医学人文及相关专业的基础理论、基本知识和基本技能，并具有跨学科知识融通能力。对于与自己研究相关的重要理论、核心概念及其历史脉络，有透彻了解和把握。持续关注所学专业的前沿进展和学术热点，并能结合卫生健康事业提出的要求推进学科发展，在某一领域或者方向有深入研究和创新能力。具有批判性思维、学术探索精神，以及实事求是的科学态度、严谨的学术作风，恪守科研诚信和伦理规范。有敏锐的思辨和分析能力，主动跟踪学术前沿发展，进行理论和知识创新，具有独立开展本专业教学和科学研究的能力，在医学人文领域有创新性成果。心理素质好，具备良好的人际交流能力及团队协作能力。具备较强的医学人文专业实践或从事医学人文实务的能力。至少熟练掌握一门外语，并能有效地进行国际学术交流。

编写人员

陈琦（北京大学）、张新庆（北京协和医学院）、王岳（北京大学）、尹梅（哈尔滨医科大学）、王锦帆（南京医科大学）、程瑜（中山大学）、李飞（北京协和医学院）、刘虹（南京医科大学）、马超（北京协和医学院）、周程（北京大学）

参考文献

[1] 张金钟．关于医学的人文科学性质［J］．医学与哲学，2003（12）：14-17．

[2] 张大庆．医学人文学的三次浪潮［J］．医学与哲学（A），2015（7）：31-35．

[3] Engel GL．The need for a new medical model：a challenge for biomedicine［J］．Science．1977，196（4286）：129-136．

[4] General Medical Council Education Committee．Tomorrow's doctors：recommendations on undergraduate medical education［M］．London：General Medical Council，1993．

[5] 陈刚．医学教育全球最低基本要求［J］．国外医学（医学教育分册），2002（2）：1-5．

[6] Greaves D，Evans M．Medical humanities［J］．Medical Humanities，2000，26（1）：1．

[7] 刘俊荣，冯婧韵，谢汉春．我国医学人文学科建设的现状调查及建议［J］．医学与哲学，2017，38（7）：15-19．

[8] 中国自然辩证法研究会医学哲学专业委员会，中国自然辩证法研究会医学与哲学杂志社．关于加强高等医学院校人文社会医学教学与学科建设的建议［J］．医学与哲学，2003（3）：1-3．

[9] 陈琦，张大庆．探析美国国家生命伦理学委员会——历史沿革及启示［J］．医学与哲学，2005（2）：35-38．

[10] 杜治政．当代医学人文理念与实践论纲［J］．医学与哲学（人文社会医学版），2009，30（1）：2-7．

[11] Beecher H K．Ethics and clinical research［J］．New England Journal of Medicine．1966，274（24）：1354-1360．

[12] Brody H．Defining the medical humanities：three conceptions and three narratives［J］．Journal of Medical Humanities，2011，32（1）：1-7．

[13] Goldie J．Review of ethics curricula in undergraduate medical education［J］．Medical Education，2000，34（2）：108-119．

[14] Evans M，Greaves D．Medical humanities at the University of Wales Swansea［J］．Medical Humanities．2001，27（1）：51-52．

[15] Hume VJ，Wainwright M．Reflections on a field across time and space：the emergent medical and health humanities in South Africa［J］．Medical Humanities．2018 Dec；44（4）：263-269．

[16] Song P，Tang W．Emphasizing humanities in medical education：Promoting the integration of medical scientific spirit and medical humanistic spirit［J］．Bioscience Trends．2017 May

23；11（2）：128-133.
[17] 杜治政. 论新的医学人文观 [J]. 医学与哲学（人文社会医学版），2008（7）：8-14.
[18] 邹明明，刘虹. 综合性大学医学院（部）人文医学教育教学组织状况调查报告 [J]. 医学与哲学（A），2015，36（7）：19-23.
[19] 刘虹，沈超. 独立建制医药院校人文医学教育教学组织状况调查报告 [J]. 医学与哲学（A），2015，36（7）：13-18.
[20] 宫福清，戴艳军. 关于医学人文学学科设置的思考与建议 [J]. 中国医学伦理学，2012，25（2）：245-246.
[21] 陈琦，张大庆. 新世纪医学人文学科建设：现实与挑战 [J]. 医学与哲学，2017，38（4）：9-14.

附 录

附录一 中华人民共和国国务院学位委员会关于成立学科专业目录修订工作专家论证组和工作组的通知

学位办〔2021〕4 号

有关专家、各牵头单位、成员单位：

为贯彻习近平总书记等中央领导同志关于研究生教育工作的重要指示批示精神和重要讲话精神，落实党中央、国务院关于学科专业体系改革的要求和国务院学位委员会第 36 次会议部署，完善新时代中国特色学科专业体系，经研究，决定成立由战略专家牵头的 7 个专家论证组，承担相应学科门类、一级学科、专业学位类别的设置及调整工作；成立由国务院学位委员会办公室和中国学位与研究生教育学会组成的工作组，承担统筹协调、沟通联络等工作。

各专家论证组在组长的领导下开展工作，组长统筹决策各组论证工作中的重大问题，协调牵头单位和成员单位做好修订工作。牵头单位应配合组长做好研究论证工作，并配备专门力量，保障论证工作顺利开展。成员单位应明确专人负责，积极参与论证工作。

附件：专家论证组和工作组成员名单

国务院学位委员会办公室

2021 年 1 月 28 日

附件：

专家论证组和工作组成员名单（第五组）

（负责提出医学门类学科及相关专业类别的修订调整建议）

组　长：林蕙青　教育部原副部长

副组长：詹启敏　北京大学副校长

王　辰　北京协和医学院院长

徐安龙　北京中医药大学校长

沈洪兵　南京医科大学校长

金　力　复旦大学常务副校长、上海医学院院长

牵头单位：北京大学
成员单位：北京协和医学院
北京中医药大学
复旦大学
上海交通大学
南京医科大学
山东大学
华中科技大学
中南大学
中山大学
四川大学
海军军医大学
中国药科大学
上海中医药大学
牵头单位具体负责人：段丽萍（北京大学医学部副主任）
联络员：闫梦醒（国务院学位委员会办公室）

附录二　研究生教育学科专业目录

（2022 年）

国务院学位委员会　教育部

二〇二二年九月

说明

一、《研究生教育学科专业目录》分为学科门类、一级学科和专业学位类别，是国家进行学位授权审核与学科专业管理、学位授予单位开展学位授予与人才培养工作的基本依据，适用于硕士博士学位授予、招生培养，学科专业建设和教育统计、就业指导服务等工作。

二、本目录是在原《学位授予和人才培养学科目录（2011 年颁布，2018 年修订）》基础上编制形成的。

三、本目录中学科门类代码为两位阿拉伯数字，一级学科和专业学位类别代码为四位阿拉伯数字，其中代码第三位从“5”开始的为专业学位类别。

四、除交叉学科门类外，各一级学科按所属学科门类授予学位。

五、专业学位类别按其名称授予学位。名称后加“*”的仅可授硕士专业学位，其他可授硕士、博士专业学位。

六、本目录注明可授不同学科门类学位的一级学科，可分属不同学科门类，此类一级学科授予学位的学科门类由学位授予单位学位评定委员会决定。

01 哲学

0101　哲学

0151　应用伦理 *

02 经济学

0201　理论经济学

0202　应用经济学

0251　金融 *

0252　应用统计 *

0253　税务 *

0254　国际商务 *

0255 保险 *
0256 资产评估 *
0258 数字经济 *

03 法学

0301 法学
0302 政治学
0303 社会学
0304 民族学
0305 马克思主义理论
0306 公安学
0307 中共党史党建学
0308 纪检监察学
0351 法律
0352 社会工作
0353 警务 *
0354 知识产权 *
0355 国际事务 *

04 教育学

0401 教育学
0402 心理学（可授教育学、理学学位）
0403 体育学
0451 教育
0452 体育
0453 国际中文教育
0454 应用心理

05 文学

0501 中国语言文学
0502 外国语言文学
0503 新闻传播学
0551 翻译
0552 新闻与传播 *
0553 出版

06 历史学

0601 考古学
0602 中国史
0603 世界史
0651 博物馆*

07 理学

0701 数学
0702 物理学
0703 化学
0704 天文学
0705 地理学
0706 大气科学
0707 海洋科学
0708 地球物理学
0709 地质学
0710 生物学
0711 系统科学
0712 科学技术史（可授理学、工学、农学、医学学位）
0713 生态学
0714 统计学（可授理学、经济学学位）
0751 气象

08 工学

0801 力学（可授工学、理学学位）
0802 机械工程
0803 光学工程
0804 仪器科学与技术
0805 材料科学与工程（可授工学、理学学位）
0806 冶金工程
0807 动力工程及工程热物理
0808 电气工程
0809 电子科学与技术（可授工学、理学学位）
0810 信息与通信工程
0811 控制科学与工程

0812 计算机科学与技术（可授工学、理学学位）
0813 建筑学
0814 土木工程
0815 水利工程
0816 测绘科学与技术
0817 化学工程与技术
0818 地质资源与地质工程
0819 矿业工程
0820 石油与天然气工程
0821 纺织科学与工程
0822 轻工技术与工程
0823 交通运输工程
0824 船舶与海洋工程
0825 航空宇航科学与技术
0826 兵器科学与技术
0827 核科学与技术
0828 农业工程
0829 林业工程
0830 环境科学与工程（可授工学、理学、农学学位）
0831 生物医学工程（可授工学、理学、医学学位）
0832 食品科学与工程（可授工学、农学学位）
0833 城乡规划学
0835 软件工程
0836 生物工程
0837 安全科学与工程（可授工学、管理学学位）
0838 公安技术
0839 网络空间安全
0851 建筑 *
0853 城乡规划 *
0854 电子信息
0855 机械
0856 材料与化工
0857 资源与环境
0858 能源动力
0859 土木水利
0860 生物与医药
0861 交通运输
0862 风景园林

09 农学

0901　作物学
0902　园艺学
0903　农业资源与环境
0904　植物保护
0905　畜牧学
0906　兽医学
0907　林学
0908　水产
0909　草学
0910　水土保持与荒漠化防治学
0951　农业
0952　兽医
0954　林业
0955　食品与营养 *

10 医学

1001　基础医学（可授医学、理学学位）
1002　临床医学（同时设专业学位类别，代码为 1051）
1003　口腔医学（同时设专业学位类别，代码为 1052）
1004　公共卫生与预防医学（可授医学、理学学位）
1005　中医学
1006　中西医结合
1007　药学（可授医学、理学学位，同时设专业学位类别，代码为 1055）
1008　中药学（可授医学、理学学位）
1009　特种医学
1011　护理学（可授医学、理学学位）
1012　法医学
1053　公共卫生
1054　护理 *
1056　中药 *
1057　中医
1058　医学技术
1059　针灸 *

11 军事学

1101 军事思想与军事历史
1102 战略学
1103 联合作战学
1104 军兵种作战学
1105 军队指挥学
1106 军队政治工作学
1107 军事后勤学
1108 军事装备学
1109 军事管理学
1110 军事训练学
1111 军事智能
1152 联合作战指挥 *
1153 军兵种作战指挥 *
1154 作战指挥保障 *
1155 战时政治工作 *
1156 后勤与装备保障 *
1157 军事训练与管理 *

12 管理学

1201 管理科学与工程（可授管理学、工学学位）
1202 工商管理学
1203 农林经济管理
1204 公共管理学
1205 信息资源管理
1251 工商管理 *
1252 公共管理 *
1253 会计
1254 旅游管理 *
1255 图书情报 *
1256 工程管理 *
1257 审计

13 艺术学

1301　艺术学（含音乐、舞蹈、戏剧与影视、戏曲与曲艺、美术与书法、设计等历史、理论和评论研究）
1352　音乐
1353　舞蹈
1354　戏剧与影视
1355　戏曲与曲艺
1356　美术与书法
1357　设计

14 交叉学科

1401　集成电路科学与工程（可授理学、工学学位）
1402　国家安全学（可授法学、工学、管理学、军事学学位）
1403　设计学（可授工学、艺术学学位）
1404　遥感科学与技术（可授理学、工学学位）
1405　智能科学与技术（可授理学、工学学位）
1406　纳米科学与工程（可授理学、工学学位）
1407　区域国别学（可授经济学、法学、文学、历史学学位）
1451　文物
1452　密码 *

附录三　医学门类研究生教育学科专业目录

（2022 年）

1001　基础医学（可授医学、理学学位）
1002　临床医学（同时设专业学位类别，代码为 1051）
1003　口腔医学（同时设专业学位类别，代码为 1052）
1004　公共卫生与预防医学（可授医学、理学学位）
1005　中医学
1006　中西医结合
1007　药学（可授医学、理学学位，同时设专业学位类别，代码为 1055）
1008　中药学（可授医学、理学学位）
1009　特种医学
1011　护理学（可授医学、理学学位）
1012　法医学
1053　公共卫生
1054　护理 *
1056　中药 *
1057　中医
1058　医学技术
1059　针灸 *

注：专业学位类别按其名称授予学位。名称后加“*”的仅可授予硕士专业学位，其他可授硕士、博士专业学位。

后 记

以学科专业为载体，建设中国特色医学高层次人才培养体系
——记《医学门类研究生教育学科专业目录》修订工作

学科专业目录是学科专业的制度性呈现，是规模化培养人才、学科专业建设、培养质量评价、学位授予和学位授权审核等工作的基本依据。2022 年 9 月 13 日，国务院学位委员会 教育部发布《关于印发〈研究生教育学科专业目录（2022 年）〉〈研究生教育学科专业目录管理办法〉的通知》（学位〔2022〕15 号），新版研究生教育学科专业目录正式实施。在医学门类下，增加了法医学一级学科、公共卫生博士专业学位、药学博士专业学位、针灸硕士专业学位，并将医学技术一级学科调整为医学技术专业学位（硕、博）。新一轮医学门类学科专业目录修订，始终坚持“以人民为中心、以健康为根本”的宗旨，服务“健康中国”战略，坚持“四个面向”，统筹学术学位和专业学位的增设和优化，以学科为主导、突出专业特色，分类推进人才培养，为开展医工、医理、医信、医文等学科交叉的复合型创新型医学人才培养提供了制度基础。

2021 年 1 月，为贯彻落实习近平总书记等中央领导关于研究生教育工作的重要指示批示精神和重要讲话精神，教育部按照学科领域成立医学门类学科目录专家论证组。教育部原副部长林蕙青担任组长，原北京大学常务副校长、医学部主任詹启敏院士、北京协和医学院院校长王辰院士、北京中医药大学校长徐安龙、国家疾控局副局长沈洪兵院士、复旦大学校长金力院士担任副组长。北京大学为牵头单位，医学部副主任段丽萍教授负责具体工作。医学门类研究生教育学科专业目录论证工作历时一年余，通过大家的不懈努力，目录修订工作顺利完成。

一、明确修订原则，构建工作机制

2021 年 3 月 2 日，北京大学组织 13 所参与单位召开目录修订工作启动布置会。会议确立了“统一思想，提高认识；稳中求进，总体把握；充分调研，集思广益；加强领导，明确责任”的 32 字工作原则。会议还明确了目录修订工作方案并部署各参与单位的任务分工，分学科成立了 20 个专家论证工作组及修订工作秘书组。会议强调了要广泛动员研究生教育战线的学位授予单位、学科评议组和专业学位研究生教育指导委员会专家参与。

二、广泛调查研究，凝聚专家共识

医学学科专业目录修订工作关乎未来医学学科发展和人才培养，秘书组根据工作要求，系

统梳理党中央、国务院有关部署要求，以及相关部门、两会代表和专家学者对学科专业设置调整的意见建议。2021 年 3 月 29 日的工作进展会上，各学科论证组分别提交并汇报了本学科的论证工作方案，为了更加有效和有针对性地开展工作，论证工作组由 20 个扩展至 23 个。近 200 位医学领域专家参与了论证工作。各学科组在全国性调研的基础上，深入研究，多次召开线上、线下讨论会，广泛听取意见，不断完善修订方案。

在 2021 年 5 月 7 日及 6 月 17 日召开的学科专业目录修订中期交流会和修订建议汇报会上，23 个学科论证组就医学门类下各学科间关系、一级学科与二级学科关系、医学交叉学科与学科交叉，以及新增一级学科和专业学位设置等问题展开了热烈的讨论。与会专家就拟修订学科 / 专业学位类别设置的必要性、可行性等问题展开了充分的交流和研讨，并进行投票表决，形成了既对接国际前沿、又服务于国家医学人才培养和健康中国发展战略的纲领性医学门类学科目录的建议方案。2021 年 7 月，医学学科专业目录修订论证工作成果以《医学门类学科及相关专业类别修订调整建议报告》提交至国务院学位委员会办公室。

三、助力学科建设，服务管理需要

学科专业目录是国家引导高校学科专业建设和规范研究生培养工作的基本依据。面对新冠肺炎疫情以及新一轮科技革命和产业变革，完善公共卫生治理体系，加强原创性、引领性科技攻关，加快突破药品、疫苗、医疗器械等领域关键核心技术，人才是关键。新版目录充分体现了人才培养需适应国家战略发展、满足大众健康需求和促进医学科技发展；进一步优化了学科专业结构，丰富了学科专业内涵，强化了人才分类培养。

为加强医学教育领域相关工作者对医学学科体系发展现状和人才培养方向的理解，总结本次医学学科专业目录修订论证工作的经验，不负论证专家学者的智慧和付出，我们将本次修订工作的研究成果汇集成册，编撰成《医学学科专业体系建设和人才培养——现状与发展》一书，共计 14 章、约 40 万字。本书系统梳理了医学学科专业体系的发展脉络，深入剖析了高层次医学人才的培养现状，全面展现了新时代医学学科建设和人才培养的发展方向。

本书在国务院学位办领导、医学门类学科及相关专业学位类别修订工作专家论证组领导以及医学学科领域的专家指导下，由全体编写组成员共同完成，大家发挥专业所长，分工合作，同心协力，使研究成果可以尽快成稿；与此同时，秘书组和出版社工作人员兢兢业业，认真高效地完成统稿、校对、排版等工作，使本书可以顺利出版问世。在此向参加《医学学科专业体系建设和人才培养——现状与发展》一书编写和整理的所有工作人员及北京大学医学出版社致以诚挚的谢意！

凡是过往，皆为序章。本书的出版是对我国医学学科专业体系建设与人才培养经验的梳理与反思，希望相关的研究结果和意见建议能够为新时代医学学科发展和高层次医学人才培养工作的持续优化提供参考，并以此向党的二十大献礼！

段丽萍（北京大学）

2022 年 9 月 30 日于北京

医学门类学科专业目录修订工作会议照片

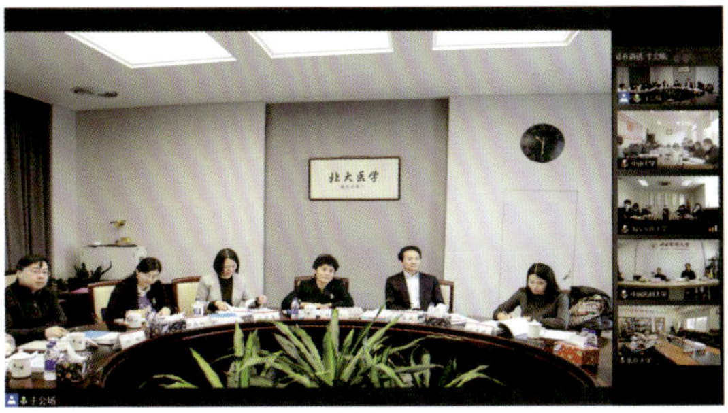

目录修订工作启动布置会

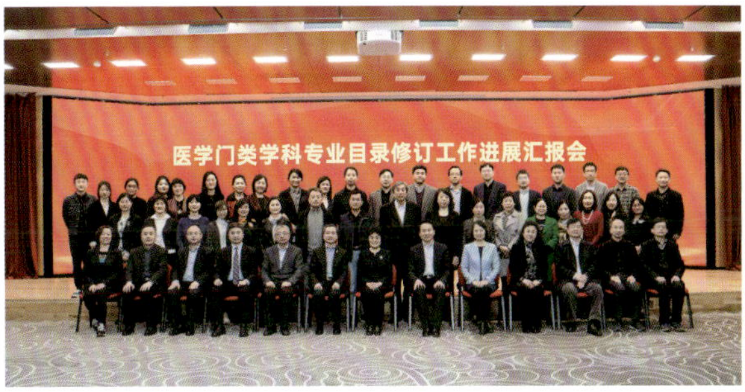

目录修订工作进展汇报会

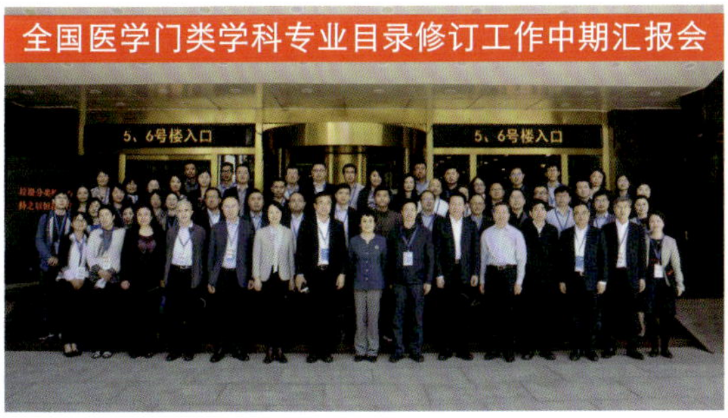

目录修订工作中期汇报会

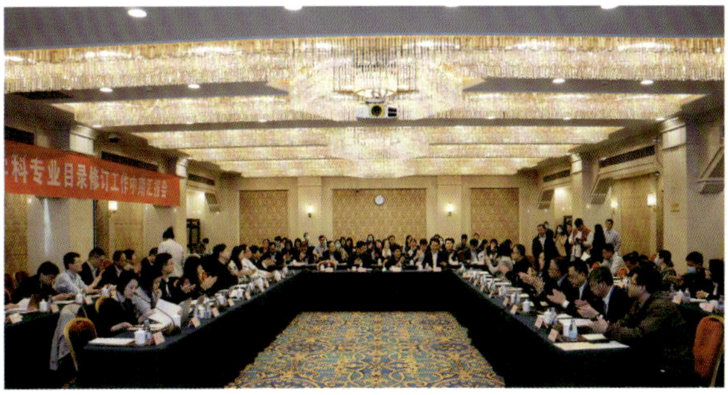

目录修订工作中期汇报会现场

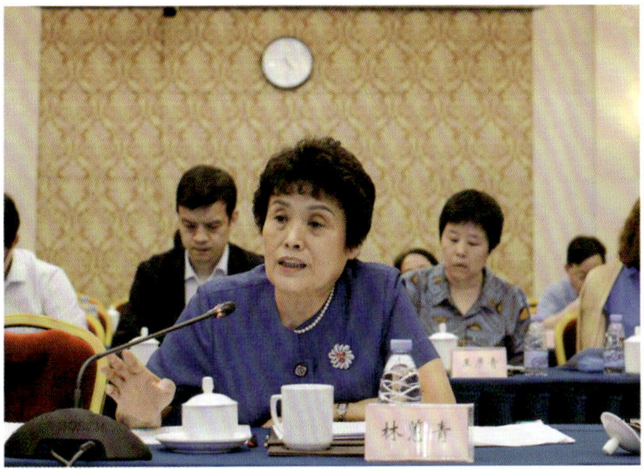

专家论证组组长林蕙青

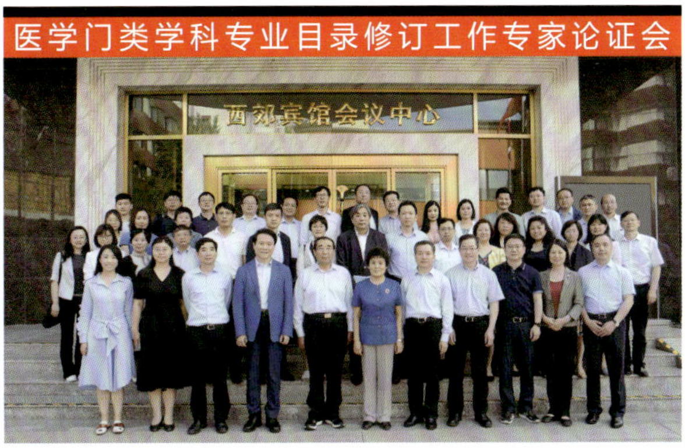

目录修订工作专家论证会